CHOLÉRA-MORBUS

EN

PROVENCE,

UN VOLUME IN-8° DE 300 A 320 PAGES

PAR M. H. LAUVERGNE,

DOCTEUR EN MÉDECINE, PROFESSEUR A L'ÉCOLE
DE MÉDECINE DU PORT DE TOULON, MEMBRE DE LA
LÉGION D'HONNEUR.

SUIVI DE LA BIOGRAPHIE DU

DOCTEUR FLEURY,

PREMIER MÉDECIN DE LA MARINE, PRÉSIDENT DU
CONSEIL DE SANTÉ, OFFICIER DE LA LÉGION D'HONNEUR,
MEMBRE DU CONSEIL MUNICIPAL, DE L'ACADÉMIE
DE MÉDECINE, ETC.

ornée de son portrait et d'un *fac simile*
de son écriture.

Prospectus.

Le choléra de Toulon semble toucher à
sa fin, à l'extinction de la cause qui nous l'a
suscité. Aurons nous une recrudescence?
sommes nous condamnés à en subir périodiquement les atteintes? cette maladie sera
t-elle désormais endémique dans nos contrées? La solution de ces problèmes appartient à l'avenir; attendons. Le champ de nos
désastres fume encore, pas un de nous qui

n'ait des douleurs ou des regrets a adoucir, c'est, sans nul doute, l'instant le plus
favorable pour donner le jour à l'œuvre historique et médicale de notre peste du dix-
neuvième siècle. Cet ouvrage ne sera point
une répétition locale de ce qui a été dit et
imprimé sur cette matière en France et chez
l'Étranger ; le choléra fût pour nous un fléau
spécial, différend des autres choléra, et
Toulon a été le centre de cette explosion,
la victime de choix, d'où il a irradié ensuite
vers le Rhône, le Var, les Basses Alpes. Qu'on
nous comprenne bien, ce n'est point un livre
de médecine que nous publions, et par suite,
une seule classe de lecteurs, ne pourra se
constituer usufruitière de notre travail. Nous
avons écrit pour les classes instruites du département, celles qui par leur emploi ou
leur fortune sont les organes pensants du
peuple, du peuple qui les consulte, les imite, suit leurs conseils. C'est un livre de
bonne foi et d'intérêt local, à la façon des
narrateurs de la peste de 1720, et qui, sans
exclure les formes et les couleurs artistiques,
doit traiter de notre choléra sous plus d'un
rapport essentiel. Celui qui devait le mieux
inspirer notre sollicitude, c'était la prophy-
laxie, ou les moyens de se prémunir contre

une nouvelle invasion,... Dieu nous en garde !
Notre monument ne sera, pas l'œuvre d'un
seul, les matériaux ont été souvent dérobés
à nos confrères de la marine, dont nous
avons été les émules aux jours de dangers.
Ils ne nous désavoueront pas, si le larcin
tourne au bien public.

Il en est un, dont la parole juste et bien-
veillante ne sera plus là pour me guider;
gloire et honneur au grand médecin Fleury,
sa vie et sa mort formuleront dans l'avenir
la terrible pensée de notre choléra. Cette
noble et puissante tête a été foudroyée au
milieu de nous, elle attirait l'orage.... mais
le vieux chêne de Dodone parlait en tombant, et nous sommes fiers d'avoir recueilli
ses oracles, de relater dans ce travail, son
opinion sur la nature et le traitement du
choléra.

L'ouvrage que nous publions aura de 300
à 320 pages et sera divisé par chapitres. Chacun d'eux traitera successivement.

— De la cause première du choléra.

— Statistique de Toulon considérée sous
le rapport philosophique, hygiénique et médical.

— Histoire de l'invasion du choléra, son
accroissement et sa fin.

— Réflexions et pensées du corps médical de la marine sur le choléra.

— Examen comparatif des divers traitemens, conclusion.

— Autopsies cadavériques.

— Épidémie et contagion.

— Scènes dramatiques et morts violentes.

— Hygiène et prophilaxie.

— Police médicale.

— Émigrations et isolement.

— Biographie du docteur Fleury avec son portrait et le *fac simile* de son écriture.

Conditions de la Souscription.

Le Choléra Morbus en Provence formera un volume in 8° de 20 feuilles d'impression ou soit 300 à 320 pages environ, suivi de la biographie du docteur Fleury, ornée de son portrait et d'un *fac simile* de son écriture. A la fin de l'ouvrage se trouvera une liste, par lettre alphabétique et par rue, de toutes les personnes mortes victimes du choléra à Toulon.

Cet ouvrage sera imprimé en cicéro et sur papier velin satiné.

Prix du volume broché, 5 f., et par la poste, 6 f.

ON SOUSCRIT A TOULON :

Chez AUGUSTE AUREL, imprimeur - éditeur, place Saint-Pierre ;

Chez MM. MONGE et VILLAMUS, libraires, rue de la Miséricorde, n. 10 ;

BELLUE, libraire, rue de l'Arsenal, n° 1 ;

ISNARD, libraire, rue de l'Arsenal, n. 13,

Et chez tous les libraires de Paris et des Départemens.

Toulon. — Imp. d'Aug. Aurel.

CHOLÉRA-MORBUS

EN

PROVENCE.

Toulon. Imp. et Lith.
d'Aug. Aurel.

LE DOCTEUR FLEURY,

Premier Médecin de la Marine, Président du Conseil de Santé, Officier de la Légion d'Honneur,
Membre de l'Académie de Médecine et du Conseil Municipal de Toulon, etc, etc.

CHOLÉRA-MORBUS

EN

PROVENCE,

PAR M. LAUVERGNE,

DOCTEUR EN MÉDECINE, PROFESSEUR A L'ÉCOLE
DE MÉDECINE DU PORT DE TOULON, MEMBRE DE LA
LÉGION D'HONNEUR.

SUIVI DE LA BIOGRAPHIE DU

DOCTEUR FLEURY,

PREMIER MÉDECIN DE LA MARINE, PRÉSIDENT DU
CONSEIL DE SANTÉ, OFFICIER DE LA LÉGION D'HON-
NEUR, MEMBRE DU CONSEIL MUNICIPAL, DE
L'ACADÉMIE DE MÉDECINE, ETC.

Orné de son portrait et d'un *fac simile*
de son écriture.

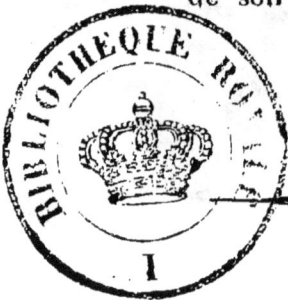

Scribo in aëre cholerico.

Toulon,

AUG. AUREL, IMPRIMEUR-LIBRAIRE, ÉDITEUR,
Place Saint-Pierre.

—

1836.

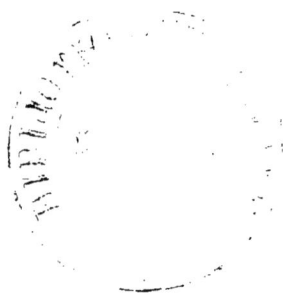

Sous le charme d'une inspira -
tion presque filiale , l'Auteur a
écrit les pages qu'on va lire. La re-

connaissance et l'amitié auront élevé ce monument à la mémoire du docteur Fleury. Après ce premier motif de son œuvre, l'Auteur doit avouer tous ceux qu'on pourrait lui supposer; toutefois, il prévient qu'il n'en connaît point d'autres, hors celui d'avoir voulu sacrifier au culte d'un souvenir. Si quelquefois, il n'a point désespéré d'une autre récompense, c'est en songeant que si dans un siècle, le choléra revient dans nos murs, la postérité qui en subira les atteintes, prononcera son nom, et se rappellera qu'un médecin toulonnais s'était par avance inscrit chez elle, en lui léguant son œuvre du CHOLÉRA EN PROVENCE.

COPIE DE LA LETTRE.

(FAC-SIMILE DE M. FLEURY.)

———

Toulon , le 9 juillet 1835.

Mon cher Jules ,

Vous êtes parti à tems : Madame Fleury me reproche de ne vous avoir pas accompagné ; elle a raison pour elle et tort pour moi. Le choléra est arrivé ici subitement, de la manière la plus imprévue et avec ce qu'il présente de plus affreux et de moins susceptible de toute médication. C'est une affreuse maladie ; je répète ce mot avec intention. En effet, je ne la connaissais que de nom et je l'ai vue dans toute sa laideur. Insaisissable dans ses causes, dans son siége et dans sa marche ; elle oppose à l'art des obstacles invincibles. Quand la période algide survient au premier abord, il y a effet de sidération et nul moyen de guérir. Le premier atteint m'en donna une conviction chaque jour confirmée. Cette maladie a offert plus d'intensité que celle de Marseille ; le doit-on à l'agglomération d'une population nombreuse, dans une cité retrécie ? Tout est incompréhensible. C'est un homme intempérant, prisonnier à bord de l'*Amiral* qui a commencé le drame ; le même jour, un forçat à bord d'un bagne flottant , a été dans le même cas. Pas de communication entre ces deux hommes ; pas de provenances extérieures ; nulle raison de communication ni de contagion. Cette maladie doit se promener partout et faire des victimes. Nous en attendons ici la fin avec impatience. Nous en guérissons, mais que de peines ? Dimanche dernier fut une journée horrible ; on perdit M. Duranty, des vivres; M. Signoret, chef de bataillon d'artillerie, et ce bon Dubreuil, capitaine de frégate, l'ami de la maison. Ma main tremble en parlant de lui. Quelle perte ! le commandant de la place a aussi succombé à cette maladie qui s'est traînée en longueur.

Le service des hôpitaux prend tout mon temps. Il faut entrer dans beaucoup d'exigences, et certes, ce serait assez pour moi. Je vois aussi des malades en ville. J'ai cependant été obligé de me refuser aux visites de nuit; je n'eusse pu y résister. Ma santé se soutient, et certes, je verrai la fin d'une aussi terrible épidémie.

Mille choses affectueuses, respectueuses, à toutes les personnes qui m'ont connu ; distribuez avec soin et connaissance de cœur. C'est à votre bonne mère qu'il faut tout rapporter, et c'est à elle que j'adresse spécialement sentiment d'amitié et d'attachement.   Salut amical,

FLEURY.

CHOLÉRA

EN

PROVENCE.

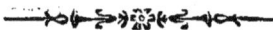

CHAPITRE PREMIER.

DE LA CAUSE PREMIÈRE DU CHOLÉRA.

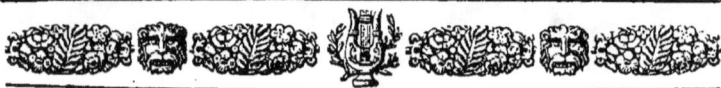

L'APPARITION du choléra a été la pierre de touche de l'esprit méridional. On croyait peu à cet événement, déjà, par trois fois, les navires l'avaient importé au Lazaret du port,

édifice ancien, restauré à neuf, sous le patro-
nage de Saint-Roch, et distant d'une lieue
par mer de Toulon. On avait vu le fléau se
circonscrire dans ces chétives murailles sans
les avoir franchies.

La frégate la *Melpomène* avec son choléra
de Lisbonne, l'*Amériquaine* avec celui de
l'Inde, avaient tenté les chances de cette
épreuve et on croyait pouvoir en conclure
que l'atmosphère de Toulon était refractaire
à ce genre d'infection. Un fait plus éclatant
vint donner du poids, de la gravité à cette
conjecture des masses; Marseille, la ville des
traditions épidémiques, contagieuses, ne
pouvait manquer l'occasion d'un choléra;
elle l'eût en effet, ses habitans les moins ras-
surés se dispersèrent et quelques uns vinrent
au milieu de nous. Sans doute la cause ignorée du fléau marchait avec eux, et cependant
un seul accident la révéla : la ville de
guerre dormit paisible à côté de la cité com-
merciale, et l'une donna l'hospitalité à l'autre avec insouciance et sans remords. Le cas
fût jugé par les doctes et les moins intéressés
à une opinion que rien d'ailleurs ne saurait
justifier, comme argument de fait contre une

importation possible de choléra dans nos murs. « Il ne viendra pas, notre atmosphère le repousse, la chose est prouvée. » Tels étaient les mots d'ordre que les sommités éclairées de la population, confiaient à notre plèbe bruyante et crédule.

Cependant, osons le dire, il ne viendra pas, n'était-ce pas se payer d'un mot? notre ciel si pur, si limpide et si bleu, ne revet-il pas au milieu da la sérénité la plus confiante, les teintes rembrunies, d'où percent rapidement et à la fois l'orage et la tempête. Quoi de plus capricieux que ce climat du midi, que ce caractère doux et irascible, mobile et inégal? des constitutions de bronze, des poumons d'acier sont une condition pour subir les oscillations constantes de notre organisme, et les harmoniser avec celles si opposées d'un jour à l'autre du climat de Provence. Ici chaque mois entraine un ordre de maladies spéciales, et vivre, c'est lutter contre des mutations incessantes de température, de sécheresse et d'humidité. Nul doute au contraire que le choléra du Gange, du Nil, de la Grèce, ne trouvât dans notre ciel, rival quelquefois de celui d'Athènes,

ce qui le féconde, ce qui en raréfie la
cause et en multiplie l'extension. Rien de
plus logique qu'une telle assertion : le choléra tue souvent dans les pays brumeux, à
longues averses, à pluies tamisées, mais il
foudroye dans l'Inde, il moissonne des milliers d'hommes, et pareil à ces ouragans des
tropiques qui dévorent en un jour les myriades d'insectes éclos de la veille, on dirait
que le choléra reçut semblable mission,
celle d'amoindrir des populations exhubé-
rantes et sans avenir. Qui sait si le fléau du
midi de la France, sera celui du nord? Nous
tenons déjà le coin du voile et le premier
rayon de vérité a lui dans l'enceinte de Toulon.

Ce qui frappe d'abord dans la soudaine
visite du fléau, c'est la spontanéité, la
rapidité du choc, ses élans bizarres et en
tout sens, au milieu d'une population agglo-
merée, dont l'effroi grandit, se propage,
devient contagieux, en présence d'une cause
de mort qui ne se conçoit et ne s'explique
par rien de matériel. Je sais qu'on s'est évertué à trouver la sorte d'agent transmissible
ou cause première du mal ; n'a-t-on pas poursuivi l'idéal et l'impossible ? Quoi des nua-

ges d'insectes visibles dans le champ d'un
très fort microscope, insectes voyageurs et
poussés par la fatalité, iraient de par le
monde, enter le choléra sur une ville ? Songez donc que cos animalcules ont toujours
existé, qu'ils remplissent leur rôle dans l'u-
nivers, et s'ils errent dans les airs, comme
nous sur la terre, ce n'est assurément pas
comme messagers de mort. Les brouillards
en saison inopportune, des changements
brusques dans la température d'une localité,
les éclairs, les tonnerres, une révolution
inattendue dans le ciel, tout cela a été invo-
qué, et a pû faire fortune aux yeux de gens
diserts, qui laissent à d'autres le soin de
leur préparer une opinion. Il y a quelque
chose à prendre dans cette idée commune
que les médecins apellent constitutions médicales, mais tout se borne à savoir que des
maladies nouvelles, sont le retentissement
dans notre économie d'un vent sec, d'un
air humide, d'un ciel trop plein d'électricité.
Rien ne nous explique l'explosion d'un choléra qui commence par tuer, vû que depuis
des centaines d'années, les tableaux météorologiques suivis avec une rare exactitude

dans les observatoires, nous ont donné à diverses fois une répétition presque fidèle d'un ciel, dit cholérique, sans que pour cela une épidémie meurtrière ait concordé avec un climat réputé générateur du mal. Croyez-moi, ces époques séculaires d'une immense consommation d'hommes, ne seront jamais ni prévues, ni calculées; l'intelligence qui les prépare habite les régions sublimes et ne confie point ses desseins à la terre.

On a toujours trop présumé de nos moyens possibles d'investigation dans la poursuite des causes générales, mais ceux qui les ont cherchées et pressenties parmi les agents impondérés de l'univers, se sont le plus rapproché de l'infiniment probable, quoique du point où ils se sont placés, la vérité soit encore dans les langes du mystère et de la nuit. L'électricité, cette source immatérielle des phénomènes les plus généraux, les plus complexes, les plus imposans du globe, a dû faire les frais d'une théorie. On a dit, le fluide vital qui nous pénètre et nous anime, cette essence de la vie, ce feu sacré, ne serait-il pas une fraction de la grande ame de l'univers, dont notre matière s'est

imprégnée au jour de l'incarnation? Or, cette
ame du monde c'est l'électricité, ses moyens
de propagation sont ses courants, ceux-ci
ont été mis hors de doute par les physiciens
d'un grand nom, qu'il faut croire sur parole,
puisque les savants nous prêchent leur infaillibilité. Ainsi d'après cette découverte, la
cause première du choléra serait un courant
électrique de l'atmosphère doué de propriétés neutralisantes, opposées, répulsives,
des courants électro vitaux. Malheur à celui
qui s'expose à ses courants, ou que la fatalité conduit sous leur influence ; ou bien qui
ne s'affuble point de ce qui repousse ces
perfides colonnes, mobiles, tournantes et
rapides comme celles du jardin des bonnes
fées! Ceux qui ont admis la théorie des courants, ne se sont point arrêtés à si belle découverte, et considérant comme prouvé, ce
qui n'est après tout qu'une hypothèse scientifique, ils ont bâti un système complet
d'hygiène et de précautions, pour se soustraire ou repousser le fluide léthifère. Cela
rappelle naturellement la foule de paraton-
nerres usuels, dont les savants voulurent
précautionner leurs contemporains, après le

fait capital reconnu par Franklin. Il me souvient du conseil donné aux voyageurs surpris en route par le tonnerre ; voulez-vous
en neutraliser l'influence, tirez l'épée du
fourreau et la pointe vers le ciel, affrontez
l'orage? Don Quichotte n'était pas mieux
prémuni. L'uniforme et l'armure anti-cholériques, ne nous sont qu'imparfaitement
connus.

Faut-il donner notre croyance sur la cause
du choléra? elle est immense, impénétrable,
liée aux forces générales et premières de la
nature. Le fluide électrique n'est agent primitif des phénomènes du globe que d'une
manière relative ; infiniment au-dessus de
lui, il y a des forces dont nous n'atteindrons
jamais la hauteur, ni par le calcul , ni par
l'observation. Cependant le choléra nous
moissonne, il doit exister une cause à cette
extermination subite, impromptue, et cette
cause doit ne dater que d'hier, puisqu'avant
la journée fatale rien ne nous laissait croire
à la visite de cet hôte étrange. Cette déclaration de principe est vraie, mais tout ce
qu'on en a déduit par le fait d'observations
météorologiques, est de nulle conséquence

et de fausse application. Une maladie qui foudroye et cadaverise en quelques heures, tombant sur une peuplade toute nouvelle à un fléau inconnu, ne s'explique pas par les brouillards, la brume, la pluie ou des variations de température. Non, il y a dans l'entité dite choléra, deux éléments formateurs, l'un immatériel, puissant, métaphysique, notre pensée quelque vaste qu'elle soit ne s'élèvera jamais à sa hauteur, son essence est la vie propre de l'univers, le maintien de son harmonie et de ses fonctions. Cet élément suprême ne fomente point par lui-même l'explosion du choléra, mais les secrets providentiels le mettent en présence de la cause matérielle, de ce que j'appelle élément physique ; alors la cause du choléra est animée, elle a, si je puis ainsi m'exprimer, un corps et une ame, dont l'une exclût tout raisonnement, dont l'autre soumise aux expériences de fait et de raison , peut éclairer jusqu'à un certain point l'histoire si ardue des épidémies dépopulatrices. Vous le voyez, la question ainsi posée console un esprit investigateur, et féconde les idées de progrès en hygiène, en économie sociale et en poli-

tique. Songez en effet que les destructions
par masses, entraient dans le plan de la
création comme celles par les individualités,
et que si la différence de l'une à l'autre,
n'est que celle du petit au grand, nous avons
des maladies isolées qui tuent et dont la
cause échappera à tout jamais à nos moyens
de recherches. Si vous ne grandissez pas la
question du choléra à la sublimité de deux
principes, vous serez sans fin dans le cahos
verbeux des mots contagion, épidémie, infection, parce que les idées matérielles ont
cela de commun, d'alimenter la discussion
entre intelligences vulgaires. Mais celui qui
dira : la cause immatérielle du choléra est
insaisissable, elle est dans l'univers et le
parcourt; si elle rencontre l'élément matériel, terrestre, qu'il doit animer, dont il
constitue l'ame, si l'on veut, ce qui en résulte, c'est l'épidémie plus ou moins dévastatrice des nations, auxquels le nom impropre de choléra est resté.

Maintenant fesons abstraction de la cause
métaphysique, car nous ne pouvons pas plus
en définir les attributs, que ceux du feu sacré qui nous anime, quoique nous soyons

bien convaincus de son existence ; portons nos regards , notre sollicitude sur tout ce qu'il y a de matériel et de générateur du fléau. Législateurs, magistrats , médecins, proclamez l'omnipotence de l'hygiène , de ses lois, de ses moyens , pour annuler, anéantir, décomposer les agents nombreux qui surgissent comme des vapeurs épaisses de nos villes mal percées , des égouts croupissants, des maisons étroites, insalubres, des populations agglomerées , mal nourries sans frein , sans morale, sans religion ; oui, persuadez le peuple et tout ce qui lui ressemble quoique au-dessus de son infortune et de son intelligence, que le choléra peut s'éteindre chez nous, mourir de sa belle mort , ne plus renaitre, si chacun selon ses moyens, ses forces, sa volonté veut lutter et détruire ces agents physiques, ces gaz infects, ces produits de la crapule, de l'incurie, de l'immoralité , auxquels l'expérience a concedé le pouvoir de développer des maladies épidémiques. Si les lois de l'hygiène marchaient à l'égal des lois politiques, si elles étaient autant respectées, combien de fléaux auraient disparu de la terre ?

Notre vie n'est qu'une lutte perpétuelle con‑
tre des agents de destruction qui nous en‑
tourent, et contre lesquels nous réagissons,
ces agents n'ont pas d'autre raison dans l'u‑
nivers, que celle de nous décimer, ainsi l'a
voulu le destin, mais il nous a donné le
pouvoir de les conjurer longtems. C'est nous,
notre insouciance, nos travers, qui livrons
aux maladies une proie facile. Le choléra en
est un exemple effrayant; sa cause immaté‑
rielle n'a trouvé un corps à animer, et une
population à détruire, que là ou se sont
trouvés réunis et amoncelés la misère, l'i‑
gnorance, le libertinage, et l'entassement
des classes sans industrie et sans avenir.
Reste une objection à faire contre cette cause
matérielle que nous érigeons en principe :
d'où vient que le choléra s'est manifesté
dans les lieux autres que ceux que vous stig‑
matisez, les villages assis sur des hauteurs,
les campagnes isolées, les localités ou tout
devrait en repousser les atteintes ? Observez
que ces arguments déplacent la question,
et nous rejettent dans la sphère accessible
de l'épidémie, de l'infection.

Les deux principes de choléra énoncés

plus haut, se sont-ils greffés avec une population, l'ont-ils imprégnée, en lui communi-
quant les tendances à subir le fléau, alors raisonner sur ce qui le propage devient facile,
puisque l'observation des faits nous sert de
guide. Le moment d'aborder ces points liti-
gieux n'est point venu, mais ce qu'il convient de professer à priori et avec le caractère d'une doctrine arrêtée, c'est que l'agent
immatériel et l'agent physique une fois unis
et constitués, la population qui en a subi
l'influence, doit être considérée comme foyer d'infection. Que ce foyer agisse par
rayonnance ou par contact, ce n'est point
ce que je veux en ce moment décider : qu'il
nous suffise de savoir que l'atmosphère
d'une grande ville en proie au choléra, se
charge de miasmes organisés, et que le vent
les porte ailleurs ; qu'un sujet auquel cet
atmosphère a inoculé l'influence, la conserve dans ses migrations ; qu'il en est
de même des effets cholériques, qu'enfin
l'air ou les émigrants peuvent passer im-
punément dans un village voisin, sans que
le mal s'y communique, et sans que notre
doctrine y rencontre des motifs d'improba-

tion. Pour le moment je dépose ma plume
sur une question que la forme de cet ouvrage
soulèvera plus tard : il suffit qu'on se rapelle
ma conclusion, sur la dualité de la cause
génératrice du mal.

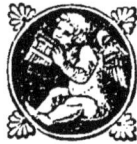

CHAPITRE SECOND.

STATISTIQUE DE TOULON, CONSIDÉRÉE SOUS LE RAPPORT PHILOSOPHIQUE, HYGIÉNIQUE ET MÉDICAL.

Nous voici dans Toulon, cette ville semblable au lit de Procuste, dont les remparts enserrent violemment une population exhubérante, qui se comprime, se ra-

petisse, se blottit où elle peut ; on me dira :
c'est le menu peuple que vous logez ainsi.
D'accord : si le nombre fondait la première ca-
tégorie, y a-t-il autre chose dans la cité,
sinon un peuple qui mendie, et un autre qui
travaille beaucoup, cela pour gagner à peine
de quoi se nourrir et payer son loyer. Ce que
j'écris, je le prouve par la misère, cette
vilaine plaie sociale mise à nû après une
semaine de choléra.

Toulon est une œuvre privilégiée de la
nature ; sa richesse, sa beauté, sa poésie ne
doivent presque rien à l'art. Son placement
géographique, la série des catastrophes pri-
mitives de son sol, qui l'ont creusé de vastes bassins profonds et abrités, encadrés
par de hautes montagnes, voilà ses merveilles et ses pompes. Voulez-vous un immense
et sublime tableau, un soleil levant comme
ceux que vous admirez en miniature devant
les toiles de Vernet l'ancien ? Par une belle
matinée d'été, gravissez une des sommités
qui dominent le nord ; dans cette vue perpendiculaire, promenez vos regards. Naples
et la Sicile n'ont rien de plus pittoresque,
de plus délicieux. La mer, toujours la mer,

sera notre fortune, notre gloire, notre immortalité. La ville emprisonnée dans ses
murs est un contraste des tems anciens avec
le goût moderne. Pouvait-il en être autrement, lorsqu'on sait que notre premier port,
dans la Méditerranée, n'a été deviné que
par Charlemagne, compris par Henri IV,
réalisé par Louis XIV. Toulon a passé par
toutes les phases d'accroissement, jusqu'au
jour ou Vauban, le génie des fortifications
militaires, posa les barrières infranchissa-
bles de ses contours. Il est résulté de cet
accroissement à longues distances, de ces
constructions contemporaines du goût de
l'époque, une ville d'un caractère mixte, à
contrastes séculaires, réunissant sur une
courte échelle l'enfance de l'art et la civilisation, la case mesquine de la ruelle étroite
et sinueuse, à côté de la demeure somptueuse
aérée du citadin. Un voyageur débarqué du
matin, et qui n'ouvrirait les yeux que dans
le milieu de la rue Magnaque, se croirait plus mal placé qu'en Turquie, parmi ces décombres édifiés en sales maisons
de l'antique foillieri. L'enceinte du Champ
de Bataille, le Quais, la rue aux Arbres, tout

cela est beau, souvent construit avec luxe
et bon goût, le dix-neuvième siècle n'en a
presque fait que la restauration, car l'œuvre
est toute entière du quinzième et du seizième. A vrai dire, il y a dans Toulon considéré comme amas de pierres, deux villes distinctes : l'une européenne, moderne,
forçant le pardon de ses carrefours boueux,
par l'éclat des rues à larges pavés, des
façades éblouissantes de fraîcheur, de la
population alerte, causeuse, empressée,
à physionomie heureuse et prospère : celle là, est la propriété de l'industriel, du
commerçant, du personnage gradé, c'est
la grande ville.

L'autre, dite quartier ou mieux cité de
Saint-Jean, du nom de la principale paroisse,
reste à quatre cents ans de l'époque actuelle.
Vous pouvez la détacher par la pensée et la
transporter au loin, ce sera une bourgade
neuve, inconnue, sans nulle ressemblance
de forme ou d'imitation avec celle dont on
l'a séparée. Elle n'est pourtant pas d'une antiquité respectable, car elle date du règne
d'Henri IV, c'est sous ce dernier roi et ses
successeurs que Toulon s'est agrandi de tout

le terrein, dit Besagne. Avant le Béarnais,
la mer de la darse remplisssit un fossé naturel comblé depuis lors, et représenté sur le
plan de la ville par le cours. Ce fossé portait nom de *Pasquier*, on le traversait sur
un pont en bois pour se rendre au terroir
de Saint-Jean, occupé par de nombreuses ba-
raques, dites *ferrage*. Il y avait encore du coté
de la pointe, des ateliers de construction.
Le cabotage y trouvait de quoi radou-
ber ses navires, c'était l'arsenal marchand de notre petit port. Ce côté de la
ville était sillonné de trouées et de terres
basses occupées par la mer. La rue Magnaque
(grandes eaux) reste comme un nom de
tradition. Charlemagne vint amarrer sa ga-
lère aux pieds de la tour des Foncomtes,
alors voisine de l'église de Saint Cléon, sur
l'emplacement de laquelle notre cathédrale
est bâtie. Ce grand roi conféra pour la première fois la dignité de maire à un citoyen
de Toulon. C'était une sorte de proconsulat,
dont les pouvoirs étaient supérieurs à tous
les autres. A cette époque on était bien loin
de la grande idée de Louis XIV. Mais ce qui
dût encore éloigner les prévisions d'un vaste

avenir, c'était le voisinage du port et de la
ville de Marseille. La superbe colonie pho-
céenne épuisait l'admiration et absorbait la
sollicitude de la cour. L'homme d'état qui
eût professé le dogme fondamental de la
prospérité des peuples, savoir, que la mer
est la grande voie qui conduit à l'abondance et à la civilisation , eut été apellé vi-
sionnaire ou absurde. De nos jours la conquête d'une portion de l'Afrique méditerra-
néenne, commence à populariser en France,
les avantages politiques et sociaux supérieurs à tous les autres, celui de la souve-
raineté des mers : une bonne marine militaire et marchande, agrandissent bien mieux
un royaume que l'épée d'un conquérant.

On n'aurait qu'une faible image du quartier Saint-Jean , si on se bornait à l'examen
de ses rues longues, d'une étroitesse presque algérienne ; de ses maisons hautes et
serrées, obscures, sans nulle intention de
bien être et de commodité de la part des
fondateurs. Il semble qu'on se soit proposé
deux choses, l'une se garantir du soleil,
de la pluie, de l'air; l'autre de cumuler des
loyers en multipliant les chambrettes ou des

poumons humains, doivent à peine trouver
de quoi s'alimenter. Besagne est peuplé à la
façon des fourmillières, les familles y sont
trop souvent confondues depuis le rez-de-
chaussée humide, jusqu'aux mansardes
mordues d'un soleil ardent en été. A part
quelques rares exceptions, c'est le quartier
de nécessité pour tout ce qui travaille,
se substante à petit frais. Quiconque vit
de peu, cherche son couvert, son gîte
et le reste, dans cette zône de terrain pressée entre les remparts de ce côté et la belle
et verdoyante rue aux Arbres. Maintenant si
vous êtes médecin, magistrat ou philosophe,
il faut pénétrer dans ces maisons enfumées,
mal entretenues, privées du mobilier nécessaire, du linge, de ce qui donne et entretient la santé, la vie. C'est aux jours de choléra, qu'il fallait grimper le long de cette
corde gluante, suspendue en guise de rampe
le long de l'escalier perpendiculaire, et
s'armer de courage avant de pénétrer dans
ces appartemens, où dans l'espace de quelques mètres de terrain, gisaient trois, quatre
grabats, où père, mère, aïeul, fils, poussaient les cris d'agonie et lamentaient les

angoisses de la soif. Oh! ici point d'objec-
tions, le choléra fut transmissible, et nous
osons protester contre toute opinion contraire. S'il nous reste un foyer d'infection,
c'est là qu'il dort, qu'il couve. Cette population de Saint-Jean est une tradition vivante du seizième siècle, elle en possède
la physionomie des formes, les mœurs, le
genre de vie, le mode de religion. Il faut
dire que la majorité des habitans est venue
se coloniser à cette place, puisqu'elle y
avait rencontré son pain quotidien. On y
parle le bas provençal, les idiomes corrom-
pus de nos côtes, le mauvais italien, le gé-
nois, le corse, que sais-je, toutes les nations qui vivent de la mer y sont représentées. Tout cela compose une macédoine de
peuples que dans notre enfance nous avions
en antipathie, et que nous dénommions *lei
San Janens*. En somme ce n'est point le
quartier du libertinage et de l'intempérance,
on y est laborieux, pauvre, superstitieux
sans fatalisme, et religieux comme on l'était
au bon vieux tems. Allez une fois à la première messe de l'église de Saint-Jean, si
vous voulez retremper votre ame aux prati-

ques d'une piété simple et onctueuse. Là ,
on connaît encore les longues stations sur
deux genoux , là on frappe sa poitrine avec
la conviction du repentir , je ne sais comment le dire , mais au milieu de ce silence
et de ces pratiques austères , quelque chose
d'interne , vous dit enfin , qu'il y a un dieu
de caché au milieu de tout cela.

Mais ce qui donne à Toulon le mouve-
ment et la vie , c'est la marine militaire , cette
corne d'abondance qui épanche sans cesse
une pluie d'or dans ses murs , et qui plusieurs fois , aux époques marquées par les
grandes opérations maritimes , l'a répandue
par torrents. Les préparatifs pour l'expédition d'Alger , ont duré deux mois et ce tems
a suffi à bon nombre de détaillants pour
édifier une petite fortune. Il faut le dire bien
fort pour qu'on le croie , le Plutus de notre
ville , c'est la marine et ses immenses besoins , c'est l'homme de mer , l'homme altéré de tout ce que donne la terre , de ce
que produit l'industrie locale ou étrangère ,
lorsque hors de son navire il arrive les mains
pleines d'argent , le déposer partout où il
trouve en échange de quoi calmer l'avidité

des sens et rassasier ses goûts. J'ai souvent
entendu parler de ces villes littorales où l'on
n'entend du matin au soir qu'un cri de joie
au milieu des pots de bière et des courti-
sanes; tout homme qui n'est point de la
fête, passe silencieux et affairé, l'œil vif,
méditatif, calculant ses profits, sur la masse
des consommateurs avinés. Toulon est ainsi,
c'est une cité exceptionnelle à la manière
de Malte, d'Anvers, où une population
éventuelle, arrondissant ses profits à la mer,
arrive au port ayant faim et soif de toutes
choses. Le marin débarqué pour quelques
jours, marche par bandes, et s'en va chan-
tant en chorus le vin et les belles, dans ce
qu'il apelle sa ville, son quartier, le port
qu'il a tant rêvé au milieu des solitudes de
l'Océan. Dépouillé de sa jaquette bleue, de
son chapeau goudronné, vous le reconnaî-
triez encor à son allure gaillarde, son air de
juvénilité, et le flot de passions qu'il répand
sur son chemin. Il chante à se déchirer le
larynx et avec un timbre assourdissant, mais
il voit tout ce qui parle à son bonheur, le
mendiant, la bouquetière, son officier, la
fille de joie; c'est à la fois une aumône, une

fleur, un salut et une poignée de main., Il
débarque, où va-t-il? il le sait, n'a t-il pas
une maison à lui, celle qu'habite la mère
du matelot. Elle a dévancé tout ce qu'il faut
à ses joies promises, on l'apellera par son
nom, il sera entouré, fêté et il racontera à
la foule d'auditeurs bénévoles de tout sexe
et de sa classe, ses travaux, ses dangers, ses
malheurs, les amours qu'il a délaissé dans
un coin perdu du globe. Homme prodige et
étonnant qu'un matelot! vous le voyez avec
son gousset rebondissant de grosses pièces
blanches, chacune d'elles lui a couté des
ruisseaux de sueur, pour en gagner une
seule, il a au moins exposé dix fois sa vie sur
une vergue, dans un frêle canot, au milieu
des épidémies étrangères, eh bien tout cela
il le met dans les rêves du passé. Cet argent
est sien, il le voue à ses plaisirs et le donne
à sa mère d'adoption, celle qu'il a choisi
pour providence, qui doit lui dispenser à
pleines mains, à satiété, à en mourir, ce
qui démolit sa constitution d'Hercule et ce
qui le rend si heureux. Comment ne tom-
bera-t-il pas un jour victime de ses gains et
de ses pertes! sa calamiteuse vie à bord,

sa joyeuse vie à terre, ne sont-elles pas une
prédisposition à tous les maux? un matelot
et sa durée se calculent et s'estiment à quelques années près. Mais il est né pour cela,
il vit pour se détruire avant le terme ordinaire, nul moraliste n'a été chargé de lui
prêcher la tempérance et la sobriété. Au contraire, voyez plutôt le sourire et l'encouragement accompagner ses gestes grotesques
et l'effronterie cynique qu'il promène en public, lorsque chancelant sur ses jambes et
sa conquête sous le bras, il trébuche par les
rues au son enroué d'une vielle qui le dé-
vance, comme pour annoncer sa bien venue.
Croyez-vous que dans notre siècle si
moral, quelqu'un détourne la tête de dé-
goût, non pas cela, un industriel a-t-il jamais craché sur l'élément de sa fortune?
Bien loin de là, on lui rit des yeux et du
geste; n'est-il pas le seigneur bienfaisant du
lieu! Que notre rade soit veuve pendant un
an d'une escadre et vous entendrez notre
foule de spéculateurs désappointés, déplorer
cette absence, comme d'un fléau, d'un vrai
choléra commercial. Il n'y a rien d'étonnant
dans ces inévitables jérémiades; pour le petit

marchand , celui qui fait la fortune du spé-
culateur en gros , le marin c'est sa vie , son
gagne pain , la mine qu'il exploite. Voyez
plutôt le nombre infini de cafés , de tavernes, de musicos , de marchands de vin ,
d'eau-de-vie , de tabac , de comestibles.
Pas une rue , une ruelle , un carrefour , qui
ne prostitue vingt fois la tentation du matelot , la soif du lucre a altéré jusqu'au bon
bourgeois, que lui importe d'encombrer sa
porte d'un cabaret , pourvu que les libations
et le gros rire , lui rendent au centuple ce
qu'il perd en tranquilité et en sommeil. Il
en est qui poussent bien plus loin encor
l'oubli des scrupules. Voilà l'homme de
mer, celui qui remplit nos rues , à qui la
ville appartient jusques passé l'heure de
minuit, à qui l'on pardonne ses vices , ses
travers , son audace d'immoralité , parce
qu'il est bon , prodigue de son argent et
qu'il fait vivre le peuple.

A côté de lui mettez en parallèle l'ouvrier
de l'arsenal, jeune, fort, ardent comme le
matelot, cela ne se ressemble plus. Cette
portion de notre bon peuple conserve les
mœurs austères du vieux tems. Ils sont forts

parce que le travail entretient leur vigueur; ils sont sages, vû qu'une journée
remplie par les charges d'un métier rude,
laisse peu de tems à dépenser en folles joies.
L'ouvrier du port habite le quartier Saint-
Jean, mais le desir de se rapprocher de l'a-
telier, lui fait chercher un gîte dans les éta-
ges élevés, les mansardes, les ruelles de la
ville moderne. Sans connaître Lafontaine et
ses fables, il a appris dès l'enfance que le
travail est un trésor. Jeune, il voyait son
père abandonner sa mère tout le long du
jour, parce qu'une cloche tintait dans le
lointain ; le soir il l'écoutait encore, alors que
la voix de son père ne tardait pas à l'apeller
par son nom en gravissant l'escalier. Lorsqu'il put marcher, jugez de sa joie, de sa
félicité d'enfant, quand pour soulager la
mère du soin de l'amuser, l'honnête charpentier le mena par la main, un petit panier
de provision sous le bras, jusqu'à l'atelier.
Ce qu'il y comprit, fût la peine et le labeur:
ces deux moniteurs de son avenir, lui révé-
lèrent sa mission dans ce monde, car désormais sa vocation est connue, la hache ou le
marteau deviennent ses jouets. L'ouvrier de

l'arsenal est le type du Saint-Joannais provençal, laborieux, sobre, violent et pauvre.
Il fait l'amour de bonne heure et il tend au
mariage comme à une nécessité de sa position. Où trouverait-il à s'alimenter, lorsque
harrassé de fatigues, il rentre le soir au logis. Cet homme, antipode du matelot,
à horreur des tavernes, boit le vin comme
auxiliaire de ses peines puisqu'il double
ses forces, jamais on ne la vû dans les rues
métamorphosé en Silène, encore moins
affichant l'effronterie des joies impudiques.
L'ouvrier bon père, homme sûr, indifférent
à l'émeute, possède un jugement très sain
en politique; ce qu'il craint, c'est la priva-
tion de travail : un jour de paye de moins,
c'est un jour de moins à vivre. Il a des patrons qu'il vénère à l'égal des saints, il leur
doit tant ! Sa pauvreté l'inquiète peu, pourvu
que chaque jour amène son pain, en un
mot il serait heureux à sa manière, s'il pouvait compter sur un avenir égal au présent.
Cet homme si nerveux, si infatigable dans
les travaux de force, succombe ou plie
comme un roseau sous la moindre peine
morale. La terreur du choléra pour lui et les

siens a été réellement plus contagieuse dans
cette classe d'habitans que pour les autres.
Il sera curieux et utile de savoir quelles ont
été les pertes de la cité Saint-Jean , où réside
un bon tiers de la population générale de
Toulon. Ce qui a augmenté la mortalité ,
c'est encor la pauvreté inséparable d'un journalier du port , et leur entassement dans
ces maisonnettes mal saines , mal assises ,
mal en toutes choses. Trois , quatre familles
d'ouvriers , vivent quelquefois sur un seul
petit étage. Pourquoi cela ? la cherté des
loyers d'abord , et ensuite dans notre pays
on habite beaucoup la rue , la chambre est
comme la tente , on n'y rentre que pour la
nuit et lorsqu'il pleut.

Maintenant parlerons-nous de la partie
commerçante , industrielle , salariée de notre population ? est-ce pour elle que j'écris?
que pourrai-je dire qui ne soit l'écho plus
ou moins fidèle des plaisirs et des peines ,
dont tout homme riche se pavane ou se
plaint ? Ses plaies ou ses chagrins , s'il en a ,
ne sont pas de ceux qu'on découvre à la
philantropie , à la générosité des gouver-
nants pour les guérir. L'or ne dispense t-il

pas ce qui fait un paradis de la terre ! à eux
les palais, les riches vêtemens, le luxe de la
table, la fleur des plaisirs mondains! s'ils
souffrent de maladies physiques ou morales,
à eux les soins, les consolations, les bons
médecins. Nous n'avons rien à dire, l'homme
qui voyage pour améliorer le sort des prisonniers, aurait mauvaise grâce à parler
plus longtemps des beaux hôtels et des humains favorisés du sort qui les possèdent.

Toulon, ville riche, commerçante, dernier relai littoral de France à Alger, grande
cité maritime, où circule sans fin à pied,
en litière, par mer, une variété infinie de
races humaines, où l'argent se gagne et se
dépense, n'est pas seulement une ville où
une foule de mendiants se substantent des
bribes tombées de la grande table. Les établissemens de bienfaisance ne manquent
pas et si la misère ou la vieillesse délaissée
n'y trouvent pas toujours une hospitalité
honorable, une hygiène possible, le com-
fortable enfin des asiles de charité, la faute
en est moins aux hommes du pouvoir et
d'exécution, qu'à l'enceinte infranchissable
de nos remparts. Quand on songe que sur

une surface de 41,44 hectares,.. 36,000 ames
doivent trouver une place, de l'air et du soleil, qu'une garnison forte de 3 à 4,000 hommes s'y trouvent renfermés dans les casernes
ou les hôpitaux, que la marine possède tout
cela avec plus de luxe et de grandiose, qu'il
y a des établissemens publics, mairie, pa-
roisses, églises, collége, hospice civil, théâtre; on se demande quel génie assembla
tant de choses et dans si peu d'espace. Il
n'en est rien pourtant, et si vous cherchez
le mot de l'énigme, le nombre majeur de
ces petites merveilles, ne fut ni conçù, ni
exécuté pour le rôle que la nécessité du
tems a forcé de leur concéder C'est un
grand malheur et presque irréparable. Ap-
prenez qu'aux siècles de féodalité et du bon
vieux tems, il y avait à la même place où
sont nos principaux établissemens, des gens
d'église et des fidèles; si vous aimez mieux
les bergers et les troupeaux. Ceux-ci étaient
parqués comme tout le monde, les autres
réunis en grandes familles, se partagèrent
le territoire où l'achetèrent pour y bâtir.
Les plus riches eùrent le choix des sites les
plus favorisés du ciel, et calculant l'archi-

tecture sur leur fortune, ils édifièrent des bâtimens plus ou moins vastes et commodes. Ainsi les jésuites, gens de finance et d'esprit, puissants de renommée, ces précurseurs de la civilisation française, avaient un couvent, où était-il? L'étranger arrivé d'hier, fixant son doigt sur les deux statues qui ornent le fronton de l'hôpital de la marine, s'écrierait, *tu es petrus*. Il aurait raison, c'est encore le monument qui témoigne à la postérité, qu'une lumière a brillé ici, lorsque les ténèbres et l'ignorance voilaient tant de contrées. On en a fait un hôpital qui laisse à desirer beaucoup de choses; tel qu'il est, l'étranger nous l'envie; l'art a vaincu les difficultés d'une destination contraire, le couvent s'est effacé, et nous avons eu en échange un asile ouvert aux infirmités des marins, asile sûr, aéré, d'une propreté luxueuse. Ordre, propreté, silence, promptitude d'exécution, iufirmiers nombreux et intelligens, voilà ce qui assure le succès. Le choléra nous en a fourni les preuves, nous les invoquerons en tems et lieu.

Quel autre ordre monastique pouvait

lutter de fortune et d'esprit avec le corps
savant des jésuites ? aucun. Aussi quel malheur pour la génération présente, que l'enceinte de Toulon, n'ait pas été remplie de
vingt couvents appartenant tous à la même
compagnie. L'hospice du Saint-Esprit ou
Hôtel-Dieu, ne serait point une sorte de dérision à l'infortune, qui retrouve encore
dans ces murs décrépits, tombant de vétusté,
au milieu d'une localité dont rien ne dissi-
mule la misère et l'ennui, les impressions
douloureuses qui la dévoraient sous la man-
sarde embrasée, et qu'elle vient d'échanger
pour si peu. Non, la cité n'est pas opulente,
son commerce est vain, tout ce qu'on pu-
blie sur sa prospérité de plus en plus gran-
dissante n'est que fiction et mensonge ? Voulez-vous convaincre la France et l'Univers
que vous êtes riches, soyez magnifiques envers les pauvres. Un bel hôpital consacre
la plus noble illustration municipale. C'est
une grande pensée qui ne meurt point, que
l'ennemi le plus acharné conçoit aussi bien
que le philantrope, puisqu'il la respecte,
que sa rage et son glaive s'émoussent au
seuil d'un hôpital.

Pas de ville à l'unisson de la prospérité
de la nôtre, qui ne soit plus pauvre de
tout ce qui ennoblit la fortune et la civilisation. La syphilis, cette lèpre du bas peuple, où la guéri-t-on? avouerez-vous quelques lits jettés dans la boue du plus sale
des carrefours? et cette génération batarde
qui nait des amours de la rue, n'est-elle pas
en droit d'accuser les pères du peuple de
n'avoir point purifié le sang de leur mère,
et de les avoir jettés après leur naissance
dans cet hospice, dit de la charité, où quiconque n'est pas venu avec le germe du
rachitisme et des écrouelles, doit forcément
dégénérer de sa belle constitution. Dieu!
que de choses à faire pour nous introniser
au rang de bonne ville! Cependant le modèle est parmi nous, il vous défie de l'atteindre, mais ne pouvez-vous l'approcher?
L'hôpital maritime de Saint-Mandrier, cette
création toute moderne, dont le seul vice
à déplorer, est d'être assis à une lieue de
l'autre côté de la mer, ne pourrait-il inspirer ceux de nos patrons qui méditent les
grandes idées d'amélioration. Notre propre
sureté nous impose le bien être des pauvres,

nous le prouverons ailleurs ; le typhus et le
choléra plaideront toujours en faveur de
nos prières. Croyez bien que le germe des
maladies qui déciment, trouvent dans les
classes inférieures le terreau de choix,
qu'elles y poussent à merveille. Or, dans
ces cas extrêmes, un hôpital construit et
gouverné comme nous l'entendons, en iso-
lant les foyers de propagation, conserve à
l'état bien des citoyens, à la cité bien des
familles.

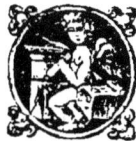

CHAPITRE TROISIEME.

HISTOIRE DE L'INVASION DU CHOLÉRA, SON ACCROISSEMENT ET SA FIN.

———◈———

Jamais plus de sécurité et moins d'effroi dans Toulon, que le jour où le choléra apparut dans ses murs. Le souvenir de Marseille pacifiée de ses terreurs, le calme dont

nous avions joui , pendant que nos voisins
de dix lieues étaient en proie aux coliques
meurtrières du gange, rassuraient les timi-
des comme les forts, et l'été de Provence
qui paraît la terre de fleurs et de fruits, nous
invitait une fois encore aux bals villageois,
aux plaisirs des champs. Vanité de ce que
nous croyons de plus vrai', de plus sûr !
écoutez.. C'est la mise en scène du drame cholérique dont je vais vous entretenir. Le 20 du
mois de juin, l'officier de santé de garde à
l'hôpital avait reçu un homme provenant
de l'*Amiral.* Ce marin embarqué sur la *Cala-*
thée n'avait point paru à son bord, il s'était
attablé depuis quatre jours dans un cabaret,
et sa bourse une fois allégée, la mère de la
maison l'avait charitablement conseillé pour
elle et pour lui, de *rejoindre son navire.*
Rendu à son bord, il dut expier son absence
par quelques jours de détention ; il fut
conduit sur le *Muiron* et mis au cachot. A
peine étendu par terre , cet homme se tor-
dit, accusa des tranchées, vomit, mais ces
accidents vulgaires alors pour un gardien de
prisons, ne l'émurent pas : c'est un spectacle si commun , qu'un marin ivre et rejet-

tant le superflu! Cependant vers les quatre
heures du soir on conduit le prisonnier à
l'hôpital, et son état parut si extraordinaire
aux officiers de santé, qu'ils conçurent les
premiers un soupçon de choléra. Ils me firent
prévenir et je me rendis dans la salle où il
était couché, dont M. Fleury m'avait confié la direction depuis plus de trois ans. Je
fus accueilli à la porte par quelques élèves,
le mot fatal sortit de leur bouche, ou plutôt ils le balbutièrent et moi hochant la
tête, je souris en signe de négation. Ce n'est
pas que je fusse convaincu d'un choléra provençal, *trousse-galant* comme on le nomme,
et qui durant nos jours caniculaires et
comme par exception s'est souvent revêtu
des symptômes les plus sinistres. Il me souvient et j'en ai parlé depuis, d'un lieutenant
de vaisseau, sorti par miracle d'un accès
cholérique. Alors sans l'avoir jamais observé,
je me transportai sur les bords du Gange,
devant un patient frappé du mal. La crise
avait été forte, il en avait triomphé et ce cas
tout indigène se confondait à mes yeux avec
les autres. Je crus à la répétition du même
fait.

Arrivé auprès du lit de notre matelot, et
sans l'avoir ni interrogé, ni touché, je fus
saisi à l'aspect d'un visage si plein d'angoisses et de douleurs nouvelles pour moi : un
pressentiment interne, pas autre chose, me
révéla un premier cas. Pendant qu'on
administrait les premiers secours, je com-
parais dans ma pensée les symptômes de
son état avec ceux que je savais appartenir
au fléau de l'Inde, et à chaque parallèle,
je n'osais me le nier, il fallait le dire, c'était
bien cela. Je me rendis immédiatement chez
le médecin en chef, il ne parut pas fort touché de ma déclaration, il croyait aussi que
j'avais vu avec les yeux d'un illuminé, il vint
cependant avec moi, et lorsqu'il eut envain
cherché le pouls, qu'il eut touché ces membres de glace, que cette physionomie caduque, cet œil à demi pouce du rebord palpe-
bral, ces raies bleuâtres, toute cette personne démolie en si peu d'heures, l'eurent
ramené aux descriptions des acteurs, alors
il fut à son tour convaincu, et il compliqua
le traitement d'une foule de moyens, dont
l'expérience écrite avait prôné le succès.
Nous sortîmes avec M. Fleury, il était plongé

dans une méditation triste et moi je n'osai
le distraire. A la cinquième marche du
grand escalier, il s'arrête et renforçant
la voix : « concevez-vous un fléau pareil,
« inconnu ce matin, qui dans trois jours
« décimera le quart de la ville, et qui
« fait son début en frappant un obscur
« ivrogne. » Il se tut, il est probable qu'il
gardait pour lui d'autres réflexions, que sa
vanité d'homme supérieur lui fesait un devoir de replier dans son ame. Le doute
est toujours permis en présence d'un événement grave, j'osai hasarder qu'il n'y aurait
pas impossibilité que cet homme fut cholérisé
par suite de l'ingestion de quelque substance vénéneuse. Il me revenait dans la
mémoire, que des hommes entrés à l'hôpital dans un état désespéré, sans pouls,
ni réaction, y étaient morts sans rensei-
gnemens ultérieurs, que cet exemple pouvait bien s'être renouvellé aujourd'hui. Il ne
répondit pas, mais lorsque je l'eus assuré que ce marin vivait depuis quatre
jours dans un état continuel d'ivresse,
le mot d'innervation éteinte fût prononcé et
nous ajournâmes le diagnostic. A minuit la

première victime râlait son agonie, il ne
paraissait ni souffrir, ni se douter de son
état, j'aurais cru à quelque chose de plus
hideux sur sa face, il n'était pas couleur de
plomb et mourait comme l'enfant d'un jour
sans s'en appercevoir. Il était évident que
ce marin mourait du choléra ou d'un mal
qui lui ressemblait fort, et cependant la
prudence exigeait qu'on n'ébruitat point
une nouvelle aussi déprimante pour le moral des peuples. Qui eut pu prophétiser qu'un
embrasement aussi vaste, naîtrait de cette
étincelle! notre climat n'est pas celui des
bords du Gange, un fleuve immense et li-
moneux n'infecte pas notre sol, une population exhubérante et pauvre, ne l'encombre point. Allez donc après cela raisonner
sur les causes des maladies locales, qu'engendrent tôt ou tard des influences appréciables ? Le choléra nous a donné un affreux
démenti. Le lendemain, il y eut convoca-
tion médicale au conseil de santé, et M. le
chirurgien en chef qui avait toujours dit
que le mal tomberait tôt ou tard sur nous,
répéta sa prédiction et on ne conclut à plus
ample manifestation qu'après l'autopsie. Elle

était arrêtée pour le soir cinq heures. La
journée coulait paisible et sans fâcheux propos. Il me tardait de voir la nuit nous con-
firmer dans le calme de la cité, j'aurais
voulu m'illusionner sur les noirs pressenti-
mens de la veille. Il n'était déjà plus permis
de fermer ses yeux à la vérité. M. Fleury ne
se rendant point à l'autopsie, je me doutai de
quelque chose, un nouveau cas l'occupait
sans doute ; à peine dans son cabinet, il le
ferme sur lui et me confie la déclaration de
M. Akerman, chargé du service des chiourmes. Ce médecin qui avait exercé dans l'Inde,
sortait de voir un forçat avec tous les signes
du fléau indien. Je me transportai seul à
l'amphithéâtre, et nous procédâmes avec
quelques jeunes confrères à l'ouverture du
corps. Ce que nous vîmes fut la preuve matérielle de ce que nous cherchions, rien ne
fut mieux démontré par le calcul, que ces
résultats d'un mal qui fige le sang, le décompose, le cadavérise, rien de plus analogique
avec les observations connues, que cette
bave épaisse, grisâtre, sans odeur, tapissant
les intestins, rien de plus éloquent en faveur
du mal, qu'une foule de notes recueillies en

silence, et dont ailleurs nous ferons le récit. En nous séparant, un de nous, je ne dirai pas qui, laissa échapper l'allocution suivante, « c'est une mort d'avant-garde que « nous venons de constater, à demain le « combat, à demain l'épreuve du courage, « les hommes de tête et de cœur vont se « dénoncer. »

C'était un jour de solemnité religieuse, ici comme en Italie la fête de Dieu attire la population sur les places, les rues et les églises ; la joie éclate de toutes parts, les fleurs jonchent les pavés, les riches étoffes, les guirlandes parent les devantures, des chapelles improvisées couronnent chaque tête de quartier, ensuite le peuple de toute classe, de toute condition se presse partout, en habit de fête, en costume militaire, en intention religieuse ou mondaine, l'ordre du jour c'est la procession qu'il faut voir passer.

Depuis les trois journées de juillet, on n'avait jamais vu tant d'exaltation et d'amour pour les représentations publiques et les pompes de la chrétienté. J'étais seul peut-être dans la rue aux Arbres, à me douter du

décret d'extermination lancé par le destin
contre tous ; encore quelques jours , et cette
foule démoralisée par le mal , par la peur ,
n'aura pas même le courage de la résignation.

Le forçat cholérique tombé le dimanche
était mort dans la nuit ; cette fois on ne pouvait plus arguer d'une constitution usée par
le vin et la débauche , c'était un jeune homme
fort, docile et courbé sous la discipline sévère des bagnes , sorte d'hygiène de rigueur
qui n'a jamais pactisé avec l'intempérance.
Les symptômes qu'il avait présenté durant
sa courte maladie , ne laissaient aucun doute
sur la nature éminemment mortelle du fléau.
Il était tombé comme pris par la foudre au
milieu de la plus florissante santé : aussitôt,
diarrhée blanche , vomissemens , crampes,
spasmes, douleur atroce au creux de l'estomac, soif ardente , amaigrissement à vue
d'œil , globe oculaire rentré et convulsé,
sclérotique avec stries bleuâtres , face vieil-
lie , ridée avec l'expression douloureuse de
l'agonie ; pas de pouls radial , simple frémissement des carotides , on sent sous la
main qui l'explore , le cœur fonctionner à

peine, enfin le froid du cadavre, celui du
marbre humide achèvent la certitude du
diagnostic porté la veille dans les salles du
grand hôpital. Une deuxième autopsie fut
faite et notre doyen la présidait. On y pro-
céda avec une sorte de solennité, entouré de tout le corps médical, présent
à terre. M. Fleury ordonnait les coupes,
la séparation des parties, portait un jugement, et le secrétaire écrivait sous sa dic-
tée. C'était une répétition exacte, une copie
fidèle de ce que nous avions observé la
veille.

Jamais la mort n'avait si bien nivelé les
souffrances communes, les deux victimes
avaient été frappées de la même manière. Il
fut alors bien arrêté que Toulon était en
proie au choléra de l'Inde. La renommée
enfla ses cent voix pour publier cette nouvelle, et avant la fin du jour une révolution
morale s'était opérée dans toutes les classes
de citoyens. On s'en informait comme d'une
nouvelle grossie et commentée, on n'osait
croire le fait dans sa nudité, les médecins
rassuraient par des raisons sans preuve les
imginations timorées, en un mot le plus

grand nombre dissimulait en public le mal
de la peur , mal anti-français et toujours
niable.

On s'attendait à une explosion brusque et
générale de la part du choléra, il n'en fut
rien , les deux premières journées avaient
frappé deux hommes et ouvert deux tombes,
l'un ivrogne de profession , l'autre hors la
loi, ce n'était point encore le moment de
s'épouvanter. La cause du fléau pouvait à
vrai dire s'épuiser sur quelques victimes de
choix et passer outre. Pour moi , je l'avoue
maintenant que le danger est loin de nous,
ce qui me consolait dans ces deux spectacles
de mort violente, était l'absence de toute
douleur. Paumart et Simon ne se doutèrent
pas de leur agonie, ils s'éteignirent sans
proférer une plainte. Ma résignation sur ce
point fut ébranlée le lendemain. Un nommé
Bonice, peintre du port, entra dans nos
salles avec tous les symptômes du choléra
spasmodique. Celui-ci donna un démenti au
calme apparent des autres , il se tordait avec
des convulsions frénétiques ; trois hommes
avaient peine à le contenir. A peine déposé
entre deux couvertures de laine , il fut sur-

pris par un vomissement, mais au lieu de
la matière commune avec les deux autres,
il rejetta un demi litre d'eau-de-vie parfu-
mée à l'anis. Cette circonstance nous fit considérer l'ivresse, comme cause prédisposante du mal, et ajouta d'ailleurs fort peu
de choses, aux motifs qu'on pouvait allé-
guer en faveur de l'extension du choléra. Il
mourut en peu d'heures. Nous désespérions
déjà d'obtenir une réaction quelconque.
L'autopsie en fut faite avec le même soin, et
ne donna lieu à aucun autre renseignement
hors ceux des sujets foudroyés depuis le
vingt du mois.

Il est à remarquer la rareté d'invasions
durant les premiers jours, et surtout l'espèce d'hommes que le fléau décimait. Il nous
échappa de dire, que l'impossibilité d'éveiller les phénomènes de réaction, tenait à la
nature des sujets, qui énervés, battus par
l'âge et les excès, n'avaient par devers eux
aucune résistance vitale à opposer à la cause
du mal.

Jusqu'ici nous avons vu l'influence cholérique toucher des hommes exposés au
grand air, celui du dehors, le moins impré-

gné de miasmes, le plus pur enfin. Aujour-
d'hui vingt-cinq juin, le nommé Boyer, ma-
nœuvre de profession, adonné à la crapule,
admis depuis peu de jours à l'hôpital, pour
une dartre lichénoïde, présente inopinément des symptômes insolites. Ce malade
n'avait quitté ni son lit ni l'hôpital, et cependant le voilà foudroyé d'une manière
aussi brusque, aussi désespérée que les autres. Il mourut et fut autopsié. Le lendemain
le même cas se présente : un adjudant des
équipages de ligne, entré à l'hôpital pour
une bronchite chronique et dans une sécurité parfaite, tombe frappé dans la salle des
sous-officiers fiévreux et meurt quelques
heures après. On ne pouvait échapper à
l'idée que l'atmosphère intérieur de l'éta-
blissement était modifié en mal, puisque
deux sujets venaient de périr, tandis qu'en
ville quatre ou cinq cas épars éveillaient à
peine la sollicitude des magistrats. Et cependant quelle différence entre l'état hygiénique de certains quartiers, et celui du grand
hôpital maritime ? celui-ci modèle de propreté, de fraîcheur, d'élégance, repousse
l'idée d'effluves et d'infection ; tandis que

les vieux murs de Toulon, livrés à la misère,
à l'ordure, à un méphitisme perpétuel dor-
maient paisibles et invulnérés. La circonstance de maladies diverses groupées dans
une enceinte de quelque étendue qu'elle
soit, aurait-elle favorisé l'élaboration du ferment cholérique? nous ne le pensons pas,
il ne peut y avoir ici que hazard ou fatalisme; sans cela comment expliquer ce qui
se passa au plus fort de l'épidémie, le
nombre de sujets pris au sein des hospices
où ils séjournaient pour maladies étrangères,
ne suggéra pas même l'idée de leur isolement
du corps de logis habité par les victimes du
mal. D'ailleurs le quartier de Saint-Jean
n'est-il pas une infirmerie à domicile? il n'y
a qu'à consulter les médecins qui exploitent
leur art dans cette portion de la cité, pour
se convaincre de mes aveux. Cependant
quelques jours encore, et ce quartier demeuré intact, épuisait à lui seul les ressources de la ville. Médecins, infirmiers, fosso-
yeurs, gens de peine, ont tous passé dans
ces rues longues, étroites et parallèles. J'ai
gravi à un quatrième étage, rue des Trois
Oliviers, et dans la même chambre quatre

cholériques gisaient sur trois grabats. Sans aller plus loin , il est permis de tirer cette conséquence : lorsque le choléra se manifeste dans un pays , les victimes sont d'abord atteintes isolément , et lorsque les cas se multiplient, que les foyers partiels se rapprochent, alors les quartiers les plus peuplés , ceux où règnent l'abandon où l'oubli des lois de l'hygiène , sont ceux où la cause se concentre, où sans doute elle acquiert le caractère transmissible par infection. Le mal qui atteint les classes élevées, peut donc implanter ses racines dans l'humble réduit de la misère. Les pouvoirs de la municipalité ne s'étendent point jusques dans l'intérieur d'un ménage , cependant si nous étions condamnés à subir périodiquement les coups du fléau de l'Inde , il faudrait bien que l'autorité s'armât à cet égard de pouvoirs exceptionnels, qu'une ville fut un vaisseau où la santé d'un seul est liée à celle de tous, où les chefs de service forcent les subordonnés à la tempérance , à la propreté , à tout ce qui formule les conditions de la santé commune. Nous discuterons ailleurs cet article de police médicale.

Le sixième cholérique entré à l'hôpital, fut un vieillard nommé Leguillou. Il avait été surpris dans l'arsenal à cet endroit si vaseux, si malsain, nommé la fosse; c'est M. Dubreuil, capitaine de frégate qui le rencontra par hasard étendu dans un coin, et qui se chargea de son transport dans nos salles. Le septième était un gardien du port, amputé de l'avant bras droit. Cet homme habitait un village à une lieue environ de Toulon nommé le Pradet. La veille au soir rentré chez lui dans un état de santé parfaite, il avait quitté le lit de bonne heure et se disposait à se mettre en route pour l'arsenal. Il charge ses poches de fèves fraiches, et muni d'un morceau de pain, il déjeûnait tout en marchant. Lorsqu'il eut fini son repas, il crut devoir l'arroser avec du vin blanc renfermé dans sa gourde. Son imprudence fut mortelle, à peine rentré en ville, les selles et les vomissemens le prennent, il vient lui-même à l'hôpital, se déshabille et meurt dans la matinée. J'observai que cet homme n'avait pas de pouls radial, et qu'il gagna seul et sans aide le fond de la salle des cholériques. Vous le voyez, le fléau com-

mence à peine, il n'a moissonné que des
victimes éparses et déjà ses moyens de transmission deviennent énigmatiques? est-ce au
Pradet que Daniel a contracté la prédisposition, ou bien aux approches de la ville
contaminée? pourquoi un choléra algide au
lieu d'une indigestion à la suite de son dé-
jeûner !.... La réponse est faite et si elle
n'est vraie, du moins l'expérience la sanctionnée comme infiniment probable : en général sous une influence épidémique régnante, les maladies diverses tendent à en
revêtir le caractère ; ainsi on souffre d'une
indigestion, et l'on en meurt avec les symptômes du choléra. Aussi en telle conjoncture,
souvenez-vous bien qu'un dérangement
quelconque n'est jamais une chose indifférente, toute anomalie de santé peut devenir funeste, si elle n'est combattue à tems.
Principiis obsta. A une lieue de Toulon, Daniel pris de coliques, eut un instant la pensée de retourner au village, s'il eut écouté
ce conseil, serait-il mort? n'a t-il succombé
que pour avoir respiré l'air de la ville? ces
questions débattues plus loin, ne sont point
hors de raison ; qu'il nous suffise de dire que

nous possédons toutes les données du problème.

Le vingt-huit juin un garde-chiourme nous
fut amené avec les symptômes les plus violents du choléra algide. C'était le premier sujet de ce corps , et nous étions, j'ose dire,
étonnés, que le fléau n'eut point préludé, par
cette classe d'hommes d'un âge quelquefois
plus que mûr , adonné à tout ce qui use la
vie et anticipe la vieillesse , qui se recrute
parmi les soldats de l'armée qui ont fait
plus que leur tems , et dont la discipline
très sévérement tenue dans le port, s'oublie largement dans les excès du soir. A son
entrée, *Thomas Félix* , vomit beaucoup de
vin , eut trois selles sanglantes et néanmoins
mourut foudroyé. Le même jour , et notez
bien que pour la première fois nous rece-
vions deux cholériques , un marin avait été
pris par la patrouille de nuit étendu au milieu d'un ruisseau; consigné à la prison , dite
la Patache , il ne fut conduit à l'hôpital qu'au
matin du vingt-huit juin. Les accidents
marchèrent vite et son sort fut décidé en
peu d'heures.

Jusqu'au vingt-neuf la médecine fut impuissante. Malgré nos efforts pour obtenir une réaction , le mal fut toujours au-dessus des ressources de l'art. Et qu'on ne croie pas que les moyens n'étaient pas encor trouvés , ceux conçus et exécutés par le médecin en chef, en présence d'une maladie, nouvelle pour lui, autre que celle dont il avait médité les descriptions dans les auteurs de Paris, autre que celle dont les médecins voyageurs l'avaient entretenu en ma présence, durent lui inspirer le noble orgueil de combiner un traitement convenable. On verra plus tard celui qu'il déploya avec cette constance qu'on lui connaissait. Mais que faire et opposer à des sujets dont l'agonie commence avec le mal, avec un mal qui débute par tuer celui qu'il frappe : solliciter par les moyens les plus héroiques le réveil de la force vitale, l'appeler du centre à la circonférence à l'aide des révulsifs les plus puissants, faire la médecine des symptômes après avoir obtenu la réaction, oui, c'est cela : mais le pouvions-nous espérer, en agissant vigoureusement et plein de foi dans nos doctrines ; non... l'air le plus oxigéné, avait cessé d'être l'excitant naturel des pou-

mons, il était expiré froid comme il y était
entré. Fallait-il rubéfier, cautériser la peau
sur divers points, nous l'avons tenté en vain,
elle ne répondait plus aux excitants de quelque nature qu'ils fussent. Ces hommes
étaient froids comme des cadavres. Que
n'avons nous pas mis en œuvre pour les pénétrer de chaleur? de toutes nos tentatives,
nous avons recueilli la triste certitude que
nous ne fesions que pénétrer un corps inerte
de calorique. Nous avons cru à des engorgemens sanguins, à des congestions capillaires et générales, et nous nous sommes
imposés la saignée. Cette opération a manqué complettement, d'abord parce qu'il n'y
avait plus de chair coulante dans les veines,
ensuite la quantité de matière grumeleuse et
couleur de groseille qu'on en exprimait par
des frictions de bas en haut de l'avant-bras,
n'était obtenue en petite quantité qu'après
de longs efforts. Lorsque les moyens logiques et rationnels échouaient, nous avions
recours à ces médications, grands de renommée, dont les journaux ont retenti, et qui
ont mérité des couronnes à leurs inven-
teurs ; eh bien, ces moyens ont trompé

notre attente, n'ont modifié en rien l'état
du cholérisé. Si le sujet nous indiquait du
geste, le siège des souffrances atroces qu'il
endurait, les sangsues en grand nombre ont
été apposées sur le point douloureux ; ont-
elles désempli le système capillaire, le pou-
vaient-elles, non encore, ces animaux ne
mordaient point, ou bien ils tombaient
après une légère piqûre. Nous les avons vus
agglomerés sur le lieu d'application ; de
prime abord on aurait pu croire qu'ils su-
çaient du sang, ils n'étaient qu'engourdis,
asphixiés, on les retirait sans vie et sans résultat. Que n'opposâmes-nous pas au fléau
qui débutait pour nous, lorsqu'il était encore ignoré des autres. Plus tard nous traiterons des moyens divers par lesquels on
combat le choléra, alors on aura lieu d'admirer la haute pénétration du premier médecin de la marine pour arriver à la solution
du problême. S'il est resté en grande partie insoluble, c'est qu'il est des bornes à
l'art. Sans doute il faut chercher à en reculer
les limites, mais n'y a-t-il point des cas qui
neutralisent tous les efforts ? Tels furent les
premiers cholériques de la Provence. A

peine atteints, du moins quelques uns, on
leur prodigua les soins convenus, ce fut
toujours en vain. Une fois déprimée par la
cause du mal, la vie ou l'action nerveuse,
diminuait graduellement et rapidement ;
l'innervation durait encore, il est vrai, mais
il nous parut évident que confinée dans les
grands centres nerveux, où elle s'accom-
plissait encore, rien n'avait pu la solliciter,
l'augmenter, l'épandre à la périphérie ; c'é-
tait dit, elle devait baisser et s'éteindre. Nous
comparions cet état du fluide nerveux à
quelque chose de matériel. Si vous pré-
sentez un morceau de glace sur l'échelle
d'un thermomètre, la liqueur colorée
baisse graduellement vers l'ampoule ; la
cause du mal agissait ainsi dans notre
pensée, le fluide de la vie, se retirait dans
les centres cérébraux rachidiens et le sujet
était alors mort pour nous à la péripherie,
lorsqu'il vivait encore, quoique faiblement,
par les points les plus profonds, ceux qui
meurent les derniers comme dans les cas
d'asphixie.

Revenons à la période d'invasion du choléra. Les neufs premiers malades avaient

été comme fulgurés ; une sorte de désapoin-
tement s'emparait de notre médecin en chef,
cet homme que la moindre opposition en-
fiévrait , ne pouvait concevoir qu'il y eut
pour lui des difficultés insurmontables , il en
était , j'ose dire , honteux. Nos élèves ont
pu l'entendre à l'issue des visites, prononcer d'un son de voix grave et quelque peu
désolé « nous ne sommes que des commen-
« çants , il faut déchirer nos diplômes. Ce
qui le tourmentait encore , et sans trop l'a-
vouer, se passait dans l'hôpital des forçats;
plusieurs sujets y étaient entrés avec des
symptômes cholériques, quelques uns en
étaient morts, d'autres néanmoins avaient
guéri. A quoi tenait cette différence ? les moyens mis en usage furent-ils différens des
siens, non, ils étaient les mêmes, à quoi
cela tenait-il, le voici : Les forçats sont
gens pleins de vigueur physique, ils sont
courbés de vive force à la discipline des bagnes , et cette discipline résume un systéme
d'hygiène impraticable ailleurs que dans un
lieu de détention. Ensuite un forçat qui se
plaint, peut dans quelques minutes se trouver dans un lit chaud, entouré de médecins

et de soins empressés, toutes ces circonstances pouvaient bien expliquer les succès
obtenus dans l'arsenal durant les premiers
jours de l'apparition du choléra. Ou celui-ci
était moins intense, ou bien l'organisation
physique et morale des sujets, se prêtait
mieux au déploiement de la force vitale, de
la réaction. Ce qui le prouve, et M. Aubert
en avait déjà fait la remarque, la réaction
souvent trop forte, déterminait des symptômes céphaliques, voisins de ceux du typhus, quelques fois même identiques. C'était
donc une médication nouvelle qu'il fallait employer, et celle-ci sera toujours moins chan-
ceuse, que celle qu'on oppose à ce choléra
qui débute par l'agonie. Enfin au dixième
cholérique admis à l'hôpital, nous obtînmes
une première guérison. On nous conduit
un enfant en proie aux symptômes du mal;
quoique bien reconnu cholérique, ce
n'était plus cette physionomie défaillante,
cet ensemble asphixique des autres; les
selles, les vomissemens étaient de même
nature, les extrémités, la langue avaient
perdu leur température, il souffrait
aussi d'une soif indésaltérable, il accu-

sait une douleur dilacérante à l'estomac,
le torse conservait sa chaleur et ce qui est
encore d'un plus heureux augure, le cœur
battait et nous sentions un pouls radial. Il
n'en fallait pas davantage pour ranimer l'espoir, et croire aux efforts combinés de la
nature et de l'art. Le pouls battait, donc
le *vis médicatrix naturæ* veillait encore. A
peine examiné par le docteur Fleury, la
confiance avec laquelle il dicta le traitement,
me le fit regarder avec intention, il s'en
apperçut et passant à un autre lit, il ne put
s'empêcher de dire, « voilà du moins un
« choléra qu'on peut guérir, » en effet le
sort du malade fut jugé le soir même, il se
rétablit en quelques jours. Que répondre à
ce fait, que ce n'était plus le même mal ?
non, mais il y avait encore ici vie et réaction. A partir de cette époque nous eûmes
des succès et de nombreux insuccès ; nous
avions ce que j'apellais nos ressuscités, nos
miraculeuses cures, nous fûmes à l'unisson
de tous les médecins.

Alors aussi le choléra avait cessé d'être un
fléau confiné dans les hospices, ce mot
était répété par toutes les bouches, l'épou-

vante et la peur jettaient leurs racines dans l'esprit de la population, une démoralisation complette dut en résulter. On voyait de toutes parts se former l'émeute choléri-que et comme dans un drame, les rôles se distribuaient suivant les caractères ou le courage de chacun des acteurs. Alors les amulettes, les oxichlorures, les citrons lar-dés de clous de girofle, eurent cours et valeur, alors la plus mince intelligence se crut le droit d'expliquer sa théorie et la bonté d'un préservatif. Fesait-il chaud, froid, ventait-il du nord ou du sud, tombait-il une pluie forte ou tamisée? on s'enquérait avec anxiété de ces diverses influences sur la nature des maladies, rien n'était omis pour se consoler ou se tromper. Notez bien que la peur a du courage, jusqu'au moment où elle touche le danger du doigt, alors elle avoue naïvement sa faiblesse, ses craintes, et ses projets d'émigration. Au milieu de cette épouvante populaire, le corps médical marquait sa place. La tête de l'administration civile et militaire resta calme, impassible et fit face à l'orage qui se préparait au loin avec les moyens qu'elle avait conçu et adopté.

Quelques morts dont nous parlerons bientôt avaient signalé dès le vingt-trois juin la présence du choléra dans la masse des habitans. On citait encore quelques désastres obscurs, mais niés ou adoucis par le plus grand nombre, on se fesait presque une religion et une foi de ne pas croire sur parole les terroristes du jour. Après tout, disait-on, le choléra pouvait bien mourir à l'hôpital de sa belle mort.

Le conseil de santé de la marine présidé par M. Fleury, était seul réellement en mesure de pouvoir déployer d'une manière prompte et sûre, toutes les ressources d'une administration puissante et libérale. Son premier acte fut l'installation de l'hôpital de Saint-Mandrier, monument grandiose qui a remplacé depuis peu d'années, le frêle édifice qu'on voyait sur la presqu'île, et dont la conservation datait de l'ère des croisades. Il est singulier que cette place marquée par nos anciens pour être un lieu de quarantaine et d'isolement à l'usage des voyageurs en orient qui rentraient ou sortaient de France, soit encore pour nous, consacrée au même but. L'hôpital de Saint-Mandrier, contre

lequel la malveillance s'est déversée à loisir,
a été plusieurs fois la sauve-garde de la santé
publique. Le typhus si meurtrier du bagne
transporté en bloc dans les vastes salles
d'outre-mer, s'y est éteint avec la cause qui
l'avait déterminé. Placé une fois à la tête de
quatre cents typhiques, j'ai pu me convaincre que le plus puissant remède à opposer
à cet empoisonnement du principe de la vie,
était l'air pur, l'air des champs, celui que
le trop grand entassement d'hommes ne
souille point. Je réserve mes observations
à ce sujet pour un autre chapitre.

Le lendemain du projet adopté par le conseil de la marine, Saint-Mandrier put recevoir plusieurs centaines de malades. Bien
prémunis de ce côté, nous attendîmes que
la fatalité étendit ses ravages dans le domaine des chiourmes. Pour ce qui concerne
le grand hôpital, il n'y eut pas de grands efforts à tenter, ici on est toujours à l'u-
nisson des circonstances. Cependant pour
ne rien omettre, nous devons dire qu'une
salle de réserve devait contenir les cas
de choléra foudroyant, une autre fut
destinée aux cholérines violentes et aux

convalescents échappés aux orages du choléra sans miséricorde. Il est dangereux de
charger un local de ces hommes frappés à
mort. Il me souviendra toujours de ces
épreintes de cœur dont moi et mes collé-
gues étions saisis, lorsque nous pénétrions
dans cette salle de damnés, qu'on passe le
mot, et que j'avais nommé salle du *miserere*.
Songez que les rigueurs du service médical
clouaient sur un banc chargé de médicamens convenables et cela pendant un jour
et une nuit, trois officiers de santé de la
marine, deux sœurs hospitalières, plusieurs
infirmiers. Lorsque ma mémoire me rapelle
que plusieurs ne sont plus, que d'autres
ont échappé par miracle, que toutes ces victimes auxquelles j'étais lié par
des sympathies de confraternité, ont sans
nul doute péri pour avoir respiré l'atmosphère épaisse de ce lieu, où vingt
cholériques râlaient l'agonie, il me semble que je saisis un des fils qui condui-
sent au problême de l'infection et de l'épidémie. Ensuite concevez-vous la dépression
morale qui se surajoute à celle du mal, lorsqu'une réaction quelque peu favorable, ra_

5

nime la vie d'un cholerisé. Ici les facultés
intellectuelles se conservent intactes, il
peut donc mesurer le précipice d'où il vient
de sortir, par la vue de celui qui s'y
trouve encor. Jugez de son effroi, si la pensée d'y retomber encore se présente à son
esprit; oh? alors plus d'espoir; et M. Reynaud, le premier chirurgien, disait avec
connaissance du fait, « dans cette maladie
lorsque l'esprit travaille, la médecine perd
le sien. « Savez-vous quel fut le premier vœu
de l'homme à peine échappé aux premiers
symptômes néfastes du choléra, je l'entends
toujours de sa voix caverneuse, demander,
supplier avec instance qu'on le fît passer
dans la salle voisine, celle où il voyait des
figures calmes et des lits sans entourages
de médecins, d'infirmiers et des autres arti-
cles de la mort. « C'en est fait de moi, mon-
« sieur, si vous ne me retirez d'ici, la vue
« de ces patients me tue. — Eh bien, soit,
« qu'on le transporte à l'autre salle. » — Il
y était depuis une heure, que la réaction
s'annonça franche et le malade guérit, et
cet homme, dans mon esprit, devait depuis
son entrée grossir le martyrologe de l'hôpi-

tal. Oh! l'isolement, quel bien il peut faire.

Le premier du mois de juillet, l'épidémie n'était déjà plus à ses essais d'invasion. On peut le dire, si le choléra dans ses diverses phases de commencement, d'augmentation, de diminution et de fin, pouvait se considérer comme un enfantement du destin qui accomplit une existence chez un peuple, notre choléra parcourait son adolescence. Que cette figure n'épouvante pas nos lecteurs, elle ne nous appartient pas, l'antiquité payenne nous l'a leguée : qui me dira si l'hydre de Lerne dont j'ai vu les marécages bourbeux, n'était pas la personification d'un mal causé par les effluves, et que le divin Hercule dompta, ou pour parler un langage simple, fit cesser en assainissant le pays.

Quoiqu'il en soit, au premier juillet les hôpitaux se remplirent, le corps municipal organisa les secours à domicile, les dons votés par lui furent distribués, la ville entière prit une physionomie de deuil, les illusions et les chants avaient cessé, chacun songeait à lui et aux siens, en un mot Toulon paraissait à mes yeux comme une cité

bombardée par un ennemi implacable. Je
ne voyais dans les rues que trois classes de
citoyens, les uns timorés, les autres actifs,
dévoués, prodiguant à tous la parole et les
soins, les derniers enfin étaient les cholériques qu'on transportait sur des civières,
comme des combattans frappés sur place et
ramenés au camp. On avait répandu dans
les classes élevées et moyennes de la société,
que le choléra ne sévirait guères que sur les
pauvres gens, ceux qui vivent de fruits ou
de légumes, ceux qui travaillent long-temps
et aux ardeurs de notre soleil d'été, comme
les forçats, ceux enfin livrés à l'intempérance, aux plaisirs des sens... Que n'afficha-
t-on pas, pour apprendre au public comment on se défie de tout ce qui peut ouvrir
un côté vulnérable à l'ennemi. On le croyait, et on l'exécutait encore mieux. Jamais
précepte évangélique ne reçut une sanction
plus unanime, que cette hygiène banale et
juste que tout le monde savait, vu qu'il
n'est pas un être vivant qui n'ait souffert
par l'oubli où l'omission de l'un de ces arti-
cles d'hygiène remis en faveur populaire à
l'occasion du choléra. Cependant les som-

mités sociales furent atteintes, le mal ne
respectait plus les distances, et toute chair
humaine, pouvait se considérer comme pâ-
ture de choléra. M. Lemoine de Sérigny,
lieutenant de vaisseau, embarqué sur le
vaisseau le Triton, était tombé malade
et transporté à Saint-Mandrier, il y était
mort en peu d'heures comme foudroyé. A
la même époque un lieutenant de frégate,
M. Payen, avec tous les signes de l'affection
à un degré extrême, vint se confier à nos
soins; M. Fleury l'avait jugé selon son état
qui nous rappelait les tristes premiers jours
de l'invasion, la nature trompa le prognostic de l'art, M. Payen se tira d'affaire. Etait-ce
un miracle? non, cet officier jeune et doué
d'une immense force morale, donnait au
traitement une vaste garantie, la médecine
des symptômes triompha. Ce fut pour notre
doyen, une grande satisfaction que de voir
un cas de choléra algide avec cyanose, avec
l'accompagnement de tout ce qui le constitue mortel, céder aux efforts combinés de la
nature et de l'art. Ainsi donc, on peut revenir à la vie après en avoir été si loin! mais
qui nous expliquera pourquoi ce succès en

opposition avec tant de revers ? personne.
Nous avons la manie de croire qu'une maladie atteignant les masses, il ne peut exister
aucune différence dans les aptitudes à en
éprouver la cause et les effets : reconnaissez
bien qu'un homme est un monde, une individualité, ayant à lui son principe immatériel et sa constitution physique; qu'un seul
parmi cent mille peut avoir des moyens de
résistance au mal, et M. Payen en fut un
exemple. Sa guérison ne détruira pas l'ad-
mission d'un choléra qui tue, qui moissonne,
parce qu'elle est l'œuvre d'une individualité
impossible à réaliser par l'observation, seulement on pourra dire que la nature possède
des ressources inouïes qui sont à elle,
qu'elle peut improviser une guérison, alors
que la médecine avait atteint les limites du
possible. Telle était la doctrine de M. Fleury,
il ne s'exagerait point la puissance de l'art;
lui qui l'avait cultivé pendant cinquante-
cinq ans, vers la fin de sa carrière il pro-
fessa des doutes. Corvisart dont il avait été
l'ami d'enfance pensait comme lui; cette
haute renommée apellait cela la probité des
vieux médecins. Croire à l'infaillibilité de

de la médecine, à ses progrès sans bornes,
n'est-ce pas rappeler la fable des deux chiens
et du bâton flottant sur l'onde?

Les premiers jours du mois de juillet furent marqués par le rapide accroissement
de l'épidémie; pas un quartier de la ville,
pas une rue qui ne fut signalée à l'attention
publique, les cas nouveaux et de toute espèce que le bruit des choses extraordinaires
propageait au loin, étaient sans nul doute
exagérés. On était surpris en pleine santé,
au milieu d'un sommeil paisible, alors qu'on
s'attendait le moins aux atteintes du mal.
Si par hasard un malade accusait de son
état quelque imprudence de régime ou de
conduite, aussitôt la bienveillance craintive
le publiait: avant tout il fallait se prémunir contre un pareil sort, en évitant
ce qui avait nui à la victime du jour.
Il est constant, que les écarts en tout
genre attirent la fatalité du mal durant les
épidémies meurtrières, mais ce qui ne l'est
pas moins, c'est que les mœurs les plus austères, le régime pythagoricien n'ont point
conjuré le choléra. J'ai prononcé le mot fatalité du mal, soit je l'ai dit, eh bien on est

presque tenté d'en professer le dogme. Il est
de fait que sans trop anticiper sur nos matériaux à venir, nous vivions sous une influence inappréciable par nos moyens physiques, mais dont on se rendait compte en
étudiant son propre individu. Si la mesure
de notre vitalité consiste dans la manière
d'être et de sentir, il y avait quelque chose
d'insolite en nous, nous vivions d'une autre
vie que le mois passé, soit que la crainte de
succomber eut changé nos dispositions habi-
tuelles, soit enfin que notre principe de vie
eut été modifié par un agent étranger et immatériel, on avait cessé d'être le même homme. Ce que j'en dis n'est point fiction ou
mensonge, je l'ai éprouvé comme tant d'autres, et sans me donner en spectacle, des
sujets qui n'ont jamais connu la peur l'ont
pensé comme moi. Si l'on rapproche de ce
fait, cet autre non moins concluant, que
tous les citoyens durant le cours de l'épidémie ont senti quelque chose qu'on peut attribuer à un symptôme de choléra, que ce
symptôme s'est bien plus montré durant la
plus grande mortalité, on en déduira que
chacun a payé son tribut à cette influence,

et que si elle a été funeste à tout le monde, il sera toujours difficile d'en reconnaître la cause.

Dans une telle conjoncture et sous l'empire d'une cause intangible, introuvable, mais dont les effets se fesaient sentir sur toutes les économies enserrées dans les remparts de Toulon, depuis la tête la mieux organisée, jusqu'à l'idiot, il dut s'élever du sein des massses et presque d'un commun accord, une pensée de circonstance, celle du salut individuel: Si le chef-d'œuvre de l'égoisme habite un hôpital d'incurables, on le retrouve encor dans une ville en proie à un mal qui dévore, et qui répand la terreur. La crainte fomentée par la disposition cholérique plus ou moins sentie par tous, étouffa dans le plus grand nombre l'orgueil de la résistance, et ce mot de peur si antipathique aux bouches françaises, fut prononcé comme un aveu irrésistible. Y aura-t-il des paroles de blâme ou de réprobation pour ce que je vais dire ? n'importe !... La peur et les migrations qui se projettèrent à partir du premier juillet, furent des déterminations instinctives, violentes, nécessaires, liées à la cause métaphysique du choléra ; elle seule nous avait rendu égoistes, pusillanimes et fugitifs. Dans un grand nombre de villes où le choléra est passé, le même phénomène moral a forcé l'éparpillement des citoyens, et parmi eux, le premier cri de migration a été poussé par ceux qui ont le plus d'intérêt à conserver la vie, et qui ne doivent aucun sacrifice au salut commun. Ainsi qu'on cesse d'accuser les imaginations méridionales de grossir les dangers, d'avoir embrassé la fuite, elles obéissaient à leurs convictions; l'air qu'on respirait, inoculait la peur. Si on a bien ou mal fait d'avoir déserté la ville, c'est une question à laquelle nous aurons à répondre. En ce moment Toulon se vuidait de son excédent de peuple, les riches fuyaient en voiture, les pauvres en carrioles, en charrêtes, à pied, portant avec eux le mince mobilier de la maison. J'assistais à ce départ sur la grande route de Marseille, et songeant que bon nombre de ces voyageurs ne reviendrait plus au gîte, qu'ils allaient dormir à la même couchée, je me figurai le grand chemin de la vie où chacun suivant sa bonne ou mauvaise fortune, court

à la mort, en équipage ou vêtu de haillons.
C'était pitié de voir ces familles éplorées,
hâves, souvent en guénilles quitter nos
murs avec presse, avec joie. Pauvres gens
qui croyant dérober leur tête au minotaure
du jour, se contentaient de fermer les yeux!
mais où courait donc cette foule épouvan-
tée? en quel lieu allait-elle chercher son
pain, elle qui le gagnait ici par ses labeurs
ou par l'aumône? Si par hasard ils portent
avec eux la cause ignorée du mal, ne seront-
ils pas des foyers de transmission pour les
campagnes qui leur auront donné asile et
hospitalité? La peur qui les ronge ne peut-
elle décider l'explosion fatale avant même
qu'ils aient rencontré le gîte? Enfin s'ils
rentrent parmi nous, quelle sera leur destinée, car sans nul doute, un grand nombre de fuyards sans moyens d'existence, re-
viendront au sein de leur mère nourrice.
Voilà des questions culminantes qui commençaient à nous occuper, questions toutes
neuves, ardues, et d'une haute portée. Avant
de les entreprendre, disons que le moyen
suggéré aux masses de quitter le lieu infecté,
fut autant une volition spontanée qu'un

conseil des médecins. En cela ils rendirent un vrai service à ceux qui ne voulurent point abandonner leur poste ni leurs pénates. Quand on songe que notre ville serait encore populeuse, en doublant et triplant son enceinte; quel affreux carnage la maladie eut fait dans notre fourmillière, surtout celle dont les premiers coups tombaient en Provence et dans notre cité. Ensuite réfléchissez à la profonde misère qui devait torturer ces quinze mille individus, vivant de l'industrie et du commerce journalier, lorsque les patrons du haut et du bas commerce se seraient évadés vers des lieux purs de toute épidémie. Comment rassasier tant d'affamés ? l'aurait-on pu encore par des moyens violens et exceptionnels? nous en savons quelque chose, l'épreuve faite sur une petite échelle, nous a pleinement converti à ce sujet. L'émigration a donc été une bonne chose en elle-même, et ceux qui confians dans leur étoile n'ont pas voulu quitter le pays infecté, sont réellement ceux qui y ont le moins perdu. Les foyers d'épidémie ont été amoindris par le nombre des fuyards, cela est vrai, l'expé-

rience nous a prouvé que la maison où avait
passé un cholérique, en était rarement quitte
à si bon compte, presque toujours deux cas
ont suivi sous le même toit la première apparition d'un seul. Les inébranlables ont
encore gagné à l'émigration des autres, ils
se sont acclimatés à l'*aëre cativo*, ils en ont
pris le teint, leurs fonctions organiques et
vitales se sont pliées à un rhythme nouveau,
tous ensuite ont payé un tribut au fléau et
ont résisté à ses dernières ruades. On lira
le sort des revenants, leur physionomie ra-
dieuse de santé, n'a pas été un garant de
leur bonne venue, j'en apelle au chiffre de
mortalité qui signala la fin de l'épidémie.

Cependant du premier au cinq juillet on
mourait de toutes parts, de toutes parts on
accusait des symptômes qui révélaient aux
moins timorés des atteintes plus ou moins
fortes. Malgré que chacun eut sa pensée
dans son estomac, dans son ventre, qu'il
interprétât en mauvais sens, la moindre
éructation, le plus léger borborygme, il paraissait constant qu'on n'était plus le même,
qu'il fallait se garder d'un régime trop suc-
culent, que l'estomac et les entrailles avaient
cessé leur complaisances. On mourait de

mort violente, en ville, dans les hôpitaux,
en rade, partout. Notez bien que quelque
fut la maladie dont on fut affecté, il s'y joignait tôt ou tard, la nuance, la couleur
cholérique, pour peu qu'on tardât ou qu'on
ne put pas enrayer les prodromes. Plus une
affection était chronique et mieux l'influence
y imprimait son cachet, c'est ce que nous
avons noté dans la clinique de notre hôpital, où comme on sait, les marins voyageurs des cinq parties du monde, viennent
nous apporter les maladies souvent longues
et mortelles contractées sous d'autres cieux.
Ceux-là furent comme des victimes prédes-
tinées à mourir tôt ou tard de la nouvelle
peste. Celle-ci les prenait subitement, j'oserai même dire, qu'ils la représentaient
comme par imitation de ce qu'ils voyaient
ou entendaient raconter de terrible. L'homme fixé comme une plante dans un lit d'hôpital est si impressionable! Nous finissions
en ce tems là notre visite ordinaire avant de
passer à la salle du *miserere*, soudain on
nous apellait à un lit occupé par une maladie étrangère à celle du jour, et quelle n'é-
tait pas notre sollicitude, en voyant un ma-

telot naguères intact de tout fâcheux symptôme, les avoir tous revêtu dans l'intervalle
d'une demi heure. Alors il passait à la salle
du fond ou gisaient les cholériques, pour
éviter aux voisins l'inévitable dénouement
du drame. Combien de phtisiques, de bron-
chites chroniques, de diarrhées intermina-
bles, voir même des affections légères, ont
passé et succombé sous les attaques subites
du mal ! Nous en avons tiré cette double
conclusion : en tems d'épidémie, la moindre anormalité dans les fonctions ne doit
point être considérée comme indifférente ;
en second lieu, la cause épidémique s'attaque aux organismes délabrés, aux constitutions vieillies par les excès ou les longues
douleurs. La médecine civile nous a confirmé l'opinion émise dans l'hôpital, le choléra s'est repu de vieillards, d'infirmes et de
mendiants.

Cependant l'effroi grossissait avec le nombre des victimes du jour, si parmi elles un
nom connu frappait les oreilles, on s'attris-
tait, non... On tremblait pour soi et les
siens, chaque matin une mort vous frappait
au cœur, à chaque repas c'était une nou-

velle mort, à l'instant du coucher, c'était encore une mort, toujours la mort, partout la mort. On ne pouvait se faire à l'idée qu'un homme avec qui la veille vous aviez traité d'affaires, fut le lendemain si loin de vous. Sous l'inspiration d'un air léthifère, contre lequel la force morale pouvait réagir, on ne croirait pas combien de désastres sont résultés d'une funeste nouvelle apprise inopinément. Il faut être médecin ou prêtre, pour apprécier la désorganisation morale improvisée par un cas foudroyant, chez un homme à tendances dépressives. Oui, dans tous les tems la destruction subite d'un édifice humain, vous saisit de crainte, c'est du moins ce que j'ai éprouvé à la vue d'un futur supplicié, mais lorsque cet homme qui se meurt, qui est mort, parlait et marchait il y a une heure à côté de vous, qu'on vous annonce sa fin, dites moi ce qui se passe en vous, n'est-ce pas que son cadavre passe devant vous et vous jette ces mots en passant : « *hodié mihi, hodié tibi.* » C'est cette terreur subite qui donne le mal pour peu que vous y soyez prédisposé, c'est elle qui a multiplié les victimes. Mais qui oserait l'a-

vouer ! M. Fleury me dit un matin ; « le docteur Layet a été apellé cette nuit pour voir
l'enfant de Reine , il est déjà mort et il est
tout bleu ; c'était pourtant hier un bel enfant. » Le soir il me dit encore, « M. Levi-
caire a été apellé chez Reine , je n'étais pas
chez moi et j'en suis bien aise. » Or cette
femme se mourait encore et du même mal ;
sa mère la suivit le lendemain au tombeau.

La maison du coin du port vis-à-vis la
consigne , propriété de M. Laberthonie ,
perdit ainsi du choléra et en peu de jours
sept personnes. Si vous voulez asseoir des
preuves sur l'influence des passions tristes et des localités infectées , qu'il
vous souvienne de cette jeune femme ,
vive , alerte , enjouée , que nous vo-
yions tous les jours à la consigne remplir avec tant de zèle et d'intelligence
les commissions des quarantainaires. Dans
une ville où pas un habitant n'a manqué à
ce rendez vous d'un voyageur sur mer, où
l'on rencontrait Reine tout le long du jour,
où chacun la connaissait et l'aimait, sa mort
dût surprendre et propager l'effroi. C'est
ce qui eut lieu, et bien de gens qui ce

jour-là déplorèrent sa perte, pressentirent
pour eux un sort semblable.

Le malheur de cette famille retentit dans
notre cité, on en chercha le motif et on
l'attribua au voisinage d'une rive du port,
dite la Fosse, où viennent se rendre les ordures de la ville, où elles s'entassent et
fermentent. C'est un vrai marécage, souvent vuidé et remué par les machines à vapeur, qui se remplit encore et dont les émanations aux jours caniculaires rendent parfois inhabitable cette extrémité du port.
Il est à remarquer que Toulon, ville admirable par la bonté et l'abondance de ses
eaux, soit celle où leur distribution soit la
moins logique et rationnelle. La fosse où
l'eau du béal devrait couler par torrents,
n'en reçoit pas.

Qu'elle a été l'influence de ce voisinage
sur la maison Laberthonie ? pernicieuse,
direz-vous, je l'ignore encor; dans ce cas,
pourquoi les maisons attenantes n'ont elles
pas compté un plus grand nombre de victimes ? Pourquoi celles-ci ont-elles été éparses
et sans choix réel, comme pour les autres
quartiers ? Cependant nier cette influence,

serait absurde? Un miasme quel qu'il soit
doit-être la matrice où se vivifie l'agent
immatériel de l'épidémie. Nous avons
aussi des preuves recueillies à l'hôpital.
Parmi les hommes de l'arsenal campés
jour et nuit au voisinage de la Fosse , nous
avons eu deux navires en réparation , la
Marne et le *Rhône* , ils nous ont fourni un
contingent qui au besoin servirait à merveille pour étayer le système des émanations organiques sur le développement du
fléau. L'un, la *Marne*, a eu quatorze matelots hors de service, et il est à considérer
que ce navire était mouillé à la Fosse depuis
longtems, tandis que le *Rhône*, arrivant
d'Alger et soumise aux mêmes influences
que la *Marne*, n'en a eu que quatre.

Si nous considérons chaque navire sta-
tionné sur rade, comme un petit monde
isolé des autres, nous aurons une sorte d'é-
pidémie circonscrite à étudier. Dans ce
nombre les uns ont été respectés, d'autres
au contraire, ont été affreusement envahis.
A quoi cela peut-il être attribué? le voici :
La *Ville de Marseille* et l'*Artémise* mouillés
en grande rade n'ont pas eu de cas, le *Sci-*

pion et le *Montebello* plus rapprochés de la darse en ont eu ; le premier vaisseau en compte dix-sept très-graves, à la tête desquels se trouve le capitaine de vaisseau Leblanc, mort sur son navire. Cette différence entre la grande et la petite rade n'a rien qui doive étonner, tous nos vaisseaux sont à l'unisson de l'ordre, de la discipline et de l'hygiène, le chiffre de mortalité dans les deux cas, tient à la distance du centre d'infection, et le centre est Toulon lui-même. On nous dira que la campagne a été maltraitée, je le sais, mais combien de motifs ont suscité les aggressions ? Citez-moi beaucoup de personnes reconnues sobres, tempérantes, chastes et se nourrissant d'une manière convenue, qui aient succombé ? peu, à proportion de la grande population des campagnes. Savez-vous les fauteurs de mon système, ce sont les malheureux se nourrissant de légumes et de fruits, mal logés, mal vêtus, en un mot ces campagnards, race prolétaire, vertueuse et pauvre, constitutions d'Hercule qui digèrent un pain rude au gosier et une alimentation toute herbivore. Non, la campagne eut été un lieu de refuge, et elle l'a été pour ceux qui s'y sont maintenus avec l'esprit calme et le confortable de la vie.

Le navire qui nous a fourni des malades dès le commencement de l'épidémie et en nombre proportionnellement plus grand que son équipage le comportait, c'est la *Pénélope* ; caserne flottante des inscrits, classe d'hommes d'une humeur indépendante et livrée aux excès en tout genre. Il est à remarquer que tous les bâtimens de l'état venus des pays lointains et subissant l'influence atmosphérique de Toulon, ont payé un tribut au génie du mal. La *Chimère* arrivant d'Alger, le *Furet*, charmante bicoque armée en guerre, a eu son épidémie en arrivant. Mais ce qu'il y a de plus extraordinaire en ce genre, c'est le cas fourni par la gabare la *Durance* ; elle arrive de Tarragone avec l'équipage le plus sain du monde, le chirurgien major vient prendre entrée et n'accuse rien, il rentre à bord et dans une absence d'un quart d'heure, un matelot était frappé de tous les symptômes du choléra algide. Colligez tous ces faits dans la mémoire, afin que nous soyons compris, lorsque nous étudierons notre peste dans son essence intime, dans ce qui la constitue maladie accidentelle et passagère de l'air. Qu'il vous souvienne que le matelot de la *Durance* était sain d'esprit, n'avait subi aucun contact, sinon celui de l'air cholerisé de la ville projetté à distance sur mer. N'y a-t-il pas ici identité avec ce navire du commerce opérant son aterrage aux Antilles sans symptômes de fièvre jaune, et qui s'en trouva infecté en laissant tomber l'ancre dans la baie de Saint-Pierre.

Si la période extrême, la plus élevée d'une épidémie, celle où il semble qu'elle n'ait plus qu'à décroitre, soit l'époque de son cours où l'on a noté la plus grande mortalité, la journée du treize juillet, mérite de figurer comme telle dans nos annales provençales. Le chiffre des trépassés n'a jamais été plus haut, pas un habitant qui n'ait eu pour le treize des larmes ou des regrets ; le mal fut dans toute sa force et les moindres dérangemens exagérés par la crainte, servirent le plus souvent de préludes aux symptômes les plus sinistres. Oh, ce jour-là, la peur fut contagieuse et mortelle, elle en-

fanta les scènes les plus déchirantes dans
l'intérieur des familles. Les diverses sortes
de choléra remplirent la ville de mille horreurs, d'incidens inattendus, de spectacles
sans pareils. Je me réserve pour le chapitre des scènes dramatiques, on y lira tout
ce que peut enfanter d'horrible une population méridionale aliénée au vrai sens
des choses. Jamais ce fléau n'avait paru
si fécond et si divers dans ses manifes-
tations ; oui, sa cause avait acquis le plus
haut degré d'énergie, s'il faut en juger par
les formes diverses et trop souvent mortelles que tous les quartiers de la ville étalè-
rent aux regards du corps médical. Ce jour-là
chacun individuellement éprouva quelque
chose du choc cholérique, les crampes, les
engourdissemens aux muscles des mollets,
les pincemens névralgiques dans certaines
parties du corps, des maux de tête, d'estomac, des selles diarrhéiques, des éructations fréquentes, des rapports nidoreux,
des vomituritions, des nausées, etc. Ceux
dont la santé brava l'influence, furent
en très-petit nombre, ou ne tardèrent
point à subir le contact de cet agent

inconnu. C'est de ce jour, au dire de plusieurs personnes, que date une sorte de mo-
dification individuelle dans le tempérament
ou l'idiosyncrasie de chacun ; c'était l'analogue de l'acclimatation à la constitution
atmosphérique régnante. On donne aux Antilles le nom de teint patate ou jaune, à ceux
qui acquièrent par leur séjour prolongé dans
le pays, une sorte de brevet de résistance
au mal, je fus presque tenté de considérer
notre nouvelle manière d'exister, comme
une garantie de conservation. Nous avons
tous été effectivement un peu pâles et dé-
faits, irritables surtout et j'oserai même
dire des chefs-d'œuvres de continence et
de sobriété. Rien ne convertit au bien
comme une méditation pratique sur la mort.

Mais l'épouvante des gens sans cœur et
timorés ne connut alors plus de bornes. De
ce nombre mettez les fuyards qui repoussés
des campagnes ou des villages comme pes-
tiférés, vinrent porter leur tête au choléra.
La peur extrême rendait la moindre syncope
un événement funeste, et la seule vue de
ces manufactures de bière, placées au milieu
de certaines rues qu'elles encombraient de

leurs ais mal joints et tassés en pyramides,
opéra plus d'une révolution morale sur les
esprits inertes et superstitieux. Il y eut plus
de cent soixante inhumations en projet,
comment parvint-on à les exécuter?...

Quoiqu'il en soit ce jour fut celui des
choléras asphixiques et foudroyants, on
mourait, vû que ce n'était pas une maladie
que la médecine combattait, mais la mort.
On se couchait et l'on s'éteignait avec ou
sans douleurs. J'avais hâte de voir finir cette
journée, il me semblait comme en un jour
de combat, que le feu cesserait le lendemain.

On ne savait plus à quel dieu se vouer,
ils étaient sourds et insensibles. On invo-
quait les moyens hygiéniques les plus absurdes et les plus inutiles, ces derniers du
moins avaient sur les premiers l'avantage de
rasséréner le moral. Nous citerons dans ce
nombre les tuyaux de plume renfermant du
mercure et entourés d'un sachet en drap
écarlate, qu'on suspendait au cou. Jamais
ce métal d'un usage vulgaire pour un autre
genre de peste, n'avait approché de poi-
trines plus innocentes et plus indignes de

lui. Je vous fais grâce de la théorie qu'on donnait aux enfans et aux femmes pour les engager à la foi mercurielle. Ensuite venaient les médailles de Rome, médailles anti-cholériques expérimentées à Marseille et d'une souveraine efficacité, pourvu qu'on récitat bien dévotement les paténôtres de rigueur. Les bagues de même nature eurent moins de cours, elles étaient en cuivre et ce métal si oxidable qui d'ailleurs répugne par son odeur, ne fut bien venu que de la classe inférieure. J'ai guéri des abcès et des panaris, occasionnés par leur contact devenu accidentellement tranchant. Enfin le dernier moyen qu'on employa avec une sorte de fureur, et auquel l'autorité donna une adhésion solemnelle puisqu'elle le mit en œuvre avec un zèle et une ponctualité religieuse, consista en détonations d'artillerie en rade; et en ville, dans l'entretien de grands feux à la chûte du jour. Je n'ai jamais approuvé cet usage auquel notre peuple attache une idée de joie. M. Fleury et moi qui alors parcourions les rues pour visiter des malades, n'avons cessé de dire aux gens de connaissance qui bordaient les

rues exposés à l'humidité de la nuit, de
rentrer dans leur demeure ; que le feu sym-
bole de la purification mystique , bien loin
de purger l'atmosphère , entretenait au contraire des courants d'air autour d'eux, et les
entretenait dans une fausse sécurité. Devons-nous envelopper dans la même proscription les feux entretenus à l'aide de
substances résineuses, de chanvres goudron-
nés? ces feux en plein air sont pour le
moins sans grande influence sur l'atmosphère et sur les individus, ce qu'il faudrait
constater, c'est l'action qu'exerce sur l'innervation pulmonaire, la respiration constante d'un air chargé de molécules résineuses et empyreumatiques. Si, comme je le
crois le choléra est dans l'air et si l'acte
respiratoire l'introduit jusqu'aux dernières
ramifications bronchiques, il ne serait pas
déraisonnable d'admettre le resserrement
des très-petites bronches , agissant de
concert avec un atmosphère goudronné ,
comme empêchant et neutralisant l'action
délétère d'un air miasmatisé. Mais alors ce
dégagement de molécules devrait avoir lieu
dans les appartemens , ainsi que la chose

se passe chez les étoupiers, les magasins
à goudron. Le seul exemple avéré de la
haute influence de l'air goudronné a été
reconnu dans les ateliers des sieurs Main-
tenon et Venel, près de trois cents femmes travaillant toute la journée à carder et
préparer les vieilles étoupes de la marine,
n'ont présenté qu'un seul cas de choléra.
Mais ce fait suffirait-il pour asseoir un système de prophilaxie? c'est impossible, il
faut d'autres observations et il les faut au-
thentiques. Nous y reviendrons. J'ai toujours pensé que le hasard opérerait seul
l'immense découverte d'un préservatif, et
qu'on le rencontrerait dans la série de gaz
dont on peut charger l'air que l'on respire.
Déjà l'arsenal de la marine nous a donné un
autre preuve qui nous confirme dans nos
croyances, les ouvriers occupés aux travaux
des nouveaux bassins, où se dégage incessamment le gaz hydrogène sulfuré et autres,
n'a pas fourni un seul sujet aux hôpitaux.
Y a-t-il eu ici hasard ou effet neutralisant?
attendons encor pour conclure. Jusqu'ici
nous ne fesons justice que des grands feux
imités de ce qui se passa durant la grande

peste de Moscou. Est-il nécessaire de dire que
les médecins qui les recommandèrent, n'eurent d'autre but que de favoriser les courants
d'air, les entretenir, afin de purifier les rues
basses et humides de cette Capitale, celles
où croupissent les miasmes et une sale population.

La ville de Toulon, privée des trois quarts
de ses habitans, ne connut pas à vrai dire
toutes les horreurs qu'une telle calamité pouvait enfanter, jugez du carnage, si le glaive
invisible qui nous moissonnait, eut frappé
sur des masses plus compactes, plus agglomerées? Que devinrent alors les toulonnais
réfugiés aux villes, aux campagnes, partout
où on voulut les recevoir? A marseille ils
furent les promoteurs des pensées les plus
sinistres; cette ville où les traditions de la
peste de 1720 se conservent, où les idées
de contagion se transmettent dans les familles de père en fils, on regarda de mauvais
œil tant d'émigrés à la fois, eux qui durant
leur choléra, ne virent dans la désertion
qu'un moyen extrême, dont fort peu em-
brassèrent le parti. Nous en savions quelque
chose, nous, si voisins de cette cité opulente,

lorsque dans une sécurité complette snr la marche du fléau, Marseille pouvait faire refluer vers nous le chiffre de sa population effrayée. Il n'en fut rien, d'où vient donc qu'aujourd'hui sept mille toulonnais sont dans ses murs? c'est que notre choléra bouleversait les consciences, inspirait des craintes invincibles, qu'on croyait à sa contagion, par le seul fait de la rapidité avec laquelle il tordait un homme quelque fut son âge et son rang. Mais nos malheureux compatriotes avaient respiré sous le fatal atmosphère, n'était-il pas à craindre que pris du mal, ils ne le couvassent en route et que son explosion n'eut lieu qu'en pays étranger? C'est ce qui fut et le premier cri de douleurs suspectes à Marseille, partit d'un réfugié toulonnais. Ce premier cri fut entendu, et le jour même d'autres émigrés de notre ville moururent d'accidens semblables et en peu d'heures. Pendant quelques jours il ne fut question que du choléra importé à Marseille par nos concitoyens, et qui ne moissonnait encor que les colporteurs du mal.

Cette opinion qui souriait aux non contagionistes fut adoptée, ils la propagèrent

et on les crut sur parole. On aime tant à se
tromper, lorsque toutes les prévisions vous
avertissent d'un événement funeste. Avant
le choléra, j'ai toujours vu les médecins
professant l'idée que le fléau ne viendrait
pas, compter plus de prosélytes que ceux
qui affirmaient le contraire. Enfin Marseille
fut envahie, elle le fut d'une manière
effrayante et soudaine, rien ne prému-
nissait contre cet invisible agent, les victimes tombaient et nuls secours humains ne
pouvaient arrêter l'activité dévorante du
mal. On crut alors à une cause spéciale du
choléra, plus intense que la première, et
qui rappelait à ceux qui l'avaient vu, la répétition exacte du même tableau observé dans
l'Inde. On accusait l'émigration toulonnaise
d'être l'auteur de cette importation ? sans
elle, murmurait-t-on, le choléra ne se serait
point montré dans nos murs, voyez combien de jours il a fallu pour en imprégner le pays, les émigrés mouraient et
nous qui les soignions n'avons d'abord rien
éprouvé. Assurément l'hospitalité nous a
été funeste. Voilà ce que débitait le peuple
de Marseille. Cependant, la peste décima

leur nombre, et les chemins étaient encom-
brés de piétons, à tel point que la ville peu
de jours après, parut à l'unisson de la nôtre,
elle resta déserte. Cette accusation est-elle
fondée ? Si la réponse est affirmative, la
question de la contagion ne devrait plus
tant nous occuper, elle serait résolue. Mais
qui ignore que nous sommes encore bien
loin de la solution ? qui ne sait pas tout ce
qu'on a écrit pour et contre ? Est-il permis de
prendre un parti, lorsque les raisons opposées sont également bonnes et valables ?

Quoique la contagion soit rien moins que
prouvée, Toulon fut regardé par les
communes environnantes comme le point
de départ du mal, si jamais il venait à éclater chez elles. Et cependant il n'y eut pas
un lieu habité dans le département, où quelque réfugié toulonnais ne fut allés chercher un asile. Est-ce à dire que le choléra
marchait avec eux et s'implantait dans les
diverses stations qu'ils fesaient ? non, rien
n'est capricieux et inexplicable comme sa
progression. La Valette à une lieu de Toulon subit le mal a un degré assez fort et le
village de la Garde à quelques milles et

perché sur un mamelon, ne se doute pas
d'un voisinage épidémisé. Le petit village
de la Garde avait reçu des compatriotes er-
rants et en assez bon nombre, tous les jours
de la vie ses habitans vont et viennent de
Toulon dans leur commune, ceux de la Valette en font autant, et voilà que les uns
sont moissonnés, les autres oubliés. Y a-t-il
plus de motif d'un côté que de l'autre, pour
accuser Toulon et le charger du poids de
l'iniquité contagieuse? Je le répète encore,
le mot contagion touche à ce qu'il y a de
plus trascendant en médecine, à la cause
première de tous les fléaux dépopulateurs
du globe. Notre époque si fière de son posi-
tivisme, de ses vérités de fait et de raison,
voudra-t-elle avouer son impuissance dans la
solution du problème des causes finales?

Durant le mois de juillet jusque au onze
du mois d'août, le mal continuait ses ravages, mais son acuité semblait radoucie,
quant au nombre de décès et à la nature
asphixique des symptômes; en somme, la
médecine avait moins à faire. Plein de
confiance sur les théories admises en faveur
de la diffusion du principe, chacun se flat-

tait que la diminution graduelle des cas,
tenait à ce que le fléau s'était propagé dans
tout le département, voire même avait dé-
passé le Var. Ces bulletins quotidiens de la
maladie rassurait les consciences, Il semblait qu'elle nous avait délaissé pour se
porter ailleurs; les terrifiés, ceux qu'un
honneur bien compris enchaînait à leur
poste, en déduisaient des motifs d'espérance
et renaissaient dans l'avenir. Quant aux
morts tragiques dont la rumeur publique exagerait le nombre, on trouvait toujours une excuse pour les expliquer, et puis
ensuite quant la faulx ne frappe pas les
sommités, ceux qui sont en scène, si elle
se borne à des victimes obscures, l'épouvante est moins générale et les résultats plus
circonscrits. Le peuple est ainsi fait, il
grandit ses passions violentes, dépressives, selon les hommes et les choses qui
charment ou bouleversent son imagination.
La mort d'un simple prêtre passe inapperçue, celle de l'évêque qui fut un moment
indisposé, avait déja jetté l'alarme dans
son diocèse Deux processions furent faites en esprit de pénitence, pour deman-

der à Dieu , miséricorde et pardon. Le
tems était froid et le mistral piquant;
les plus contrits , les mieux inspirés suivi-
rent pieds nuds, et tête découverte en criant
le *parce domine*. L'évêque de Fréjus venait
ensuite, suivi d'un grand nombre de fidèles.
Si jamais un ennemi dût faire brêche dans
une agglomération d'êtres humains , c'était
bien dans cette réunion pieuse et convain-
cue, il n'en fut rien, le chiffre ne haussa
point, il était au contraire en déclinaison.
Ce que peut faire l'exaltation ou le fana-
tisme tient du prodige ; durant le règne de
la peste , Belzunce en fit la plus puissante garantie de conservation et de réaction : mais
cette force ne se communique pas, celui
qui croit fermement en Dieu et qui espère
eu lui, l'homme qui a la prescience d'un
événement futur , n'est pas arrivé à
ce point par ses études et ses médita-
tions, il croit sans rien approfondir. De
deux sommités sociales du pays, l'un dou-
tait de l'avenir, l'autre a toujours cru à bonne
fin, ces deux capacités, on peut le dire, ont
plongé dans le danger sans reproche et sans
peur, le premier a trouvé la mort, le second

a survécu. Cherchez une raison à ces preuves, vous n'en trouverez point, elles sont du domaine métaphysique, ou nul argument et nul calcul ne peuvent atteindre. C'est une observation vulgaire que bien de gens ont fait durant le règne qui va finir; que de fois quittant un ami, une personne de connaissance, on a été à même de prévoir un mauvais sort, et cela par quelques paroles échappées à la victime dévouée d'avance à subir les chances du trépas. Par contraire, combien de fois avons nous dit avec le sentiment d'une conviction intime, « celui-là ne craint rien, il tuerait le diable. » Ces prédictions ont été avouées par les gens de l'art, et elles ont eu le malheur d'être fondées. On a pu se révéler son genre de mort : le capitaine Leblanc fait à quinze ans un voyage à St.-Domingue, depuis lors sa pensée fixe est, qu'il mourra du choléra. On sait l'histoire de sa fin.

Le dix juillet renouvella les horreurs du cinq, jamais la Parque n'avait mis plus de recherche dans le choix de sa victime, cette fois on peut dire qu'elle tua son homme en duel. Le premier médecin de la marine, M. Fleury, après avoir visité ses malades et ses amis, rentre chez lui vers midi, se sent frappé au cœur, se couche et s'endort dans l'éternité. En six heures le coup fut fait. Sa mort fut une surprise de l'ennemi, nul ne s'y attendait ; le peuple qui le connaissait l'avait cru invulnérable, son trépas fut presque une blessure pour tout le monde, il inocula plus avant dans la fibre l'épouvante et la peur. J'en ai connu qui sont morts de sa mort, d'autres qui ont désespéré d'eux, d'autres enfin inébranlables jusqu'alors, et que ce désastre mit en fuite le soir même. Trois jours avant M. Fleury, le commandant de la place, le colonel Bremond, l'avait précédé dans la tombe.

Le quinze juillet, le capitaine de vaisseau Leblanc expirait en rade sur le vaisseau le *Scipion* qu'il commandait. Le seize, M. Banon, homme très-connu par ses lumières en histoire naturelle, sa popularité, et pharmacien en chef de la marine, subissait le même sort. Il est à noter que quatre jours avant, et à quatre pas de sa couche, le domestique de M. Banon, séparé de son maître par une très-faible cloison, percée d'une porte aux pieds de l'alcove, périt en trois

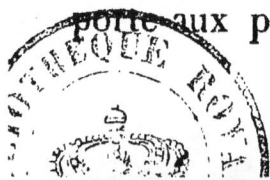

heures dans d'atroces convulsions. Alors
M. Banon, quoique alité, n'était pas gravement atteint. Cette mort violente ne
l'affecta point, quoiqu'il pût se croire dans
une sphère de contagion ; celle de M. Fleury
dont il ne fit que se douter, décida de
sa chûte. Quelques autres fins tragiques
et inattendues, surgirent comme à propos de distance à distance ; elles ali-
mentaient le découragement mortel, en
nous assurant que le terme des calamités
était encore bien loin.

D'après les rapports venus de toutes les
villes et villages du département, le même
ennemi que le nôtre sévissait dans chaque
localité, c'était ce même caractère de compli-
cation croissante, contre lequel les moyens
de l'art échouaient. Du reste comme à Toulon,
le génie épidémique provoquait des indis-
positions quelquefois graves, mais le plus
souvent niables, ayant des formes étranges et nouvelles ; les médecins qui ne re-
connaissent que des cas rares, apellaient cela
des choléra. Comme à Toulon, on a vu des
villes dévastées, des populations en fuite,
le mal acharné contre une proie et cepen-

dant à quelques milles de terrain, une inconcevable sécurité et pas un soupçon de peste.
A Lorgues, la désolation et l'épouvante furent au comble, la peur de mourir avait détruit tous les liens de famille, tous les ressorts
d'administration, on expirait sans secours,
sans consolation, c'était l'image d'un pays
barbare sans religion et sans mœurs. Un
homme dans ce tems d'égoisme se montra
bon et généreux, le Préfet du Var vint à
Lorgues, prit les rênes municipales, mit
l'ordre dans le désordre et reconstitua une
civilisation d'urgence. Tandis que Lorgues
se dépeuplait, quelques villages environ-
nants fournirent fort peu de cas, et Draguignan, le chef-lieu du département, ne
fut point atteint à proportion de son importance. Tous ces pays avaient donné une
large hospitalité à nos fugitifs, Draguignan
entr'autres, et je ne sache pas que cette
vertu leur ait couté fort cher. L'apparition
du fléau coïncidant avec l'arrivée d'un toulonnais, a beaucoup trop servi la théorie
des contagions: repoussons-là de toutes nos
forces, car si elle était généralement pro-
fessée et conçue, elle ébranlerait les liens

sociaux et patriotiques. Une ville trop pé-
nétrée du dogme de la contagion, voulait
fermer ses murs à tout émigré suspect, à
toute provenance reputée contagieuse. Vous
comprenez qu'une cité ne peut s'isoler de
l'association départementale, qu'elle ne le
pourrait que par la force, ainsi que cela s'est
vu dans les siècles de féodalité. Eh bien,
une cité eût un instant la fantaisie de recourir à cette extrême raison, elle y renonça
franchement lorsque l'autorité l'eût prévenue
de son incompétence. Ce que projettait dans
sa faiblesse une ville de deuxième ordre,
serait-il un enseignement pour l'avenir ? Si
jamais les populations infatuées d'une
énigme que cherchent à résoudre les savants, la croyaient résolue et venaient à se
lever en masse contre une ville voisine
parce qu'elle serait epidémisée, je vous le demande, ne vaudrait-il pas mieux être turc
et fataliste, que citoyen civilisé de l'univers?

La ville d'Antibes, frontière de la France
sur le Var eut son choléra, il fut reçu sans
émotion et sans crainte, une population
sobre, laborieuse et brave, lui opposa le
stoicisme de l'indifférence. Peu de bour-

geois émigrèrent. Ce peuple qu'on ne connaît pas bien sous le rapport politique et moral, mérite plus qu'une frêle colonne en pierre, érigée en son honneur par Louis XVIII. Voici son histoire en trois lignes : ni échaffauds, ni vengeances durant le règne de la terreur; elle ferma ses portes et combattit sur ses remparts les autrichiens de 1814 qui voulaient y pénétrer, elle s'inclina avec respect devant le drapeau de Napoléon débarqué à Cannes, sans vouloir le reconnaître; le choléra de 1835 la trouvée sans peur et sublime de résignation.

L'épidémie poursuivait dans la province une sorte de cours sinueux, elle n'avait rien de régulier, ni de fixe, elle envahissait un endroit, en respectait un autre, gardait des coups acérés pour les uns, effleurait à peine les autres. C'est à Toulon seulement qu'elle déploya une régularité parfaite dans ses divers développemens. Il faut dire aussi qu'elle épuisait sur cette ville une grande part de son explosion, car par le fait, les pays circonvoisins n'avaient essuyé que des éclats. On objectera la différence de population ? ce n'est pas une réponse , Toulon comptait à peine douze ou quinze mille ames au moment où la maladie avait acquis le summum d'intensité , elle était sous ce rapport au même niveau que tant d'autres villes du département. La vraie cause de l'extraordinaire mortalité , ne serait-elle pas qu'elle a supporté les premiers coups de foudre ? Que l'agent immatériel avait trouvé dans ses. murs, de quoi procréer et alimenter son foyer d'irradiation ?

Ainsi qu'on peut s'en assurer en parcourant notre tableau des cas et des décès journaliers , tableau composé d'après les registres de la mairie, on peut s'assurer , dis-je , que dans bien peu de pays le choléra a suivi une marche plus régulière , plus mathématique. Observez en effet qu'à partir du trente juin, jour où l'épidémie a paru consolidée , elle a cédé tous les trois jours en interrompant sa marche ascendante : que le quatrième jour , elle augmentait en nombre en renchérissant sur le plus fort chiffre primitif, pour décliner encore et dans une proportion fondée sur le chiffre de son deuxième stade; que cette marche a continué jusque au onze du même mois, jour de la plus forte acuité du choléra

et où l'augmentation a cessé d'être en rapport croissant et décroissant.

Observez encore qu'à partir du quatre et du vingt juillet, période de tems
qui circonscrit celle d'intensité cholérique et comprise dans les chiffres de mortalité trente-sept et quarante-un, la crois-
sance et la décroissance considérées sous
un point de vue général, se sont opérées en huit jours complets. Depuis ce
moment, le cours de l'épidémie a été interverti de sa marche régulière, et ses tendances à une extinction prochaine ont décon-
certé nos calculs. A quoi l'attribuer ? Pourquoi dans sa marche finale, le choléra n'a-t-il
plus donné que des coups saccadés, des
bonds inégaux ? Pourquoi les promesses
d'un jour, ont-elles été faussées par le chiffre du lendemain ? Il y a ici deux hypothèses
à admettre et à discuter. La première, c'est
la rentrée subite des émigrés, qui subitement a plus que doublé la population restée
en ville. La maladie a retrouvé un aliment
nouveau dans ces organismes qui n'avaient
point subi l'acclimatation, et il eut d'autant plus de facilité à les surprendre, que la
plupart n'étaient revenus qu'avec méfiance

et un extrême découragement. Ce qu'il y a
de singulier, c'est le nombre de décès qui
eut lieu dans cette classe, les rentrants char-
gèrent presque seuls le rapport quotidien
des cas et des morts, à tel point que durant
le mois d'août, ils firent les frais des sacrifices que le destin réclamait encore. Il était
si bien arrêté qu'un d'entr'eux qui se couchait à la suite d'une colique ne se relevait
plus, que ceux dont on compte la cure
après avoir eu le mal d'une certaine force,
sont en bien petit nombre. Le médecin en
les voyant pour la première fois reconnaissait un choléra, mais un choléra compliqué
de torture morale, on lisait sur leurs
visages, les pensées sinistres qui les
avaient longtems agités. On cherchait à provoquer une réaction, et lorsqu'on se croyait
au moment de l'obtenir, une congestion
cérébrale, un collapsus subit terminait l'a-
gonie, en général plus longue pour ces derniers que pour nos premiers malades.
Au dire de plusieurs collègues, ils prolon-
gèrent l'épidémie, en intervertissant la
succession de ses phases si bien décou-
pées. Sans leur rentrée en masse, nous

avions la perspective d'une extinction prochaine et complette. Ils furent comme un
combustible nouveau à un feu qui s'éteint
et ils le rallumèrent. Leur maladie et leur
mort présentent de nombreuses différences
avec les autres, parcourez nos observations
et vous reconnaîtrez que si la réaction fut
si souvent impossible, malgré les chances
que la fin de l'épidémie semblait donner,
la cause réside en entier dans cette longue
et douloureuse pensée que le mal les attein-
drait et qu'ils devaient y succomber. Est-il
rien qui use la vie, l'innervation, la résistance aux maladies, comme le développement des passions tristes ; Lafontaine l'a dit
en parlant du lièvre en son gîte. « La crainte
le ronge. »

Nous avons promis deux opinions pour
expliquer l'irrégularité de la période d'extinction, celle que nous venons de discuter
n'est pas sans une valeur positive, et quiconque voudra l'apprécier doit nous suivre dans
nos conclusions. En effet, si nous représen-
tons l'origine, l'ascension, la déclinaison et
la fin de la maladie par une courbe analogue à
celle que parcourt un projectile, n'est-il pas

vrai qu'il l'aurait tracée plus grande, s'il
avait proportionné sa force à celle de la population ordinaire, qu'en un mot les victimes eussent été en bien plus grand nombre,
s'il n'y eut pas eu migration et isolement.
La rentrée des habitans a interverti la loi
générale, et l'extinction du mal n'a point
suivi la règle ordinaire qu'il avait suivie ailleurs. Au lieu de s'éteindre, de mourir de
sa première chûte. il a ricoché, et ses bonds
irréguliers ont frappé les rentrants, les
moins prémunis, et quelques uns de ceux
qui déjà prédisposés à ses atteintes, n'ont
pu résister aux nouveaux foyers d'épidémie
qui s'élevaient autour d'eux. De sorte qu'on
peut considérer comme infiniment probable,
que si le choléra nous eut visité dans l'abondance de notre population, ses désastres
eussent été bien plus affreux qu'ils ne le fû-
rent par la diminution du nombre. D'un autre côté, cette circonstance expliquerait-elle
cette terminaison incertaine, ces éclairs
si rapides après une obscurité apparente,
et faut-il dire le mot qui résume la seconde
hypothèse, cette espèce de recrudescence
observée partout où le fléau a passé ?

Avons-nous eu une recrudescence ? je ne le
pense pas, on ne peut apeller de ce
nom ce que nous avons observé. Si nul habitant ne fut sorti de la ville, la mortalité
eût été considérable, dépopulatrice, mais
le mal conservant la marche régulière
qu'il a suivi, fut mort d'extinction
graduelle. Je - me fonde sur l'exactitude
des termes de son existence, qui n'a cessé
d'être normale qu'à la fin. Alors une recrudescence eut été probable, elle ne l'a plus
été ou bien elle s'est épuisée à distance et
en tems inégaux, de sorte que celle-ci
s'est moins manifestée par une exaspération
inattendue, que par une sorte de prolongation de vie.

Ainsi donc, je crois que les pays où les
choses se passent comme à Toulon, sont à
l'abri d'une recrudescence, suivant l'accep-
tion qu'on attache à ce mot devenu vulgaire
depuis l'événement. La mortalité la plus
grande que ces coups de queue du choléra
expirant aient donné, a eu lieu dans les
journées du treize au quatorze du mois
d'août, le chiffre s'éleva jusqu'à seize décès,
en deça et en delà duquel rien de sembla-

ble ne fut noté. Le seize, il y eut onze victimes, et depuis, le nombre s'est toujours et intégralement amoindri. Du reste, cette diminution a coincidé avec celle des pays circonvoisins, voire même de la colossale Marseille. Combien de garanties pour nos prévisions! saluerons-nous enfin le dernier jour! Le choléra dans ses derniers momens a frappé encore quelques têtes puissantes, pleines d'avenir, M. Maillard de Liscourt, major de la marine, M. Bérard, commissaire-général de l'administration, j'étais l'ami du premier. Ainsi dans notre martyrologe, trois corps de la marine sont représentés par trois sommités, MM. Fleury, Maillard et Bérard. Que cette page soit un monument à leur mémoire !...

Je crois avoir esquissé d'une manière large et vraie, les principaux faits dont le sol de Provence fut le théâtre, les déductions que l'on pourra en tirer ailleurs, touchant la nature épidémique ou infectieuse du choléra seraient incomplettes, si nous ne mettions face à face avec nos vicissitudes d'ici bas, notre ciel et ses transitions mé-

téorologiques. Nous ne leur concédons pas l'importance que certains esprits leur ont reconnu, mais il faut sacrifier à l'usage qui le veut ainsi. Nous avons eu trop souvent un ciel pareil sans épidémie mortelle, pour qu'il soit raisonnable d'admettre qu'on a eu le choléra, parce que l'atmosphère était brumeuse et sillonnée d'éclairs. Cependant qu'on n'interprête pas à mal nos paroles, tout ce que nous allons dire est conçu avec le desir sincère de faire germer la vérité, d'agrandir le champ où chacun de nous est apellé à la reconnaître.

Du vingt au trente juin, le baromètre se maintint élevé, fixe au beau; nous étions réellement en Provence; une seule exception à ce calme parfait eut lieu dans la nuit du vingt-un. Les brises légères du sud ouest n'avaient point altéré la limpidité et la transparence de l'air, lorsque vers les neuf heures du soir, le ciel devint nuageux et le tonnerre gronda longtems. Le lendemain le calme régnait; vers midi seulement il y eut encore quelques brouillards, ils se dissipèrent. Le vingt-quatre à neuf heures du matin, il y eut de la brume jusqu'à midi. Le tems redevint couvert le vingt-cinq à trois heures du soir, cette brume disparut vers la nuit. A part ces incidents, observables en toute saison, il fit constamment beau. Les vents furent variables du vingt au vingt-quatre, entre le sud-ouest faible, le sud et l'ouest ; alors ceux du nord-ouest prirent avec intensité et régnèrent jusqu'au vingt-neuf, où ils faiblirent pour être remplacés durant le trente juin, par des brises du sud-est passant à l'ouest.

Le thermomètre centigrade marqua une température plus élevée avec les vents qui soufflent de l'est ; il s'éleva à 25 D. tandis qu'avec ceux du nord, il resta fixe à 22,5 D. Ainsi les vents humides ont traversé l'atmosphère sans la rembrunir, ni la charger de nuages, la chaleur a été convenable pour la saison et cependant le choléra prenait domicile avec nous. Quelques jours encor et tandis que l'invasion grandissait, l'impétueux vent du nord-ouest, celui que j'appelais avec orgueil durant le premier désastre de Marseille, le vent hygiénique, dépurateur, que sais-je, de notre circonscription territoriale, ce vent, dis-je, balayait notre ciel et devait en

disperser les atomes homicides. Maintenant
tirez des conclusions, et avouez que la cause
du choléra si elle est répandue dans l'espace , méconnait l'empire d'un vent qui dé-
racine les plus grands arbres , dévaste,
ravage et applanit les monts qui ceignent le
nord de la ville. Est-ce la nuit orageuse du
vingt-un qui alluma l'incendie ? mais les
premiers coups n'étaient-ils pas lancés. Direz-
vous que dans le courant de juin , et avant
toute présomption , de fortes averses , des
pluies torrentueuses , avaient détrempé l'ar-
gile de notre sol , et chargé d'humidité
notre ciel si sec et si chaud ? Y a-t-il là
un présage , un avant coureur de l'épidémie?
non ; il y aurait versatilité à s'humilier devant
une cause qui s'est renouvellée cent fois,
et dont les influences sur les organismes , reproduisent toujours les mêmes
maladies.

Le mois de juillet fut à la fois d'une
couleur et d'une harmonie lugubre. Le
ciel des troubadours et des poètes sympa-
thisa si bien avec les horreurs de la peste
nouvelle, qu'on pût le croire de moitié avec
elle pour nous exterminer.

Les transitions les plus opposées de

température , de sécheresse et d'humidité se
succédèrent durant ces trop longs trente-un
jours. Nous éprouvâmes toutes les saisons ,
tous les climats, il y eut de la zône torride
et de l'hiver le plus rigoureux , aux orages
et aux tempêtes succédaient les cieux les plus
rians de l'Italie. Je conserve dans ma mémoire comme présage d'un choléra plus
subit et plus mortel, ces brumes , ces profondes et atravirescentes brumes, qui mon-
taient de l'horizon comme un épais rideau
jusqu'au soleil, sans oser attaquer son limbe.
Vous les avez vu comme nous ces nuages
aux flancs noirs , mais les médecins en ont
rencontré les reflets pendant la nuit , alors
les cholériques étaient plus nombreux , les
cas plus souvent mortels. Les hommes de l'art
avaient les premiers fait la remarque de cette
coincidence, et certes ils devaient être les premiers à s'en appercevoir, car pour ces nuits là,
leur porte ne reposait guères sur ses gonds.
Est-ce aux rigueurs du mois de juillet, qu'on
doit rattacher la circonstance du départ subit
des oiseaux qui gazouillaient par milliers
sur les arbres de haute futaie, dont les
troncs séculaires bordent les allées du champ-

de-bataille ? Pourquoi pas , n'y a-t-il aucune
raison ? l'oiseau dont le corps est comme
une éponge remplie d'air , n'aurait-il pas
la faculté de le goûter, de le juger bon ou
mauvais ? Combien d'oiseaux captifs dans la
cage ne sont-ils pas morts ? Quoiqu'il en
soit , leur départ fut noté comme de mauvais augure , peut-être y eut-il de l'exagération. Il me souvient qu'on alla jusqu'à se
rappeler d'une orfraie dont le cri plain-
tif vint nous attrister sur cette même
place, alors que le génie du mal dormait
encore dans les abîmes du destin. De
tems immémorial jamais l'orfraie n'avait
paru en ville.

Ce mois sur lequel toutes les horreurs météorologiques s'étaient amoncelées, dont les
contrastes avec les juillets des autres années
furent si piquants , s'il eut précédé le vingt
juin , eut fourni un beau thême à ceux
qui cherchent dans le ciel les avertissemens
de la terre. Il n'en fut rien, mais une conclusion à laquelle on doit se rendre, c'est
qu'une fois le mal inoculé, ce mois servit
merveilleusement sa fureur , et prolongea
sa durée.

Le tableau météorologique consigné dans
l'ouvrage, est d'une exactitude parfaite, un
coup-d'œil suffira pour se faire une idée
d'un ciel exceptionnel en Provence.

Le mois d'août fut bien différent ; oh ici
les teintes lurides sont appalies, on ne reconnaît plus le même maître ni le même tableau, plus d'une fois on se sentit renaître
à l'espérance, aux joies, à la poésie, et si la
mort de nos concitoyens quoique moins
pressée à nous attrister, ne nous eut point
averti de la présence d'un hôte importun, on
se serait cru plus vieux d'une année. Toutefois
les mêmes scènes atmosphériques se repré-
sentèrent encore de distance à distance,
nous eûmes des orages subits, des réminis-
cences de juillet, en un mot il était
visible que nous n'assistions point au dernier banquet de la mort.

Avant de terminer ce chapitre que les développemens du sujet ont rendu trop long,
il est rationnel de placer ici les conséquences individuelles de l'influence cholérique ressentie par chacun. Nous l'avons
déjà dit, cette constitution accidentelle de
l'air, sorte de maladie du milieu qui nous

entoure n'a épargné personne ; nous avons
tous respiré pour vivre , ce *quid ignotum*
dont l'action trop énergiquement sentie,
a paru modifier le fluide vital aussi mystérieux dans son essence que dans ses attributs. Oui, nous avons tous bu à la même
coupe , et si les conviés n'ont point péri ensemble , c'est qu'il en est de ces poisons
épidémiques , comme des passions , une
ferme volonté et les forces organiques et
vitales peuvent souvent les neutraliser.

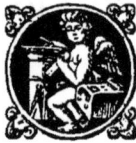

1ʳᵉ OBSERVATION.

INFLUENCE CHOLÉRIQUE RESSENTIE PAR LE SYSTÈME
NERVEUX CÉRÉBRO RACHIDIEN.

NI VOMISSEMENS, NI SELLES.

M. *** livré depuis quelques jours à une
affection morale, dont le distrait à peine
l'idée de peste dans Toulon, est obligé
un matin de sortir de chez lui pour se rendre dans une maison. Il transpirait un peu.
A peine a-t-il fait quelques pas dans la rue,
il éprouve un serrement douloureux à la
tête, suivi de pesanteur considérable. En
même tems, ses mollets sont traversés de
pointes douloureuses, qui cèdent instanta-
nément aux efforts de la marche et sont
remplacées par un engourdissement des
muscles jumeaux. Plus tard spasmes pas-
sagers des muscles des lombes et de la
poitrine, vers la nuit, oppression. Une violente hémorrhagie nasale soulage le malade, les pesanteurs et contractions des
muscles, cèdent à des frictions avec l'eau

de cologne pour raparaître le lendemain. Durant le règne du choléra, ces symptômes ont reparu plusieurs fois, alors il s'y joignait une susceptibilité morale extrême, une grande diminution des urines, des sueurs nocturnes, une constipation invincible. M. *** a soigné des cholériques et n'a dû, dit-il, sa conservation, qu'aux fatigues extrêmes auxquelles il s'est livré pour porter ses soins ou ses consolations. Ce qui a mieux fait encor, c'est son caractère ferme et inaccessible à la crainte.

2me OBSERVATION.

INFLUENCE CHOLÉRIQUE RESSENTIE PAR LE SYSTÈME NERVEUX ET SE CONFONDANT AVEC DES ACCÈS DE FIÈVRE. NI VOMISSEMENS, NI SELLES.

Madame B.... me fait appeler un matin et accuse les symptômes suivants : hémicranie, engourdissement des membres, crampes alternatives aux deux pieds et aux deux mollets. Boule douloureuse qui monte de l'hypogastre à l'estomac, s'y fixe et donne le sentiment d'une douleur profonde accompagnée d'oppression. Sueurs nocturnes, diminution des urines, inquiétudes dans les membres pendant la nuit. Peur incessante du choléra. Trois accès de fièvre tierce, terminent sa maladie.

5me OBSERVATION.

INFLUENCE CHOLÉRIQUE, RÉVEILLANT LES ACCÈS D'UNE FIÈVRE INTERMITENTE GUÉRIE DEPUIS TROIS ANS, AINSI QUE LES DOULEURS DE GOUTTE. NI VOMISSEMENS, NI SELLES.

———

M. R.... ex-officier de la marine, jouissant d'une bonne santé, devient triste et impressionable à l'occasion du choléra, qui dit-il, le travaille sans cesse. Au milieu d'une promenade qu'il fait pour se distraire, il se sent la tête et les mouvemens si légers, que ses pieds effleurent à peine le sol. En rentrant en ville, il rencontre un convoi funè-

bre d'une personne de connaissance , et
aussitôt il ressent dix à douze contractions
dans les muscles du mollet, il les compare
à des coups de canifs portés coups sur coups.
Il frictionne les parties avec l'eau de cologne
et en est quitte pour le moment. Dans la
nuit il ressent une légère douleur à l'orteil
droit, suivi d'un léger gonflement. Le lendemain il s'alite une partie de la journée et
le soir en rentrant au lit , il éprouve un accès de fièvre intermittente. Je le vis ensuite,
l'accès avait cessé , mais sa voix était cassée
et les urines coulaient peu et d'une couleur
très-foncée ; en même tems il se plaint d'un
engourdissement douloureux à la plante
des pieds et aux mollets. Je lui fis une prescription calmante , mais au deuxième accès,
j'ordonnai des pilules composées avec l'asa-
fetida, la sulfate de quinine, l'opium. Aidé
d'un régime sévère , il guérit en conservant durant toute l'épidémie et par intervalles , les phénomènes spasmodiques par
lesquels son mal avait débuté.

4ᵐᵉ OBSERVATION.

INFLUENCE CHOLÉRIQUE, DÉTERMINÉE PAR LA

CRAINTE DU CHOLÉRA.

NI VOMISSEMENS , NI SELLES.

Mademoiselle M.... s'éveilla un matin avec un serrement douloureux de la base de la poitrine qu'elle comparait à une ceinture de fer. En même tems, soubresauts des tendons, inappétence, bouche pâteuse sans signe d'embarras gastrique, peu de soif, peu d'urines, crampes fréquentes aux mollets. Mademoiselle M.... se persuade avoir le choléra, elle apelle son médecin. Il ne vient pas, un jour se passe et pendant la nuit une transpiration abondante se déclare. Ses terreurs vont croissant, et dès le point du jour, sa mère vient me chercher. En montant l'escalier de la malade, je rencontre le confesseur qui en descendait et par un signe de croix m'annonce sa fin prochaine. Mademoiselle M.... n'avait plus alors, ni serremens douloureux, ni crampes, son pouls

était mou, régulier, la peau moite. Je l'interroge avec soin et je crois saisir le sentiment enraciné de la terreur du mal. J'annonce que Mademoiselle n'a rien, sinon une
épine dans la tête, qu'on ne parviendra à
l'arracher qu'en lui persuadant la vérité de
ma sentence. On se borne à des soins connus de tout le monde : tilleul, pédiluves
sinapisés. Le soir je la trouve plus rassurée.
Le lendemain elle rit de ses craintes avec
moi et consent à prendre un bouillon. Il
passe. A son dîner, un potage est digéré.
Elle dort.Trois jours après, convalescence.

5ᵐᵉ OBSERVATION.

INFLUENCE CHOLÉRIQUE INTENSE. NI VOMISSEMENS,
NI SELLES.

M. B.... capitaine de vaisseau, se sent
pris tout d'un coup dans un cercle douloureux qui lui barre la base de la poitrine;
en même tems inappétence, langue grasse,
soif intense, lassitudes, urines rares et hau-

tes en couleur, crampes aux mollets, mouvemens spasmodiques aux jambes, aux
avant-bras. Vers le soir M. B..., éprouve une
sueur abondante, visqueuse et froide ; ses
doigts se prenent comme s'ils étaient in-
visqués d'un sirop. Le lendemain, calme
parfait, tout en conservant une faiblesse dans
les mouvemens musculaires. Il est à noter
que M. B.... avait subi en vingt-quatre heures un amaigrissement sensible. Douze jours
après, ce sujet fut pris d'un choléra sec, à
la suite d'une vive émotion de l'âme.

6ᵐᵉ OBSERVATION.

CHOLÉROPHOBIE INSTANTANÉE. TOUS LES SYMPTOMES
AUSSITOT ACCUSÉS QUE DISPARUS.

M. *** d'une imagination que les anglais
apellent excentrique, d'un esprit orné, bon
ami, se trouvait à l'hôpital pour y être traité
d'une affection gastrique. Le choléra sévissait en ville avec fureur le cinq juillet. M. ***
nourrissait en lui des craintes, qui éclatè-

rent une heure après la mort du commandant
Signoret. Je venais de le quitter, lorsqu'on
m'appelle auprès de lui. Je le retrouve l'œil
hagard, la face pâle, l'œil rentré, des nausées, la main sur l'estomac, il fait un signe
vers le vase de nuit. Je lui prends le pouls,
il battait fort, la peau était chaude. Je le
rassure par un éclat de rire et je réponds
par une plaisanterie, à ce mot qu'il prononce
d'un ton désespéré « je suis pris. » Enfin il
sort comme d'un accès de léthargie, raisonne sainement et n'éprouve plus rien. Le
seul remède que je lui prescris, c'est sa sortie
immédiate de l'hôpital, une chaise de poste
et un départ subit. Il n'a plus rien éprouvé.

Ces observations sont destinées à fonder
une sorte de cadre dans lequel prendraient
place les anomalies diverses du système
nerveux en tems d'épidémie, et que nous
désignerons influences cholériques individuelles. Ici la meilleure médecine à faire,
est une sorte de magnétisme moral qu'on
exerce sur l'imagination endolorie du sujet.
Des moyens hygiéniques simples, de bonnes
et rassurantes paroles. Eh ne croyez pas que
ce conseil soit un hors-d'œuvre dans mon

livre, qui sait combien des choléra mortels,
ont succédé à des influences épidémiques
qu'on aurait peut-être guéri avec des mots.
Durant nos calamités publiques, les médecins terroristes qui prédisent la mort,
ou des cures rares et miraculeuses, devraient
s'abstenir comme des jurés prévenus contre
un accusé. Il doit exister dans une rue du
quartier Saint-Jean, un calfat qui malade
du choléra depuis trois jours, était encore
en vie lorsqu'il fut apporté en civière à l'hôpital. On avait épuisé sur lui tout l'arsenal
des moyens vantés contre les cas les plus
violens; on l'amenait à M. Fleury en désespoir de cause. La note du médecin le dési-
gnait *in extremis*. On observe l'agonisant,
on ne reconnaît rien, on le croit épouvanté.
Des moyens simples et des paroles encou-
rageantes répétées le remirent en cinq jours.
Chez le sujet en question, je crois que nous
avons vu la maladie, dans une influence
cholérique intense et rien de plus.

Nous aurions pu relater un grand nombre de ces anomalies nerveuses, contagieuses au moral, car rien ne les propage mieux
que ces conversations affligeantes où chacun

raconte sa part de mélodrame. Il est prudent de les éviter, lorsque par état on peut
fermer ses oreilles à ces trompettes de malheur. Un capitaine de vaisseau ayant une
mère âgée de quatre-vingt-douze ans, ordonne à sa gouvernante de ne rien changer
au régime de la bonne femme et de ne jamais prononcer devant elle le mot du jour.
Cette vieille mère vit encore et ne s'est jamais doutée du voisinage d'un volcan.

Les influences ont agi 1° sur le système
nerveux cérébral, c'est ce que nous avons
prouvé. 2° Sur l'innervation du trisplanchnique, et plus encor sur le tube digestif.
Des observations détaillées à cet égard ne
serviraient à rien, quiconque a vécu sous
l'influence épidémique en a ressenti quelque
chose. Un peu de diarrhée, des selles noires, après avoir soigné des malades, ou
avoir vécu loin d'eux ; quelques tranchées
parfois atroces et passagères, des digestions
difficiles, opiniâtres, accompagnées ou non
de crampes et de phénomènes spasmodiques ont été si communs, tant de gens l'ont
éprouvé, qu'il était devenu vulgaire de
s'en plaindre. On leur opposait le régime,

les demi lavemens amylacés et mieux encor
l'exercice , la distraction , la résistance morale. En somme, la cholérophobie a provo-
qué bien des dérangemens du ventre, et s'il
était vrai, ainsi que l'a dit le docteur Broussais , que le mordechi indien commençât
toujours par la diarrhée , nous aurions tous
passé par l'épreuve du mal. Telle n'est point
notre pensée. Nous avons tenu des notes
exactes sur les phénomènes anomaliques de
l'état ordinaire , et nous avons consigné quelque part des faits curieux qui prouvent l'influence inévitable de la cause, sur plusieurs
milliers d'individus. Le système nerveux,
la sensibilité individuelle , l'idiosyncrasie ,
les maladies propres à un grand nombre de
sujets , subissent alors des mutations consi-
dérables, on ne vit plus de la même manière. J'ai vu des hommes devenir hystéri-
ques à la façon des femmes, accuser les mêmes symptômes, jusqu'à la boule imaginaire
qui obture le gosier. La prédominance nerveuse a fait taire ou perverti la nature des
hémorrhagies périodiques ; l'hémorrhoidaire
a cessé de l'être, mais il a eu des épistaxis
violents ; la femme sanguine est devenue

d'une sus ceptibilité nerveuse exquise , et
elle a moins perdu par les menstrues. Combien d'individus ont senti des douleurs névralgiques sur divers points de leur individu, où jamais rien de pareil ne s'était dé-
claré. J'apelle cela des anomalies ou des
concentrations de fluide vital , une sorte de
refoulement de l'agent impondéré dont les
nerfs sont les conducteurs , comme les artères le sont du sang. Un sentiment d'oppression , de poids derrière le sternum a été fort
commun. Un phénomène assez rare et que
nous avons vu se répéter chez quelques sujets venus de dehors, était un sentiment de
fraicheur sur une surface plus ou moins
étendue des membres inférieurs ; ils le com-
paraient à une flanelle trempée dans l'eau à
la glace , et qu'une main invisible arrosait
incessamment.

Toutes ces singularités n'étaient point la
maladie, mais qui oserait nier qu'elles n'y
prédisposassent de droit et de fait. L'influence du caractère médical retrempant
une ame pusillanime , a renouvellé le tems
des miracles.

Un soldat d'artillerie de la marine , d'un

caractère incertain , souvent nostalgique,
guéri d'une fièvre quarte depuis deux
mois, est saisi de monomanie cholérique.
A son dire il doit en mourir. Ceux qui l'ont
vu à la salle de l'hôpital de la marine, at-
testeront qu'à l'interrogatoire , il en accusait tous les symptômes. Le premier médecin
seul les niait et annonça aux élèves la plus
rare des cholérophobies. Ce malade mit
M. Fleury fort à l'aise , il refusa net toute
espèce de remèdes et ne voulut que de
l'eau. L'instinct le guidait sùrement, car à
notre invitation pressante ayant avalé quelques gorgées d'une potion antispasmodique,
il la rejetta et les vomissemens qui s'en sui-
virent ne furent calmés que par l'eau froide,
dont il but un litre à l'insu de tout le
monde. Voici les symptômes notés à son
lit. Facies mélancolique, yeux caves, paupières cerclées de bleu , lèvres violettes , voix
cassée, douleurs au scrobicule, à l'ombilic,
crampes et inquiétudes dans les membres ,
suppression d'urines, ni selles, ni vomissemens, tant qu'il se bornait à l'usage de
l'eau. Cet artilleur était-il cholérique ?
Ignore-t-on que la conviction d'un mal,

engendre quelques uns des symptômes qui le caractérisent ? Quoiqu'il en soit, cet homme a guéri, il est parti avec un congé de convalescence et il n'a dû à l'art autre chose, sinon des paroles bienveillantes et d'encouragement.

Maintenant nous sommes parvenus à l'histoire graphique des choléras vrais, de ceux où l'existence des sujets est compromise, ou l'art aidé de la nature quand elle répond à sa voix, peut quelquefois opérer des prodiges.

Tous les auteurs qui ont admis des divisions, ont confirmé celle de choléra algide ou sans réaction, et celle de choléra inflammatoire ou avec réaction évidente. Cette distinction lumineuse et saisissable sans trop d'examen par un élève de première année, présente le grand inconvénient de trop limiter la puissance thérapeutique de l'art. Elle rapelle les beaux jours du broussaisme, ou l'on se croyait médecin avec une foi aveugle à la diète, à la gomme et aux sangsues. Le choléra ne serait-il point un terme complexe, un mot qui formulat plusieurs maladies dérivant de l'action d'un même prin-

cipe générateur? Cette idée n'est point nouvelle, les médecins du nord de l'Europe
qui les premiers observèrent ce mal, recon-
nurent que si le refroidissement du corps
pouvait établir une distinction vraie, il ne
serait point logique d'arrêter un seul mode
de traitement sur un symptôme aussi général. Alors ils s'attachèrent à décrire et à observer les formes particulières de la maladie.
Nous les avons imité.

1ʳᵉ OBSERVATION.

CHOLÉRA SPASMODIQUE. SYMPTOMES PRINCIPAUX
DÉRIVANT D'UN ÉTAT PATHOLOGIQUE DES NERFS
DE LA MOELLE. CONTRACTIONS SPASMODIQUES
DES MUSCLES DES MEMBRES INFÉRIEURS, DE
CEUX DE L'ABDOMEN ET DE LA POITRINE. MORT
APRÈS SIX HEURES D'INVASION. — PREMIÈRE
FORME CHOLÉRIQUE. (CHOLÉRA FULGURALIS.)

———

M. *** capitaine-trésorier d'un régiment
en garnison à Toulon, réclame mes soins à

sept heures du soir. — Une heure d'invasion. Vomissemens, diarrhée, douleurs du bas ventre irradiant du centre épigastrique. Froid glacial de tout le corps. Ardeur interne. Sueur glutinante, peau de grenouille. Oppression et angoisses. Crampes, spasmes des membres inférieurs, gagnant les muscles du tronc, de la poitrine; matières vomies blanches et très-liquides. Même nature des selles. Pas d'urine. Voix cassée ou cholérique. *(vox cholerica, vel clamitatio rauca)* Pas de pouls radial, oscillation lente du cœur, perte de tonicité de la peau, elle est flasque et conserve le pli qu'on lui a fait en la pinçant. A neuf heures du soir, mêmes symptômes. Spasmes toniques des muscles des membres inférieurs, très-prononcés sur ceux de la poitrine, ecchimose des pieds s'arrêtant aux malléoles. Le reste du corps se macule d'une couleur de plomb. Sanglots (contractions du diaphragme) inintelligence lucide. Respiration courte, air expiré froid.

A onze heures, même état. Spasmes cloniques des muscles du bas ventre, de la poitrine, des avant bras, des mains et des

lèvres. — Mort dans la nuit. Long-tems
après, frémissement des muscles, contorsions des doigts.

Voila un de ces exemples qui nous désen-
chanteraient de la puissance de l'art, si le
fléau du jour s'était constamment montré
sous des couleurs aussi lugubres. Les dix
premiers sujets qui vinrent à l'hôpital dès
l'aurore de l'épidémie, furent à peu de chose
près, une répétition séméiologique du cas
que nous avons puisé dans notre pratique
civile. C'était en présence de ces agonisants,
de ces hommes forts au matin et voués au
tombeau pour la nuit qui devait suivre, que
le grand médecin fier de cinquante ans de
pratique, humiliait sa vanité, fléchissait sa
puissante tête, et marquait sa place au banc
des élèves : « que faire contre un mal qui
commence par tuer. » C'était là son éter-
nelle plainte. Suivant son dire, la thérapeutique bâtit sur le sable, en élevant des prétentions contre cette espèce de choléra. En
ville, le nombre de ces foudroyés fut si
grand, nos esprits en furent si épouvantés,
que nous croyons encore à un choléra spé-

cial, différend des autres, dont une mort promptement libératrice est la seule espérance du victimé. M. Reynaud vous dira que nous avons traversé une phase de quelques jours, ou la tendance épidémique fulgurisait ceux qu'elle atteignait.

Le nom de choléra spasmodique convient-il à cette forme de maladie ? Il n'y en a pas d'autre pour le mieux exprimer dans notre langue. Les allemands ont adopté celui de *spastica*. Si chargé d'un service médical important, j'étais apellé à asseoir des cathégories, je classerais cette forme sous la dénomination de *choléra vehementior*. Qui ne reconnait ici un empoisonnement du principe de la vie, quelque chose qui ressemble à ces morts violentes, causées par la morsure des serpents vénimeux de l'Inde, celle dont Gehlen de Munich fut frappé par l'inspiration du gaz hydrogène arséniqué ; celle encore qui résulte de l'action du gaz hydrocyanique. Oui, la vie se retire ou cesse dans les organes, les grands réservoirs de l'innervation, n'en secrètent plus et ce qu'il en reste, ce sont les derniers efforts, l'impuissante et débile réaction qui s'accuse au dehors par des spasmes, des convulsions, des mouvemens musculaires désordonnés et sans but. Un pareil cholérisé est demi cadavre, il est comme cet animal dont on ouvre les veines et qui meurt dans les convulsions quoiqu'il n'ait plus de sang. C'est le philosophe Sénèque, expirant avec quatre artères ouvertes et qui se débat tout agonisant avec des contorsions effrayantes. Allez-nous dire après cela, que la force, l'énergie, les perversions des mouvemens, c'est la sthénie, l'irritation, l'orgasme, non ce n'est pas cela, c'est moins savant qu'une théorie, je crois que dans ces morts promptes, où les longues douleurs n'ont point usé l'innervation, le fluide vital, l'énormon d'hippocrate, le vis médicatrix, ce que vous voudrez enfin, se retire, se concentre, condense toutes ses forces dans ses derniers retranchemens, dans l'axe cérébro rachidien ; c'est de là comme d'une dernière forteresse, qu'il lance et épuise ses derniers moyens de résistance. Oui, c'est cela, car vivre, c'est lutter contre tout agent de destruction matérielle, la vie ne cesse qu'après un combat où elle a suc-

çombé. Ainsi, ce qu'il y a de mieux prouvé
en physiologie est infirmé par ce qui se
passe dans la nuance spasmodique. En effet,
vous avez observé des mouvemens musculaires, là où le sang veineux est cadavérisé
dans ses vaisseaux ; ouvrez une veine , voire
même une artère , ce que vous retirez par
pression est un sang cadavre , un sang qui
à peine dans le vase se constitue en apparence de rate , et cependant cet homme si
démoli, parle et combine des idées, il
apelle ses amis , dicte des volontés avec un
pied dans la tombe , l'existence de dieu se
revèle à lui par la voix du prêtre. Oh ! qui
percera la nuit de ces grandes et terribles
choses !

Nous regrettons de ne pouvoir transcrire
plusieurs exemples de cas spasmodiques, que
nous devons à l'obligeance de nos confrères; la nature de cet ouvrage nous condamne à être sobres d'observations : on le
conçoit, l'histoire du choléra de Provence,
n'est point une œuvre de clinique médicale.

Pour saisir l'enchaînement des diverses
espèces de choléra observés à Toulon, leur
transition ou leur fusion des uns avec les

autres, différencier les nuances de gravité,
concevoir un plan de traitement rationnel,
nous avons reconnu et admis, que l'agent
cholérique de quelque manière qu'on l'in-
terprète, frappe une action directe sur le
système nerveux, ou pour mieux dire, sur
l'innervation. Il peut l'épuiser, la réduire à
zéro avec la rapidité de la foudre, et quoique à la rigueur le mot de foudroyer dont
on se sert, soit purement métaphorique,
nous possédons néanmoins des cas d'une
vraie fulguration. Tel celui d'un ouvrier du
port saisi dans le bassin, qui se couche sur
le côté et meurt. La teinte couleur de plomb,
couvrit subitement la surface du corps.

Madame B... dans les premiers jours de
l'épidémie va visiter sa cousine, et tout en
plaisantant avec elle, se sent mordue aux
entrailles, vomit, pousse des selles cholériques et meurt après six heures d'agonie.
Ces exemples si communs, s'ils ne témoi-
gnent pas en faveur de l'impuissance de
l'art, prouvent du moins que la cause ignorée d'une extermination si prompte, peut
se jouer de toute combinaison thérapeutique.
M. Fleury disait : « nos plans de traitement

sont comme ces œuvres d'architecture qu'on assure contre les élémens, ceux-ci en triomphent toujours. En parlant de la sorte, il est clair qu'il ne songeait pas à la découverte de Franklin.

La somme dont l'innervation est usée par l'agent léthifère, est donc la mesure de la gravité du mal. Celle-ci peut se concevoir très-bien à l'aide d'une simple méditation sur les phénomènes observés, mais son appréciation clinique ne peut être le fait que d'un praticien consommé, de celui qui a spécialisé ses études dans un seul genre d'affections. En écrivant cette page, je songe malgré moi à ces médecins qui voyant le mordéchi pour la première fois, confient déjà à la renommée populaire leurs miracles de guérison. Le premier médecin de la marine osa seul s'avouer petit enfant, en présence du géant pathologique.

Je ne puis mieux exprimer mes croyances dans le mode d'action de la cause cholérique sur le principe de la vie, qu'en considérant celui-ci comme un fluide dont la quantité totale est déterminée, et qui se porte sur les organes les plus essentiels à conserver, à mesure que cette quantité s'épuise sous l'influence d'un poison de l'air. Imaginons une échelle graduée jusqu'à cent, moins l'innervation détruite s'éloignera de ce chiffre, et plus la réaction sera possible, mais il doit arriver un point extrême, où l'innervation trop réduite, incapable de lutter contre une vénénation excessive, baissera jusqu'à zéro, terme de l'agonie et de la mort. Cette idée d'échelle d'innervation empruntée au célèbre Brown, sert merveilleusement nos théories, mais la pratique en retirera-t-elle quelque fruit ? oserait-t-on le nier ? Les meilleurs livres ne sont-ils pas des théories? Est-ce par eux seuls qu'un médecin a appris à juger de la gravité extrême d'une pneumonie ? de même à nous, médecins nouveaux venus du fléau, la nature se révélera puissante ou opprimée, lorsque une longue habitude du choléra, nous aura mieux appris à le connaître.

2me OBSERVATION.

CHOLÉRA FROID , OU ALGIDE , MIEUX CONGÉLATION
CHOLÉRIQUE (CHOLÉRA GLACIALIS ,
VEL VEHEMENTISSIMA) 2me FORME CHOLÉRIQUE.

M. Fleury, premier médecin de la marine, sort du lit le cinq juillet à sept heures du matin ; il procède avec soin et suivant sa longue habitude à sa toilette de propreté, boit une tasse de café et sort de chez lui à sept heures et demie. Après avoir visité quelques malades en ville, il entre à l'hôpital, règle sa correspondance avec l'amiral, avec l'inspecteur du service de santé et sort avec moi à dix heures. En descendant l'escalier de l'hôpital, il me dit sans nul signe d'émotion « j'ai froid, tâtez-moi le pouls. » Ce que je fis, mais je dois avouer *que je cherchai en vain le pouls radial*, j'y revins jusqu'à deux fois. M. Fleury poursuit sa clientelle jusqu'à onze heures, alors il entre chez lui, je le revois à onze heures et demi, il était étendu sur le canapé de son cabinet, préoccupé de toute autre chose que de lui-même. « Je suis mieux, dit-il, j'ai eu une selle un peu liquide, mêlée de matière fécale noire, fétide, c'est le café qui l'aura colorée ainsi. » Je lui tâte le pouls, cette fois il était insensible, mais enfin l'artère frémissait en tems égaux. Je lui conseillai de se coucher, de prendre un lavement amylacé et de boire le tilleul gommé. Il se met au lit, se place sur le côté gauche du corps et demande qu'on fasse le plus d'obscurité possible dans sa chambre. Les selles sont rares (deux en cinq heures,) les vomissemens presque nuls (deux durant toute la maladie) les uns et les autres sont séreux et blanchâtres. Il n'y a pas d'épigastralgie, cependant M. Fleury demande l'application de cinquante sangsues, on obéit, mais ces animaux semblent frappés de torpeur, ils restent agglomerés sur la peau du scrobicule, et après une heure on les détache morts et formant un seul tas.

Notre honorable maître d'une voix plutôt puérile que cassée, dicta lui-même une potion avec douze grains d'ipeka. Il ne la prend pas. Le sirop d'éther par cuillerées lui convient mieux. Une fois il se met sur son séant, et de sa main gauche il presse en le frottant le pouce droit, il se recouche après l'avoir calmé. Etait-ce une crampe ? je le crois. A trois heures, il se plaint de spasmes aux mollets, on les frotte et il dit lui-même quand il faut cesser le moyen. On enveloppe ses pieds avec des cataplasmes sinapisés bouillants, et une heure se passe sans qu'il les ait senti. Pendant les quatre dernières heures de sa vie, M. Fleury a plutôt l'air d'un homme engourdi que souffrant, il touche la main à ses amis, lorsqu'il les entend s'approcher du lit. Il dicte des volontés à son vieux camarade, M. le commissaire Reynaud. A cinq heures, il lui tarde de revoir le premier chirurgien en chef. A six heures, il prononce mon nom d'une voix éteinte et vraiment cholérique, je lui prends la main, il la serre et me dit : « c'est fini, adieu ! » A sept heures du soir, un homme d'un grand talent et ce qui est infiniment plus rare, un caractère, avait cessé de vivre.

Le symptôme culminant dans l'observation qu'on vient de lire, a été l'abaissement considérable de la température du corps. Cet exemple nous représente le terme le

plus élevé des formes cholériques. Il s'est
éteint sans démontrer quelques uns des signes qui décèlent de la part du *vis médicatrix*, une intention réactive. La vie organique a cessé, longtems avant la vie intellectuelle, nous en avons exposé les raisons
plus haut. Contre un tel choléra, l'art ne
peut rien, c'est de celui-là que lui-même disait la veille de sa mort « que faire contre une
cause de maladie, qui cadavérise un homme
en quelques heures, qui débute par le tuer!»

Une troisième forme de choléra que nous
avons observée est celle-ci : Au milieu des
symptômes propres à cette affection, il
existe une force de réaction qui s'épuise
sur le cerveau ou les poumons: nous avons
lieu de croire que les viscères abdominaux
peuvent subir les effets de cette force, vu
que nous avons constaté de violens battemens de l'aorte abdominale. Il est facile de
tirer une indication thérapeutique spéciale de
ce dernier fait. Il semble dans cette forme
épidémique, que l'innervation restante se
porte en entier au cœur pour lui communiquer une force d'impulsion, qui au milieu
du désordre général, va congestioner les

principaux viscères du corps. Détruire ces congestions, constitue une indication urgente. Très-souvent on les combat en vain, le sujet succombe alors à un vrai choléra apoplectique. Un symptôme favorable après les évacuations sanguines, c'est le retour du pouls radial et celui de la chaleur à la périphérie.

3me OBSERVATION.

CHOLÉRA FLUXIONNAIRE. CHOLÉRA APOPLECTICA, COMATOSA, DELIRIENS, PARALYTICA. VEL CHOLÉRA PNEUMONICA, VEL ASPHIXICA. 3me FORME CHOLÉRIQUE.

Le Sieur *** marchand de fayence, d'un tempérament sanguin, dans la force de l'âge et livré depuis quelques jours à une vive émotion de l'ame, réclame mes soins à quatre heures du matin. Depuis la veille il avait eu un peu de diarrhée, mais à minuit il s'éveille subitement avec tous les symptômes d'un violent choléra. En l'examinant avec attention, je le trouve dans l'état qui

suit : Facies d'un homme égaré , d'une coloration haute et quelque peu violâtre. Regard effaré , conjonctives injectées , voix
forte et ne soutenant pas la même intona-
tion. (*Vox interrupta*) Angoisse asthmati-
que , absence de pouls radial et battemens
du cœur. Froid aux extrémités , vomissemens aqueux, selles lavées de sang, pas
d'urine. Exaltation d'idées , il proclame
avec un rire délirant , son courage et son
mépris du fléau « je me livre à vous , pieds
et poings liés. » Prescription. Cataplasmes
sinapisés chauds aux pieds et aux mains.
Quart de lavement amylacé et laudanisé à
vingt gouttes. Tilleul chaud gommé , et
morceau de glace après l'ingestion. Soixante
sangsues autour de la poitrine et au creux
de l'estomac. Saignée. J'ouvre la veine et
j'en retire par pression un quart de palette
de sang groseille ; au moment où je me dispose à retirer la ligature , le sang sort par
jets et saccades, quoique noir et se coagu-
lant en forme de rate dans l'écuelle. — Quatre autres faits semblables m'ont autorisé à
considérer cette circonstance du retour de
la force du cœur, comme caractéristique du
choléra congestiva.

En définitive, cet homme est mort en douze heures comme apoplectisé, asphixié si l'on veut. Il y avait ici une circulation fluxionnaire, mais c'était du sang noir, non oxigéné, ce sang était déjà une cause de mort. S'il a vécu, c'est de la même manière que les sujets précèdens, l'innervation restante a présidé aux actes intellectuels qui ont marqué sa fin. Ce cholérique m'a présenté le premier le phénomène de dents cyanosées. Il les avait eues fort blanches.

Une quatrième forme cholérique est celle où les symptômes cholériques unis à ceux du typhus, semblent bien plutôt s'être entés sur celui-ci, plutôt que de constituer la maladie principale. Jusqu'à présent nous n'avons rien dit sur les analogies qui peuvent exister entre ces deux fléaux épidémiques, je ne crois pas toutefois avancer une hérésie, en professant que malgré la différence des causes de l'un et de l'autre fléau , l'infection locale suscitée par la présence d'un cholérique , peut déterminer l'explosion d'un typhus, dans lequel les phénomènes du choléra, ne rempliront qu'un rôle transitoire et fugitif. C'est vers le milieu et surtout à la fin de notre épidémie, que nous avons le plus souvent observé cette espèce.

4ᵐᵉ OBSERVATION.

CHOLÉRA TYPHIQUE. TYPHUS CHOLÉRIQUE. CHOLÉRA TYPHICA.

SYMPTOMES CHOLÉRIQUES DISSIPÉS EN PEU D'HEURES. VÉRITABLE *typhus nostras* PARCOURANT SES PÉRIO-DES. GUÉRISON. 4ᵐᵉ FORME CHOLÉRIQUE.

———

Le sieur *** ne peut vaincre la peur du mal. Après une nuit passée à se lamenter, à se presser le ventre et l'estomac pour se convaincre qu'il ne souffre pas , il se lève et dit à sa famille qu'il préfère subir les chances du fléau, que de vivre aiguillonné, torturé par l'idée qu'il ne peut manquer de l'avoir. A onze heures, il s'écrie : « je suis pris, vîte le médecin. Je le trouve dans l'état suivant : Froid aux extrémités , pouls faible, facies abattu, regard hébeté , selles et vomissemens clairs, séreux, sans odeur. Crampes légères , épigastralgie. Suppression d'urine.

Je fais une prescription anti-cholérique. Le soir les selles et les vomissemens ont cessé ; le pouls s'est relevé, mais il est encor faible et inégal. Plus d'épigastralgie. Tête lourde, pesante, yeux animés, conjonctive injectée, langue sèche et rapeuse, soif vive. Eau de gomme. Cinquante sangsues à la nuque.

Dans la nuit, réapparition des premiers symptômes cholériques. Même prescription qu'au début ; vingt sangsues sur l'ombilic. Le second jour, calme apparent. Le soir, céphalalgie, stupeur, délire, mouvemens spasmodiques, soubresauts des tendons, tâches pétéchiales sur la peau des membres et du cou. Caractère typhoide bien prononcé. La maladie poursuit son cours sous la forme typhique, elle se juge le quatorzième jour, par des sueurs abondantes, et un grand nombre d'abcès critiques développés sur différens points du torse.

La facilité de notre choléra à revêtir la forme typhique a été jugée par les chefs du service médical, comme une particularité digne d'être notée. Elle établit une différence avec ce qui s'est passé ailleurs, où la fin d'une épidémie a pu être marquée par

des fièvres malignes, mais celles-ci n'étaient
point un mode de terminaison d'un choléra
du premier et du second degré. Il y a même
plus, tandis qu'à Paris les exemples du typhus ont été signalés, alors que le choléra
avait cessé ses ravages, Toulon a vu l'une et
l'autre maladie régner en même tems et
dans la période d'accroissement. Mes collègues insistent beaucoup sur cette exception offerte par notre localité, ils en ont
même déduit des préceptes thérapeutiques
que nous consignerons ailleurs.

Le typhus n'a pas toujours succédé à un
choléra vrai, nous avons vu et observé l'in-
verse, c'est-à-dire que des phénomènes d'asphixie et d'algidité, ont promptement enlevé des malheureux, chez lesquels la maladie avait débuté par la stupeur, l'oppression des forces, le délire, les tremblemens
des tendons, les pétéchies, les selles noires
et fétides. A vrai dire en aucun tems les
phases des maladies épidémiques, ont été
moins tranchées que dans les circonstances
analogues à celles où nous nous sommes
trouvés. Les symptômes les plus divers
comme les plus opposés, se prennent et se

précipitent pour une fin commune. Ainsi le
génie cholérique étant donné comme le do-
minateur de tout ce qui peut advenir, on
l'a toujours vu apparaître là où rien ne semblait le faire présager. Un sujet accuse des
signes d'un mal étranger à celui qui décime
le peuple, soyez sûr si son état s'aggrave,
que cette marche rétrograde est dûe à la
cause régnante qui vient s'interposer entre
le sujet et l'affection dont il se plaint. Celle-ci s'efface pour être remplacée par l'autre. C'est presque une application indirecte
de l'aphorisme *duobus doloribus*. Le cas le
plus sinistre que nous connaissions en ce
genre, est celui de M. Girard, horloger.
M. Aubert triomphe des symptômes typhiques qu'il présente dès le début, tout à-
coup des phénomènes violens de choléra se
manifestent, et en quelques heures cette
machine déjà usée par les accidens du typhus, succombe sous les coups mortels du
fléau de Provence. On a signalé cette forme
comme particulière aux sujets dont une sinistre préoccupation a fini par déprimer les
forces. Aussi le mois de septembre en a-t-il
fourni des cas nombreux.

5ᵐᵉ OBSERVATION.

CHOLÉRA ASTHMATICA. VEL SUFFOCANS , VEL RARIOR.

CHOLÉRA SEC. 5ᵐᵉ FORME CHOLÉRIQUE.

———

M. *** homme d'une forte trempe morale, lutte jusqu'à minuit contre un malaise indéfinissable. A cette heure une constriction douloureuse enserre violemment la base de sa poitrine. Il respire à peine , il étouffe, plus de pouls radial , froid , crampes , sueurs visqueuses, peau de grenouilles. Ni selles, ni nausées, ni vomissement. Pas d'urine, yeux enfoncés , face jaune paille , lèvres et bout du nez cyanosés. Plein de confiance dans une réaction prochaine , il l'attend avec calme et se résigne d'ailleurs à son sort. Vers le matin, retour de la chaleur à la peau , suivi d'une transpiration abondante et chaude. Dès ce moment on le juge hors de danger. Amaigrissement considérable, faiblesse extrême, convalescence lente.

Cette espèce, la plus rare de toutes, semble une exagération des symptômes nerveux et cardialgiques éprouvés par un très grand

nombre de sujets et que nous avons mentionné dans le paragraphe relatif aux tendances. C'est le choléra sec des auteurs. Il
peut compromettre la vie et nous possédons
deux cas où l'issue devint funeste par l'attente vaine de la réaction. Nous signalons
comme une dépendance de la même forme,
les cas fréquens où les sujets se plaignent
outre les symptômes ordinaires, tels que
crampes, fourmillemens, phénomènes nerveux, d'une sorte d'oppression qu'ils rap-
portent au centre épigastrique, derrière le
sternum. Cette gêné de l'acte respiratoire,
ce plomb dans l'estomac comme dit le vulgaire, constitue tout leur mal.

6me OBSERVATION.

CHOLEROPHOBIE, MORTELLE APRÈS DIX-NEUF HEURES

D'ANGOISSES HORRIBLES. 6me FORME CHOLÉRIQUE.

M. *** âgé de cinquante-trois ans, d'une
constitution herculéenne, malgré une position qui lui imposait durant l'épidémie une

attitude stoique , ne cesse de donner les preuves d'une terreur pitoyable. La mort ou plutôt le sort d'un ami , met le comble à son hallucination.

Le quinze juillet , à deux heures du matin un domestique accourt chez le docteur et l'éveille par ces mots : « M. *** va mourir. » Il était dans l'état suivant : Anxiété , angoisses , visage couleur de plomb , regard fixe. Yeux ternes , langue froide , voix cassée , envies de vomir , selles involontaires , analogues à l'eau de riz , épigastralgie , coliques , borborygmes , oppression , pouls assez fort, crampes légères aux mains et aux pieds , état algide du corps. Dans l'espace de deux heures ces symptômes s'aggravent , malgré l'emploi instantané de moyens énergiques et appropriés. A onze heures du matin , les vomissemens n'ont point paru , mais les crampes ont envahi les doigts , les coudes , les genoux , les orteils. L'abattement moral est extrême , le sujet a calculé que douze heures doivent démolir sa machine. Il offre sans cesse sa langue à toucher. Il s'informe si elle est froide. Il récapitule les symptômes du choléra , mis depuis longtems dans sa mémoire qu'il a très heureuse, il les reconnaît, dans tout ce qu'il souffre, doute des moyens thérapeutiques sans les refuser.

Saignée générale, application de sangsues au scrobicule, potion avec l'acetate d'ammoniaque, demi lavemens amylacés, frictions sèches et ammoniacales, morceaux de glace pour calmer la soif, sinapismes aux extrémités, chaleur artificielle. A une heure, les coliques cessent, plus de selles ni de crampes, chaleur à la périphérie, respiration plus libre, signes évidens de réaction organique. Le moral seul ne réagit pas, il se courbe de plus en plus sous le poids de la terreur du mal. Celui-ci l'emporte, la respiration s'embarrasse, les crampes reparaissent, cyanose générale, les yeux rentrent au fond des orbites, face d'un cadavre de vingt jours. Mort à huit heures du soir.

Cet exemple est un type de cholérophobie. Je le dois à M. C..... chirurgien-major de la marine. Je le répète encor, quand l'esprit travaille, la médecine ne peut rien.

La cholérophobie est une véritable affection mentale, une monomanie. Les descriptions particulières que chaque médecin
pourrait en faire, rempliraient un volume.
C'est elle qui a poussé à l'émigratiou, à l'isolement, les masses torturées d'effroi à
l'idée du fléau. J'ai vu un sujet rester idiot
par la prolongation de cette pensée dominante. N'est-ce point à l'ébranlement du
système nerveux, que nous devons le caractère commun des affections régnantes,
celui de se compliquer plus ou moins de
phénomènes spasmodiques, irréguliers,
intermittens. Je sais qu'en septembre les
affections observées en ville, m'ont souvent
forcé à l'usage de l'opium, de la quinine,
de l'asa fetida, etc.

7ᵐᵉ OBSERVATION.

CHOLERA SPASMODICA VEHEMENS , VEL MITIOR , CHO-
LERA SPASMODIQUE CURABLE. SYMPTOMES ORDI-
NAIRES DE CETTE FORME A SON PLUS HAUT DEGRÉ,
MAIS MITIGÉS , AVEC CHANCES PROBABLES DE RÉAC-
TION. 7ᵐᵉ FORME CHOLÉRIQUE.

M. P *** lieutenant de frégate , âgé de
vingt-quatre ans, atteint de diarrhée depuis huit jours , éprouve dans la nuit du
trois au quatre juillet, les symptômes suivans : Epigastralgie, vomissemens blancs et
sereux , sans nulle odeur , selles de même
nature , crampes, etc. Il entre à l'hôpital le
cinq juillet à cinq heures du matin. Moral
imperturbable. Céphalalgie , face maigre,
ridée, caduque. Yeux rentrés, cyanose des
paupières , langue glutineuse et pâle , vomissemens continuels blancs et mousseux,
soif ardente , coliques violentes, selles eau
de riz, pas d'urine depuis douze heures ,
pouls d'une faiblesse imperceptible, accéléré. Il se supprime à neuf heures. Le corps
conserve quelque chaleur. Cinquante sang-

sues à l'ombilic, demi lavemens avec la décoction de pavot et l'amidon. Eau de tilleul
gommée. Glace à la bouche. A dix heures,
les piqures des sangsues fournissent encore
du sang, plus de douleur épigastrique, les
vomissemens et les selles persistent, les
membres se refroidissent, crampes aux
mollets. Le pouls revient, mais à peine sensible au doigt qui l'explore longtems. Glace
pour calmer la soif, potion laudanisée à
vingt gouttes, larges cataplasmes sinapisés
aux membres, quart de lavement opiacé
et amylacé. A quatre heures du soir, rubéfaction considérable aux membres, crampes,
vomissemens et selles, moins nombreux et
de même couleur. Le cinq au matin, le malade a passé meilleure nuit. Chaleur aux
membres, point de crampes, pouls sensible
et donnant quatre-vingt-dix pulsations. Encore quelques selles et vomissemens, la
couleur verte domine dans les matières vomies, odeur excrémentitielle des fèces. Bouteilles chaudes aux membres, demi lavemens amylacés, infusion de tilleul gommée.
Le six juillet, un seul vomissement en vingt-
quatre heures. Deux selles diarrhéiques. Le

sept, nuit calme, pas de selles ni de vomissemens, urines abondantes, pouls normal.
Les jours suivans, convalescence.

Voilà un cas de choléra *fulguralis*, mais
tellement appali, qu'il faudrait en forcer
beaucoup les couleurs, pour le mettre en
parallèle avec le sujet qui nous a fourni le
type de cette forme pathologique. Cependant notez bien que si le génie épidémique
se fut empreint d'un degré de plus chez cet
officier, il eut été classé parmi ceux dont
la réaction est éventuelle et le prognostic
toujours fâcheux. Qui n'a pas guéri des malades dans un état semblable à celui dont
nous venons de tracer l'histoire ? Mais pour
de telles cures, devons-nous crier au miracle? dirons-nous que notre méthode est la
meilleure ? Notre école n'en est pas encor à
ces professions de foi qui ne trompent personne. L'art a ses limites, et le mordechi
nous en a imposé d'insurmontables.

8ᵐᵉ OBSERVATION.

A dix heures du soir, un caporal de l'artillerie de marine est conduit en civière à l'hôpital. Il poussait des cris affreux et se tordait dans la violence de ses coliques. Couché entre deux couvertures de laine, il présente à notre examen l'état suivant. Selles et vomissemens blancs, soif vive, épigastralgie, coliques atroces, crampes déchirantes, mouvemens spasmodiques, trois infirmiers retiennent avec peine le patient dans son lit. Suppression d'urine, face apoplectique, chaleur à la peau, pouls fort, plein et accéléré. Saignée de trente onces, quarante sangsues à l'épigastre, infusion de tilleul, demi lavement amylacé. A mesure que le sang coule, le sujet éprouve du calme. A minuit, il s'endort. Le lendemain, faiblesse extrême, émaciation, mais nul retour des symptômes observés la veille. Convalescence longue.

9me OBSERVATION.

VOMISSEMENS BLANCS, SELLES DE MÊME NATURE, PERSISTANT PLUSIEURS JOURS, PAS D'URINES, ABSENCE DE CRAMPES, OU CELLES-CI TRÈS-LÉGÈRES, PAS DE CYANOSE, HOQUET FRÉQUENT, OPPRESSION INTERMITTENTE, POULS ET CHALEUR A LA PEAU, GUÉRISON. 9me FORME CHOLÉRIQUE.

Le nommé S.... patron-pêcheur, terrifié par l'idée de choléra dans Toulon, émigre aux Iles d'Hyères. Après un mois de séjour, il rentre au port atteint d'une fièvre intermittente tierce. Débarrassé de celle-ci à l'aide du sulfate de quinine, il se plaint de diarrhée. La diète, la tisane de riz, des demi lavemens le remettent à flot. Quelques jours après il réclame mes soins, et je le trouve dans l'état suivant : Facies idiotique, voix enfantine, soif vive, pouls régulier, normal, soupirs et sanglots fréquens, hoquet, poids incommode à la région du cœur, point de crampes, vomissemens répétés d'un liquide sero-muqueux sans

odeur, selles nombreuses et abondantes,
analogues à la tisanne de riz un peu chargée de farine. Suppression complète des
urines. Prescription : Infusion do tilleul
froide, glace, sangsues au creux de l'estomac, demi lavemens avec la décoction de
pavot et vingt-cinq gouttes de laudanum.
Cet état se continue dix jours avec des va-
riantes tantôt en bien, tantôt en mal ; ce
qu'il y eût de constant, c'est que le pouls se
maintint à un degré rassurant, qu'il n'y eût
jamais cyanose, qu'enfin les déjections ne
cessèrent pas d'être abondantes et semblables à la purée de riz à l'eau. Le moyen de
médication auquel je m'arrêtai, fut un vési-
catoire au creux de l'estomac et une potion
calmante dont le sirop d'acétate de mor-
phine formait la base.

Ces neuf formes de choléra sont celles
que nous avons vu se reproduire le plus
souvent durant nos trois mois d'épidémie.
Elles nous ont servi de type auquel nous
rapportions les cas nouveaux qui s'offraient
à notre pratique, et bien souvent un cas
analogue réclamant une même médication,
nous avons eu à nous féliciter de la division

clinique de notre travail. A l'article traitement du choléra, nous ferons l'application
de nos méthodes thérapeutiques, suivant
les indications de chacune des formes que
nous avons décrites. Pour quiconque a étudié cette maladie, il n'est pas difficile d'admettre cette pluralité de physionomies cholériques, je dirai même plus, il en est de si
exceptionnelles, de si éloignées des types
généraux que nous avons arrêté, qu'on les
croirait faites à plaisir, si elles n'étaient le
fruit des observations consciencieuses de
nos collègues. Ainsi j'avais songé à admettre un choléra ataxique dont plusieurs
exemples s'étaient offert à ma pratique,
mais j'ai craint de multiplier les formes sans
raison très majeures. Tout ce qui est exception en médecine ne peut constituer loi.
Voici pourtant un fait, qui milite en faveur
d'une ataxie cholérique. Je me borne à un
seul.

. M. *** après dix jours d'un service fati-
guant, éprouve tout-à-coup un brisement
des membres, douleurs lombaires très vives, coliques sans selles, nausées, langue
épaisse et blanche, pouls irrégulier, urines

à sédiment rouge, poids incommode sur
l'estomac, insomnies, borborygmes, hallu-
cinations cholériques, sueurs froides et
visqueuses, genoux glacés, crampes aux
mollets et contractions électriques à certains
muscles du cou, de la poitrine, des bras.
Dans le cours de cette maladie, un mieux
s'est prononcé, mais les rechutes ont été
fréquentes, et celles-ci sont annoncées par
une sorte de décharge galvanique sur le
muscle houppe du menton. Tant qu'a duré
l'épidémie, M. *** a éprouvé quelques uns
dès symptômes mentionnés ci-dessus. Ainsi
les crampes et le bourdonnement aux oreilles n'ont presque jamais cessé. Les nausées
dès le début affectaient un caractère périodique, c'était le type tierce; plus tard les
envies de vomir ne parurent que dans les
variations extrêmes de température, surtout lorsque l'atmosphère était lourde et brumeuse. Pendant que le tonnerre gronde,
M. *** sent des contractions douloureuses
aux doigts et aux orteils. Dans tout le cours
de l'épidémie, la constipation a alterné avec
la diarrhée. Les nausées arrivent comme
un choc électrique, elles se calment par

l'ingestion d'un aliment léger , ou d'une eau aromatisée avec l'eau de fleurs d'oranger. Durant la convalescence, qui a été longue, les digestions se fesaient quelquefois avec une inconcevable rapidité, d'autres fois, le plus léger potage pesait comme un plomb sur l'estomac. M. *** est resté d'une maigreur excessive , son teint est jaune paille , il ne peut se livrer au moindre travail, sans que le sentiment d'une fatigue extrême , ne le force à l'abandonner.

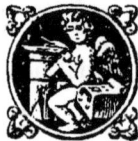

CHAPITRE QUATRIÈME.

HISTOIRES PARTICULIÈRES DE CHOLÉRAS MORTELS ET AUTOPSIES.

―――――――

PREMIÈRE OBSERVATION.

LE nommé Daniel André, gardien de navire flottant, entra à l'hôpital de la marine le 27 juin 1835, à 8 heures du matin; la veille il était allé au Pradet voir sa famille, ses repas y furent un peu plus copieux. Le soir il fut obligé de se coucher de fort bonne heure, parce qu'il sentait un malaise insolite; à trois heures du matin, il se leva pour se rendre à Toulon, il était beaucoup mieux. En route, il prit un léger repas qu'il arrosa d'un verre de vin : peu après, il ressentit de violentes coliques accompagnées de selles nombreuses et liquides. Arrivé à Toulon, il fut conduit chez lui où on l'abreuva de thé; tous ces soins étant infructueux, Daniel fut dirigé à l'hôpital, et fut immédiatement couché dans un lit bien chaud. Alors le corps était presque entièrement refroidi, la tête libre, les réponses nettes. Langue chaude, blanchâtre, bouche bonne. Soif peu vive. Vomissement de matières séreuses dans lesquelles se trouvent des débris d'alimens non digérés et exhalant une forte odeur vineuse, sueur après les vomissemens; *abdomen indolore*; crampes dans les jambes. Selles nombreuses, séreuses et noirâtres; yeux légèrement caves, un peu ternes; chaleur à la peau, pouls déprimé et presque insensible. Les urines coulent.

Glace par fragmens ; potion avec infusion de tilleul, quatre onces ; sirop de góm-
me, une once ; laudanum, quinze gouttes ;
eau de fleur d'oranger, demi once ; une
cuillerée toutes les heures : pour boisson,
limonade nitrée ; frictions sur les membres
avec le liniment ammoniacal-camphré ; moines et bouteilles d'eau chaude dans le lit ;
quart de lavement avec la décoction de têtes de pavot et quinze gouttes de laudanum.

9 *Heures.* — Les crampes augmentent,
le pouls se déprime davantage, les yeux se
cernent aussi de plus en plus ; la chaleur de
la peau se maintient ; le malade est affaissé,
assoupi ; pas de vomissement ; depuis huit
heures, une selle de sérosité brunâtre.

10 *Heures.* La chaleur se maintient ; cependant la face et la langue sont froides,
les crampes sont plus fortes, la soif est vive,
le pouls est à peine sensible, l'abdomen
est douloureux lorsque le malade va à la
selle, les matières fécales sont séreuses et
blanchâtres.

11 *Heures* 1/2. — Les crampes persistent ; la chaleur de la peau se maintient,
le pouls est presque insensible. Sept selles

involontaires depuis dix heures ; pressentiment d'une mort prochaine : on met dans
les lavemens trente gouttes de laudanum.

1 *Heure.* — Les extrémités sont froides.
La face violâtre et glacée ; somnolence, le
malade ne répond pas clairement aux questions qu'on lui adresse ; plus de vomissemens ; les crampes sont moins fréquentes ;
les yeux s'enfoncent de plus en plus dans
leurs orbites, la chaleur se maintient au
tronc, le pouls est filiforme ; les doigts sont
ridés ; *abdomen indolore* ; selles involontaires ; le gros orteil du pied droit est cyanosé,
crampes très fortes à la main gauche ; le
malade se plaint d'une grande chaleur. —
Sinapismes à l'épigastre et aux mollets.

1 *Heure* 1/2. — Agitation considérable
par momens, cris. Daniel dit souffrir d'une
chaleur excessive aux pieds, ils sont chauds
en effet ; les membres supérieurs sont froids,
le pouls insensible ; pas de selle, pas de vo-
nissement ; les sinapismes se font sentir.

2 *Heures* 1/2. — L'agitation continue.
Plaintes et cris par intervalles, les membres
inférieurs sont cyanosés depuis les orteils
jusqu'aux genoux ; les membres supérieurs

commencent à devenir violacés, la voix est rauque ; le sinapisme de l'épigastre est remplacé par des flanelles chaudes ; on cesse la potion laudanisée, et on donne sous nitrate de bismuth, douze grains ; camphre, six grains ; sucre blanc, deux gros pour six prises ; un paquet toutes les demi heures à prendre dans un demi verre de tisane.

3 *Heures.* — Le malade n'a pris qu'un paquet de sous nitrate de bismuth, on supprime les autres, et on les remplace par trente grains d'ipéca, divisés en trois doses à demi heure d'intervalle. Trente sangsues sont appliquées sur l'épigastre : les yeux se cavent de plus en plus, les pommettes font saillie ; commencement de cyanose à la face, l'air expiré est froid; respiration suspicieuse, haute et fréquente.

3 *Heures* 1/2. — La première dose d'ipéca n'a produit ni nausées, ni vomissemens ; la respiration s'embarrasse de plus en plus, elle est haute et lente ; le malade est tout-à-fait insensible à ce qui se passe autour de lui, les yeux sont vitrés, le globe oculaire convulsé en haut, les paupières sont à demi fermées ; le cyanose fait des progrès rapides.

Mort à trois heures quarante minutes.

HABITUDE EXTÉRIEURE. — Cyanose de la face et des extrémités inférieures , fortes contractions des membres, saillies des muscles et des tendons ; la cornée est proëminente , la conjonctive oculaire est boursouflée, rouge au pourtour de la cornée , livide et blanchâtre dans le reste de son étendue. Le sujet est privé de son bras droit , amputé depuis long-tems.

Le crane n'a pas été ouvert.

CAVITÉ THORACIQUE. — Les poumons sont sains et crépitans ; peu de sérosité dans le péricarde ; cœur flasque, se déchirant avec facilité ; cavité droite remplie d'un sang noir et liquide ; cavité gauche, sang plus épais, noirâtre et poisseux.

CAVITÉ ABDOMINALE. — Foie décoloré ; vésicule du fiel pleine d'une bile jaune verdâtre très épaisse ; rate flasque et plissée ; estomac distendu par des gaz, et rempli à moitié par un liquide verdâtre, à la surface duquel nagent des mucosités ; la muqueuse gastrique est facile à détacher; elle est d'un rouge foncé et pointillée de tâches blanchâtres vers la grande tubérosité : le duodenum est rempli du même liquide que nous avons observé dans l'estomac; les intestins grêles sont rosés et remplis par un liquide assez semblable à de l'eau de riz, mais un peu jaunâtre; vers la fin de l'ileum, on observe des matières peu abondantes, épaisses et safranées; les plaques de Peyer et les follicules de Brunner, sont saillantes et très prononcées, surtout vers la fin de l'intestin grêle : la muqueuse du gros intestin est d'un blanc mat, l'S du colon est remplie de la matière cholérique : la vessie est vide et contractée. Le plexus solaire ne présente rien d'anormal. Le tissu musculaire et les sereuses sont d'une sécheresse remarquable.

2me OBSERVATION. — Le nommé Thomas Félix, âgé de cinquante ans, agent de surveillance, entre à l'hôpital principal de la marine, le vingt-huit juin à cinq heures et demie du matin. Depuis la veille, il éprouvait un malaise général, pendant la

nuit des crampes et des vomissemens étant
survenus, on se hâte de le porter à l'hôpital.
A son arrivée, on nota les symptômes suivans : vives douleurs dans les régions lombaires ; crampes dans les mollets et les
doigts ; extrémités froides ; pouls petit, presque insensible, offrant un peu de fréquence;
douleur épigastrique ; vomissemens et déjections alvines de matières jaunâtres et séreuses ; yeux enfoncés, amaigrissement du
visage; respiration fréquente; langue épaisse,
sale et au-dessous de la chaleur normale ;
altération de la voix : suppression des urines.

Glace dans la bouche par fragmens ; frictions sèches sur les membres avec la flanelle ;
bouteilles d'eau chaude dans le lit ; larges
cataplasmes sinapisés aux membres inférieurs : saignée du bras, le sang coule en
nappe et par pression, il est exactement
semblable à celui que l'on remarque dans
les autopsies, il est noir et poisseux.

8 *Heures.* — Même état ; même médication sauf la saignée ; cataplasmes sinapisés
aux membres supérieurs : On promène un fer
à repasser chaud sur la colonne vertébrale,
recouverte d'une bande de flanelle, imbibée

du mélange suivant : essence de thérébentine, une once; ammoniaque liquide, un
gros; deux heures après on répète la fric-
tion, le malade paraît en souffrir beaucoup.

10 *Heures.* — La température du ventre
s'est un peu élevée, ainsi que celle des
membres, le malade accuse de vives douleurs aux cuisses et aux mollets, elles lui
paraissent cependant moins fortes que lorsqu'il est entré à l'hôpital; il éprouve quelques nausées ou éructations; les doigts sont
plissés, les pieds sont légèrement violacés.

11 *Heures* 1/2. — Affaiblissement du
pouls; contractions spasmodiques des muscles de l'avant-bras; anxiété et soif plus in-
tenses ; langue froide; voix éteinte; une
selle de matière cholérique.

1 *Heure* 1/2. — On ne sent plus les
pulsations de l'artère radiale, refroidissement complet; ramifications veineuses des
jambes très-apparentes ; trois selles liquides, abondantes et grisâtres.

4 *Heures.* — Les organes extérieurs de
la génération sont violacés, les ongles des
extrémités inférieures sont livides et noirâtres. Conjonctives rougeâtres. Deux selles

peu abondantes. — Quart de lavement avec la décoction de tête de pavot et quinze gouttes de laudanum.

8 *Heures.* — Trois selles peu abondantes de matières liquides sur lesquelles nagent des flocons albumineux; froid des extrémités ; cyanose plus considérable des membres inférieurs. On promène des sinapismes sur les extrémités pelviennes.

9 *Heures.* — Les éructations continuent; respiration courte, pénible, anxiété considérable; agitation, mais depuis huit heures, immobilité des membres inférieurs; aphonie complète; le thorax se dilate très difficilement, il est froid et glacé ; l'abdomen conserve encore une légère chaleur ; les yeux sont fixes et ternes, la conjonctive est sèche, plus de selles.

Mort à dix heures.

AUTOPSIE, ONZE HEURES APRÈS LA MORT.

HABITUDE EXTÉRIEURE. — Cyanose des membres inférieurs, surtout du droit, et du membre supérieur du même côté : système musculaire très développé; conjonc-

rougeâtre sur la cornée, bleuâtre sur la sclérotique; raideur tétanique du corps.

Le crâne n'a pas été ouvert.

CAVITÉ THORACIQUE. — Poumons sains et crépitants; peu de sérosité dans le péricarde; cœur très volumineux, bombé du côté du ventricule gauche, l'oreillette correspondante est dilatée; les parois ventriculaires gauches sont très épaisses, elles renferment un sang noir et coagulé, le ventricule droit est flasque, il contient peu de sang.

CAVITÉ ABDOMINALE. — Le foie est décoloré; la vésicule du fiel est pleine d'une bile épaisse et verdâtre; râte plissée et réduite à un très petit volume; le pancréas ne présente rien de particulier; l'estomac est distendu par des gaz, la grosse tubérosité est baignée d'un liquide verdâtre d'une odeur un peu acide; dans certains points, la muqueuse est légèrement phlogosée; les intestins grèles sont rosés, et sont tapissés d'un liquide rougeâtre; les follicules de Brunner font saillie sur la muqueuse de la fin de l'ileum : le gros intestin légèrement rougeâtre, est rempli du même liquide que nous avons observé dans le petit intestin ; la vessie est vide, et fortement appliquée contre le pubis : les reins sont décolorés, et offrent dans leurs cavités un liquide d'un jaune paille, et d'une consistance épaisse.

3ᵐᵉ OBSERVATION. — Le nommé Charbonnier Sylvain, matelot de troisième classe du brick l'*Alacrity* entre le cinq juillet à l'hôpital principal de la marine avec des crampes très douloureuses aux membres inférieurs, des vomissemens abondans, suivis d'une vive douleur à l'épigastre; l'abdomen est indolore, les selles sont nombreuses. Pouls petit, mais fréquent; la chaleur du corps se conserve, froid aux extrémités. — Saignée du bras, trente sangsues à l'épigastre : le sang coule avec assez de facilité, l'écoulement de sang par les sangsues est peu abondant.

Le six, la douleur épigastrique continue; nausées sans vomissemens, langue blanchâtre et d'une température normale, le pouls s'est relevé, les urines supprimées depuis deux jours reparaissent : selles liquides et abondantes. — Vingt sangsues à l'épigastre;

lavemens avec la décoction de têtes de pavot.

Le sept, presque plus de crampes, plus de vomissemens; les selles sont moins fréquentes. pouls régulier.

Le mieux continue les jours suivans, la convalescence est sans accident, la diarrhée continue et cède aux lavemens amylacés. Sylvain se sentant assez fort, demande et obtient son *exeat* le douze juillet.

4ᵐᵉ OBSERVATION. — Le nommé Champion Victor, ouvrier d'artillerie, éprouvait depuis quelques jours du malaise, il crut s'en délivrer et se préserver du fléau en prenant, le premier juillet, le purgatif Leroy. Il n'en obtint aucun soulagement, et son mal empira; dans la nuit du deux au trois juillet, il fut pris de vomissemens et de selles multipliées, on ne crut mieux faire que de le gorger de thé, dans lequel on mettait pour chaque tasse, environ une once de rhum. On se décida à l'envoyer à l'hôpital à deux heures du matin; alors les vomissemens avaient lieu presque sans interruption, les selles étaient nombreuses,

abondantes , les crampes à en mourir. L'oppression allait jusqu'à la suffocation , la
face est amaigrie, les paupières sont bleuâtres; l'épigastre est très douloureux; pouls
filiforme , pas d'urines. — Quarante sangsues
à l'épigastre ; sinapismes aux extrémités inférieures et supérieures. Glace , lavemens
opiacés.

. 7 *Heures.* — Face altérée; lèvres bleuâtres; chaleur uniformément répandue; la
douleur à l'épigastre est moins vive; l'oppression continue ; les vomissemens et les
selles ont cessé; les crampes se calment
par fois ; pouls presque insensible. — Sinapismes sur la région sternale; potion avec
quinze gouttes de laudanum. Glace et limonade citrique nitrée. Vésicatoires aux mollets.

Midi. — Plus de douleur à l'épigastre ;
quelques nausées; on ne perçoit plus les
battemens de l'artère radiale ; les extrémités
se refroidissent.

4 *Heures.* — Langue glacée , respiration
haute et laborieuse, l'air expiré est froid;
presque plus de chaleur; les extrémités
commencent à se cyanoser ; plus de crampes.

Mort à six heures du soir.

AUTOPSIE, QUINZE HEURES APRÈS LA MORT.

HABITUDE EXTÉRIEURE. — Cyanose de la face et des extrémités, raideur du corps.

CRANE. — Arborisation et rougeur de l'arachnoïde, elle se détache difficilement du cerveau ; cet organe a sa consistance normale, le centre ovale est pointillé de goutelettes d'un sang noir ; très peu de sérosité dans les ventricules.

CANAL RACHIDIEN. — La moëlle est dans son état normal, on observe un peu de sérosité rousseâtre vers la queue de cheval.

CAVITÉ THORACIQUE. — Les poumons sont sains ; le cœur est volumineux et se déchire facilement, ses cavités sont remplies par un sang noir et poisseux.

CAVITÉ ABDOMINALE. — Le foie est décoloré, la rate réduite à un très petit volume; l'estomac présente des traces d'inflammation vers la grande tubérosité, l'intestin grêle est rempli par un liquide crémeux et rougeâtre, la muqueuse est phlogosée, les follicules de Brunner, sont très apparentes à la fin de l'iléum; le gros intestin ne présente rien de particulier, il offre le même liquide que le jejunum et l'ileum; les reins sont volumineux, la vessie est vide et contractée.

5me OBSERVATION. — Leydet Pierre, matelot de troisième classe, embarqué sur le vaisseau le *Montebello*, était depuis trois jours détenu dans les prisons de Gervais, lorsque le dix août entre dix et onze heures du matin, il éprouva des envies de vomir et un peu d'oppression à l'épigastre, des vomissemens de matières liquides, verdâtres, au milieu desquels existaient des débris d'alimens non encore digérés ; aucun excès ne pouvait justifier aux yeux du malade l'accident du jour, et craignant d'être atteint du *mal de Toulon*, comme il le disait, il fut porté à l'hôpital de la marine le dix à midi et couché au lit No 11.

Il présentait alors les symptômes suivans:

Agitation extraordinaire ; moral fortement ébranlé ; face froide ; yeux très enfoncés dans leurs orbites (de tous les malades observés c'est celui qui nous a présenté ce symptôme au plus haut degré); langue décoloréc, presque froide; soif excessive; envies fréquentes de vomir ; voix caverneuse et à peine sensible ; l'épigastre est très doulou- reux ; légères coliques; jusqu'ici pas de selles, pas d'urines, le pouls est introuvable , le cœur oscille, le tronc conserve sa cha- leur, mais les membres sont froids, recou- verts d'une sueur visqueuse , exhalant une odeur *sui generis*. — Ventouses scarifiées sur l'épigastre; infusion de tilleul à la glace; chaleur extérieure.

1 *Heure*. — Le pouls toujours insensi- ble; la sueur qui recouvrait les membres, s'est étendue à tout le corps, celui-ci com- mence à perdre sa chaleur, la langue est glacée, l'agitation est toujours considérable. Les ventouses n'ont donné qu'une once de sang, celui-ci se coagule en sortant des inci- sions. — Trente sangsues sur les scarifica- tions; larges sinapismes aux membres.

3 *Heures*. — Les vomissemens et les selles continuent, ils ne paraissent pas changer de nature; le pouls est toujours insensible, tout le corps perd de plus en plus sa chaleur; les sinapismes sont forte- ment sentis par le malade, qui a déjà en-

levé ceux qu'on avait mis aux membres supérieurs. Les sangsues n'ont donné qu'un
léger écoulement de sang.

4 Heures. — Pas de changement, le malade accuse une vive douleur lombaire.— Potion avec l'acetate d'ammoniaque, à prendre par cuillerées toutes les demi heures;
sinapismes aux cuisses et aux bras ; ceux
des mollets commençaient à produire la
vésication.

7 Heures. — La réaction n'a pas lieu ;
le malade veut quitter son lit, il enlève tous
les topiques, et ne répond pas aux questions qu'on lui adresse. Les sinapismes sont
réappliqués.

10 Heures. — Les vomissemens et les
selles n'ont lieu que de loin en loin, tout le
corps donne la sensation d'un froid glacial;
à peine trouve-t-on un peu de chaleur à la
région du cœur; les battemens de cet organe ne sont plus sensibles.

Minuit. — Respiration courte, caverneuse; les facultés intellectuelles du malade
ne sont pas dans une parfaite intégrité;
agitation extrême, tout-à-coup calme profond, au milieu duquel le malade expire à
une heure du matin.

6me OBSERVATION. — Le nommé Po-
mard Jean-Marie, quartier-maître de ma-
nœuvre, sur la frégate la *Galathée*, était
romarqué de ses camarades, par le développement de ses forces musculaires ; il usait
depuis longues années de liqueurs alcoho-
liques ; celles-ci n'avaient jamais déterminé
chez lui un dérangement notable dans les
fonctions de la vie ; l'état d'ivresse qui ac-
compaguait ses excès, disparaissait le lendemain sans laisser la plus légère trace,
sans produire le moindre accident. Envoyé
dans un des cachots de l'*Amiral* le dix-neuf
juin 1835, il éprouva dans la matinée du
vingt, des coliques violentes, une douleur
épigastrique, et plus tard des vomissemens
de matières séreuses et des selles de même
nature. A deux heures du soir, le froid envahissait les extrémités supérieures et inférieures, la voix était cassée. Il fut immédiatement porté à l'hôpital de la marine, où il
fut reçu à quatre heures ; on reconnût
les symptômes suivans :

Anxiété, face froide, ridée presque
dans toute son étendue, yeux à peine humides, fortement enfoncés dans les orbites;

légère teinte bleuâtre autour des paupières;
langue froide et décolorée ; soif excessive,
douleur vive à la région pharyngienne,
l'examen de celle-ci laisse voir la muqueuse
à peine lubréfiée, et quelques tâches bleues
à sa surface ; la voix est très faible, sibi-
lante. Pas de douleur à l'épigastre ; pas de
coliques. La température du corps est au-
dessous de l'état ordinaire ; on ressent encore un peu de chaleur à la région du cœur,
sur le trajet des carotides, et à la partie supérieure et interne des cuisses ; les autres
parties sont froides ou presque froides ; le
pouls est filiforme, mais encore distinct ;
les selles et les vomissemens sont moins
nombreux, les matières rendues sont toujours séreuses, recouvertes d'écumes , sans
odeur bien caractérisée, pas d'urines. —
Sudatorium. Infusion de tilleul très froide,
morceaux de glace. Potion avec laudanum,
quinze gouttes , une cuillerée toutes les
demi heures ; demi lavement laudanisé ; il
est rendu sur le champ.

8 *Heures*. — Pas de vomissement, pas
de selles depuis une heure environ, point
pleurétique au côté droit du Thorax ; dou-

leur lombaire très vive, pas d'envie d'uri-
ner, même état du pouls.

9 *Heures.* = Les vomissemens et les
selles n'ont pas reparu, la douleur lombaire augmente ; le pouls est insensible ;
crampes dans les membres supérieurs et inférieurs, les doigts présentent des plis lon-
gitudinaux, analogues à ceux qui apparais-
sent à la sortie d'un bain ; respiration normale.

10 *Heures.* — Le sudatorium a communiqué une grande chaleur sur le corps ; mais
cette chaleur parait extérieure et communi-
quée, comme elle l'eut été à un corps inerte :
la respiration présente un grand nombre
d'expirations ; le malade éprouve une grande
gêne dans l'arrière-bouche, il croit y avoir
un corps étranger ; la langue est encore
froide ; le pouls est toujours insensible.

11 *Heures* 1/2. — Les facultés intellectuelles paraissent troublées, l'œil est hagard,
agitation considérable, tout-à-coup affaisse-
ment général ; inspirations peu fréquentes
et hautes ; mort à minuit.

Ce sujet est le premier individu qui ait
été atteint de choléra à Toulon.

AUTOPSIE, DIX-HUIT HEURES APRÈS LA MORT.

HABITUDE EXTÉRIEURE. — Taille au-dessus de la moyenne ; muscles très saillans; rigidité des membres ; légère teinte bleue sur les jambes et les parties inférieures des cuisses, elle est plus prononcée autour des paupières.

CAVITÉ THORACIQUE. — Les poumons présentent vers leur bord postérieur une assez grande quantité de sang (résultat cadavérique). Ils paraissent sains. Le péricarde renferme très peu de liquide, il est entièrement sec dans la plus grande partie de son étendue ; le cœur est un peu plus volumineux que dans l'état normal ; le ventricule droit plus développé que le gauche, est rempli d'un sang noir ressemblant à de la gelée de groseilles ; le ventricule gauche est presque vide, le peu de sang qu'il contient, ressemble exactement à celui du ventricule droit ; rien de particulier dans les oreillettes.

CAVITÉ ABDOMINALE. — L'estomac est distendu par des gaz, la muqueuse présente dans certains points de son étendue, spécialement vers la grosse tubérosité, quelques

plaques d'un rouge très prononcé; vers le
pylore, on observe des arborisations. L'intestin grêle vu à l'extérieur est remarquable
par la saillie de ses vaisseaux, et la rougeur
de sa muqueuse; il est rempli par un liquide
d'un blanc épais, ressemblant à de la
crême de riz, sans odeur particulière; les
follicules de Brunner, sont très apparentes
au voisinage du cœcum; le gros intestin
présente le même liquide que l'intestin
grêle, mais elle est plus blanche et plus
épaisse. La vessie est tout-à-fait accolée
contre les pubis, elle ne renferme pas une
seule goutte de liquide. Tout le péritoine
se présente dans un état de siccité.

6me OBSERVATION. — Cazein, ouvrier
du port, fut employé le vingt-deux août à
vider les embarcations, amarrées auprès du
chantier où il travaille, de l'eau qu'elles renfermaient par suite de pluies abondantes.
Pour le faire, il fut obligé de se mettre dans
l'eau jusqu'au dessus du genou et le soir en
rentrant chez lui, il fut pris de diarrhée, à
laquelle il ne fit pas attention. Le lendemain,

jour de dimanche , il alla se baigner avec quelques camarades. Dans la nuit , la diarrhée devint plus intense , et Cazein fut obligé d'avouer son mal , on ne songea à appeler un médecin que le soir à 8 heures.

Le malade était très mal constitué , la colonne vertébrale offrait une déviation à droite, et formait vers le bord postérieur du scapulum, une saillie assez considérable. La partie antérieure de la poitrine était fortement portée en avant, surtout vers la partie inférieure ; les côtés allaient en s'applatissant , de telle sorte que les parois de cette cavité étaient presque carrées.

8 *Heures du soir.* — Sécurité ; yeux enfoncés dans leurs orbites, face amaigrie, langue large, blanchâtre et un peu au-dessous de la température normale , voix éteinte ; mouvemens du cœur accélérés par moment ; les parens du malade disent qu'il est atteint depuis son enfance de fortes palpitations ; vive douleur dans l'abdomen , surtout à l'épigastre , pas d'urines depuis le matin , crampes dans les mollets ; la chaleur du corps se maintient , toute la journée il a été couvert de sueur ; des vomissemens

ont eu lieu, actuellement le malade accuse des envies de vomir continuelles ; pouls petit, accéléré par intervalle. — Saignée du bras de seize onces. Le sang ne peut couler que par pression, il est noir et poisseux, il se coagule très promptement. — Vingt sangsues à l'épigastre, quart de lavemeut avec l'eau de pavot et l'amidon, sinapismes aux membres supérieurs et inférieurs, fomentations opiacées sur l'abdomen après la chute des sangsues : eau de riz froide pour boisson.

6 *Heures du matin*, *le* 25. —· Les sangsues n'ont presque pas donné de sang, la douleur abdominale et épigastrique continuent ; vomissemens fréquens cette nuit ; pouls presque insensible ; selles moins nombreuses, mais sanguinolentes, envies fréquentes d'aller à la garde-robe. — Large sinapisme sur l'abdomen, quart de lavement avec l'eau de mauve et le son ; continuation des sinapismes aux extrémités.

9 *Heures.* — Les extrémités inférieures commencent à se refroidir, les pulsations du pouls ne se font plus sentir à l'artère radiale, les douleurs abdominale et épigastri-

que sont moins vives. — Fomentations avec l'eau de pavot sur le ventre. Toutes les dé-mi heures une cuillerée de la potion sui-vante : eau de menthe, quatre onces; sirop de gomme, une once; laudanum et éther sulfurique, de chaque, quinze gouttes; con-tinuation des sinapismes aux extrémités; moines et bouteilles pleines d'eau chaude dans le lit.

Midi. — Le froid envahit les parties in-férieures; encore quelques nausées, selles moins nombreuses, mais toujours sangui-nolentes; pas de crampes, *abdomen indo-lore.*—Larges sinapismes aux cuisses, cha-leur, et frictions sèches sur la peau.

3 *Heures.* — Langue glacée, respiration laborieuse, la chaleur se maintient encore au tronc, les battemens du cœur ne se font plus sentir, immobilité du thorax.

Mort à quatre heures du soir.

AUTOPSIE DU NOMMÉ SIMON PIERRE, MORT APRÈS SIX HEURES D'INVASION.

HABITUDE EXTÉRIEURE. — Rigidité des membres. Pas de cyanose.

POITRINE. — Poumon droit , adhérent. Les deux poumons un peu gorgés de sang.

Le tissu du cœur est flasque, mou, et se laisse facilement déchirer avec les doigts.

Plusieurs cuillerées d'un sang noirâtre et non coagulé dans les cavités gauches.

Un peu moins de sang dans les cavités droites ; il est également noir et diffluent.

CAVITÉ ABDOMINALE. — Forte injection du tube intestinal, vu à l'extérieur. L'estomac ouvert, a donné cinq onces d'un liquide séreux ; les villosités sont très saillantes et rougeâtres. La cavité intestinale est remplie d'une matière épaisse , surtout vers la fin de l'iléum et dans le cœcum. Dans les quatre premières autopsies, la matière est d'autant plus consistante qu'on approche davantage du gros intestin. La rate et les reins sont sains. La vessie est légèrement contractée , elle renferme trois ou quatre onces d'urine.

Le nerf trisplanchnique et le plexus solaire d'une couleur naturelle , n'offrent les traces d'aucune altération.

E D'ÛN GARDE-CHIOURME ; MORT DE

LGIDE , SEPT HEURES APRÈS L'INVASION.

DE EXTÉRIEURE. — Marasme au pre-
ré, tâches cyanosées sur diverses
u corps , raideur des membres ,
mains et des pieds ridés.

ABDOMINALE. — distendue par des
mac contenant environ douze onces
lide couleur café au lait ; la mu-
st molle , pulpeuse , brunâtre vers
ə , recouverte d'une couche vis-
grisâtre , qu'on ne détache qu'en
: avec le dos du scalpel.

it intestin contient un liquide blan-
isqueux , dans lequel nagent deux
brics , ensuite vient une couche de
blanchâtre plus épaisse ; les follicu-
plus développés que dans l'état

in , vésicule très dilatée par une
ə. Rate trois fois plus volumineuse
linaire. Vessie très contractée.

NE. — Poumons sains ; un peu de
sseux , violacé , dans les cavités du

AUTOPSIE D'UN QUARTIER-MAITRE, MORT DU CHOLÉRA ALGIDE, VINGT-QUATRE HEURES APRÈS L'INVASION.

HABITUDE EXTÉRIEURE. — Amaigrissement notable, tâches cyanosées sur le cou et la partie antérieure du thorax, plus foncées autour des yeux et des lèvres.

ABDOMEN. — Estomac affaissé, à parois épaisses, friables, il contient un demi litre d'un liquide grisâtre, sa muqueuse est couverte d'une couche grise, rouge dans quelques points, brunâtre vers le grand cul de sac.

Le petit intestin, dilaté par des gaz, il contient le même liquide que l'estomac.

Sous la couche grise qui couvre la muqueuse du gros intestin, sont des plaques d'un rouge brunâtre; aux environs de la valvule iléo cœcale, les glandes de Brunner sont très développées.

Le foie, un peu augmenté de volume, laisse couler un sang noir, épais, et la vésicule biliaire est dilatée par la bile.

Rate molle, un peu volumineuse.

Vessie tellement contractée, qu'elle semble avoir disparu.

POITRINE. — Poumons crépitans, leur muqueuse présente le même aspect que celle du tube digestif.

Cœur mou, contient un peu de sang poisseux, noir.

AUTOPSIE DU NOMMÉ HERI, QUARTIER-MAITRE DE LA GABARE LE RHÔNE,

MORT DANS LA PÉRIODE THYPHOIDE, DIX HEURES APRÈS L'INVASION.

TÊTE. — Système veineux cérébral, gorgé de sang. Arachnoide d'un blanc opale, rosée dans quelques points.

La substance cérébrale est sablée de sang.

Deux cuillerées de sérosité dans les ventricules latéraux.

THORAX. — Organes dans l'état normal.

ABDOMEN. — Larges ecchimoses sur la muqueuse gastrique qui est molle, et se déchire facilement.

Les intestins dilatés par des gaz, renferment une certaine quantité de matière des selles. Leur membrane séreuse est parcourue par des vaisseaux nombreux, pleins d'un sang noirâtre.

Foie sain, sa vésicule dilatée par une bile verte.

Rate volumineuse.

Vessie chargée d'un peu d'urine brunâtre.

CARACTÈRES NÉCROSCOPIQUES GÉNÉRAUX.

Les recherches cadavériques tentées sur les sujets morts victimes de l'épidémie, n'ont rien appris à l'art. En vain nous avons voulu en déduire des conséquences thérapeutiques. L'identité de ces autopsies entr'elles est incontestable, aussi dès les premiers temps du choléra, M. Fleury, que le fléau n'avait pas encore frappé, avait-il témoigné le desir de ne plus ouvrir les cadavres, dégoûté qu'il était de ne rien trouver de caractéristique, et sûr d'avance que rien de très essentiel ne serait observé dans un nouvel examen : nos élèves seuls continuèrent à fréquenter l'amphithéâtre, ils cessèrent bientôt leurs recherches, car ils furent forcés de donner leur temps à de plus importans travaux.

Voici quels furent les caractères cadavériques observés :

HABITUDE EXTÉRIEURE. — La cyanose s'observe plus spécialement à la face, aux extrémités et aux organes de la génération ; les membres sont fortement contractés, les muscles et les tendons, se dessinent en relief sous les tégumens ; la cornée est proéminente, la conjonctive boursouflée et rouge au pourtour de la cornée (on a trouvé deux fois du pus épanché entre ses lames) la peau des mains et des pieds est ridée.

CRANE. — L'arachnoïde est fortement injectée, l'intérieur du cerveau mis à nu par l'instrument tranchant est pointillé d'un sang noir, les cavités ventriculaires offrent un liquide séreux, peu abondant.

MOELLE ÉPINIÈRE, — Etat parfaitement sain ; vers la queue de cheval on observe un peu de sérosité.

THORAX. — Les poumons sont assez généralement sains et crépitans. Le gauche est refoulé en arrière par le cœur, le péricarde renferme très peu de sérosité , le cœur est volumineux , le ventricule gauche est mou et flasque, le droit, au contraire, est ferme et résistant : le premier renferme du sang noir, cailleboté, assez ressemblant a de la gelée de groseilles, le second, présente aussi cette même espèce de sang, mais en plus grande quantité ; il est à remarquer que le cœur se déchire facilement sous la pression du doigt, les colonnes charnues sont peu résistantes : le sang noir et poisseux, s'observe encore tout le long de l'aorte.

CAVITÉ ABDOMINALE. — Le foie a son volume normal, mais il est pâle et décoloré, la vésicule du fiel est pleine d'une bile jaune-verdâtre très épaisse ; l'estomac est fortement distendu par des gaz et rempli dans sa grosse tubérosité par un liquide verdâtre à la surface duquel nagent des mucosités ; la muqueuse stomachale se détache facilement, elle est marquetée de tâches rougeâtres, quelque fois noirâtres, pointillées de blanc, elles s'observent surtout vers le grand cul de sac. La rate est d'un très petit volume, plissée et ridée. Les intestins grêles présentent une belle couleur rosée, surtout l'ileum ; ils sont aussi distendus par des gaz, et remplis par un liquide crémeux, blanchâtre, assez semblable à de l'eau de riz ; nous avons quelque fois observé ce liquide, of-

frir une couleur rougeâtre, ou même jaunâtre ; ce liquide paraissait prendre plus de
consistance à mesure qu'on s'approchait du
gros intestin. Chez un grand nombre de
sujets, nous avons remarqué la saillie assez
grande des plaques de Peyer et des follicules de Brunner, la dimension des dernières
variait depuis un grain de millet jusqu'à une
grosse lentille, les plaques étaient en général peu volumineuses ; chez un individu ,
nous en avons vu qui avaient la grandeur
d'une pièce de cinquante centimes.

La muqueuse du gros intestin est d'un
blanc mat, l'S du colon était presque toujours remplie par la matière cholérique.

La vessie est fortement appliqué contre la
partie postérieure du pubis , elle est entièrement vide.

Les reins sont décolorés , et un peu plus
volumineux que dans l'état normal, chez
quelques sujets ils ont présenté dans leur
intérieur une matière blanchâtre.

En dehors de ces caractères essentiels,
nous devons noter en seconde ligne , la
sécheresse des séreuses et du tissu musculaire , que nous avons observé d'ailleurs
chez presque tous les sujets.

CHAPITRE CINQUIEME.

RÉFLEXIONS ET PENSÉES SUR LA NATURE DU CHOLÉRA.

VANT d'entrer en matière sur une profession de foi aussi solemnelle, je dois à la vérité que rien de ce qu'on va lire, ne doit être considéré comme l'opinion d'un

seul. C'est d'abord moi et mes pensées, ensuite c'est ce que j'ai recueilli, moissonné,
élaboré dans mes rapports de convenance
on d'amitié, avec mes confrères, depuis
notre sommité médicale, jusqu'au plus
jeune de nos néophytes. Je ne crois point
dans ce chapitre, vouloir formuler des hé-
résies médicales, ni blesser aucune opinion,
mais si j'étais assez malheureux pour rencontrer sur ma route, des oppositions riva-
les, que cette page me couvre du soupçon,
d'avoir, une seule fois, prémédité le mal.

Ce qui constitue l'essence et la gravité du
choléra, c'est l'atteinte plus ou moins répa-
rable, portée au système nerveux Ce n'est
point comme organe matériel que ce vaste
et important système est lésé, non, la théorie infirme d'abord la possibilité du fait,
ensuite les autopsies pratiquées ailleurs et
celles qui nous sont propres, ont mis hors
de doute l'état normal, du moins en apparence, des centres et des subdivisions de
l'arbre nerveux. Ainsi cerveau, moelle épinière, ganglions et nerfs, se découvrent
matériellement à notre scalpel, sans lésions,
sans rupture, sans phlegmasie. Si de loin

en loin quelque opinion contraire a pû jeter
du doute sur ce point de la science, on
s'est hâté de recourir à l'observation et les
novateurs ont été recusés, comme ayant cru
voir et n'ayant rien vu. En somme, la localisation de cette maladie a été tentée en
vain, et l'école purement anatomique, doit
au moins une fois avouer son impuissance.

Les nerfs considérés sous le rapport de
la fonction qu'ils remplissent, celle d'être
les conducteurs d'un élément indispensable
à la vie, celui qui la personnifie et l'entretient, sont d'une importance autrement sé-
rieuse, que celui dont le but est de nous
instruire sur leur structure et leur distribution. Le fluide vital dont le réservoir est
dans les grands centres nerveux, qui de là
et d'après des lois admirables et éternelles,
se porte dans l'organisme animal, partout
où il y a quelque chose à animer; ce fluide,
dis-je, car comment l'apeller, est celui auquel se rapporte directement l'action immense et profonde de la cause du choléra.
Nous avons toujours écrit et pensé, qu'au
dessus de tout ce qu'il y a de matériel dans
l'économie; il y avait *ce quid ignotum*, qui

veille, conserve et répare les désordres de l'ensemble, jusqu'au moment où la mort pose un terme à cette lutte de nous même, contre tout ce qui nous entoure.

Les causes des maladies retentissent dans ce système, et si les organes se détruisent matériellement sous l'empire de la vie, si l'ouverture des cadavres nous les montre dégénérés, impropres aux fonctions, c'est que le principe de vie n'a pu résister à la cause de destruction, il a cédé peu à peu, s'est retiré, lorsqu'il n'y avait plus possibilité de conserver. L'autopsie constate bien plus souvent l'œuvre de la mort que celle de la vie. Une cause de mal ne peut rien sur le principal vital; il cesse et disparait quand son rôle de conservateur est impuissant ou fini.

Dans les affections qui compromettent l'existence, l'observation reconnaît une dualité d'efforts contraires qui se choquent, se neutralisent, se balancent, ou bien se terminent par le triomphe de l'une des deux parties engagées dans la lutte. L'une, c'est l'action de la cause pathologique, l'autre, c'est la réaction du principe vital. Dans les luttes critiques, que tout organisme est apellé à soutenir, nulles n'ont été mieux combinées à son désavantage, que celles dont il tombe souvent victime dans le cours des vastes épidémies. On dirait que l'énergie du principe vital faiblit et succombe par imitation, comme ces combattans mis en déroute par le simple échec de ceux qui sont à leur tête. Il y a bien un peu de cela dans le sujet qui nous occupe. Il est donc vrai que lorsque la vie s'éteint, c'est que sa résistance a été impossible, ou bien qu'elle a réagi en vain contre une force supérieure qui dominait ses pouvoirs.

Cette cause est dans la nature, puisqu'elle nous moissonne, mais elle est aussi matérielle ou immatérielle. Déjà on a pu se faire une croyance sur celle que nous avons admise comme ayant imprégné d'un ferment cholérique, le ciel de notre pays. Ce serait donc renouveller un hors-d'œuvre que de vous parler encor de la dualité créatrice de cet incontestable ferment, de la spontanéité de son origine, de ce qui doit le constituer éminemment funeste aux masses. Aujourd'hui ce sont des réflexions et des pensées diverses qui nous occupent, leur place était nulle part, il fallait les offrir comme ces tableaux à sujets divers, et dont l'ensemble pourrait completter une galerie.

Sommes-nous destinés à subir périodiquement les atteintes du choléra? Comment celui-ci agit-il sur le principe de la vie? N'y en a-t-il qu'une seule espèce? Les connaissances acquises jusqu'en ce jour sur son étiologie, peuvent-elles permettre des inductions thérapeutiques spéciales? Telles sont les questions que nous nous sommes imposés dans ce chapitre ; les faits pratiques qui leur servent de base, nous ayant paru rationnels et d'une haute importance clinique, il nous a paru convenable de les résumer et d'en fonder une sorte de théorie d'application.

Il est probable que dans l'an 572, après Jésus-Christ, lorsque la variole frappa l'attention des médecins arabes, la première question de l'époque fut celle-là : Cette hideuse épidémie reparaitra-t-elle encor? Dans le onzième siècle, l'Europe entière ayant été dévastée par cette lèpre, se demande avec effroi : ce fléau va-t-il dormir

avec nous, pour se réveiller à distances périodiques ? En 1835, la Provence interroge
ses médecins dans les mêmes termes et à l'occasion du choléra. Avons-nous quelque chose
à répondre ? Les documens historiques arrachés à la nuit des premiers âges, font mention de divers fléaux dépopulateurs, ceux
qui les ont consigné dans les chroniques du
tems, ne voyaient dans ces désastres, dont
la cause paraissait surhumaine, que le
triomphe du génie du mal qui l'emportait
sur celui du bien. C'est comme si à l'heure
présente, nous voulions voir le doigt de
dieu, dans la peste qui nous dévore. Il est
de fait, que lorsqu'on réfléchit sincèrement
sur les circonstances locales qui peuvent
avoir donné naissance à une épidémie, nous
sommes dans un grand embarras pour les
préciser. La variole frappe un canton comme
un orage subit et imprévu, rien d'insolite
ne l'a fomenté, ni attiré ; n'en est-il point
ainsi du choléra ? lorsque nos moyens si
parfaits d'investigation restent insuffisans
pour s'élever à la cause première, qu'aurez-vous à opposer à celui qui dédaignant
une vaine recherche, s'humiliera devant

une puissance surnaturelle. Croyez-vous avoir saisi la vérité, lorsque partageant les croyances des voyageurs sur le littoral de l'Inde, vous vous écriez avec eux : « Le choléra est sorti des vases du Gange et de l'Indus ! » Cette opinion est par trop matérielle et à cent lieues de celle que les érudits sectateurs de Brahma ont professé et écrit.

Si mon œuvre admettait un plan de compilation indienne, je prouverais par la traduction des écritures sandscrites, que de tems immémorial et dans le cœur de cette presqu'île classique, il est fait mention d'un fléau qui glace un homme et le tue. Dans un manuscrit des indous, revêtu d'un haut caractère d'authenticité, un personnage analogue à l'Esculape des grecs, du nom d'*Hauvatari*, auteur d'une légende médicale intitulée *Chintamani*, a décrit un vrai choléra qu'il apelle *Sitanga*.

Voici les symptômes. — Sentiment de froid produit par la fraîcheur de la lune sur le corps, vomissemens, soif, syncopes, flux de ventre, tremblement, etc. Ailleurs et sous le nom de *Vishumar Vishuchi*, le choléra spasmodique, est défini comme avec le pinceau d'Arétée. — Obscurcissement de la vue, transpiration froide, évanouissement, dérangement des sucs externes et internes, douleurs dans le gras des jambes et des genoux, tranchées, soif extrême, faiblesse des pulsations du pouls, selles aqueuses, venteuses, refroidissement des pieds, des mains, de tout le corps. En somme, dans le *Vishuchi* (qui, à nos yeux représente la forme asphyxique), on est saisi de vomissemens, de déjections, d'oppression, et l'on meurt.

Vous le voyez, les manuscrits hypérantiques de l'Inde, décrivent un mordechi, qui, peut-être, dans ce pays s'est éteint et a reparu à longues distances ; qui a été effacé plusieurs fois de la mémoire des hommes, jusqu'à ce qu'en 1817, une épidémie meurtrière venant faucher ces immenses plaines, où la plante humaine pousse comme l'herbe des guérets, le cri d'effroi des conquérans a retenti jusques dans le cœur de notre vieille Europe.

Alors on a placé l'origine du mal, à côté de ceux qui furent le plus exposés aux atteintes de ce fléau nouveau pour no-

tre race enfantée d'hier. Le ciel brûlant de
l'Inde, le limon des bords du fleuve, se
sont accouplés, et de cette union, il en est
sorti un nouveau typhon, la peste du siècle.
On l'a décrit, expliqué et commenté; on l'a
fait émigrer du vieux monde, on a suivi sa
marche géographique, il a franchi les barrières naturelles des nations, et a fait son
apparition en Europe. On s'est évertué à lui
creuser un lit, à lui tracer un cours régulier, comme on le fait pour un grand fleuve,
dont l'œil et la raison poursuivent les ondes. Seulement, comme l'inexplicable voyageur n'a point révélé son caractère, on le
définit bizarre et capricieux dans ses bonds;
c'est une énigme que ses volontés, ses perfides aggressions et sa puissance.

Toutes ces remarques sur le mode de
progression du fléau, m'ont toujours paru
de vrais tours d'esprit, de longues tortures
que s'impose un écrivain, lorsque forcément il veut s'élever à la connaissance des
causes premières. Je ne nie point la bonnefoi qui a présidé à cet itinéraire, mais fallait-il lui accorder tant d'importance? Si dans
le dix-neuvième siècle, le choléra a com-

mencé par l'Inde, dans le seizième il prit son vol ou son élan de l'Europe, et fit son tour séculaire sans s'embarrasser des calouls des savans. En effet, dans tout ce tracégraphyque du voyageur, peut-on réellement en déduire quelque chose d'invariable et de certain ? non... Il saute par-dessus les monts; lorsque une vallée ou un grand cours d'eau s'offrent à lui, une province en émoi le déclare à ses portes , tandis qu'il l'a dépasse et que se projettant à côté, il manifeste sa présence en des lieux où nulle prévision humaine ne l'avait devancé. Oui, ce nouveau Typhon s'est joué de tous les pouvoirs humains, des cordons sanitaires, des grands cours d'eau, de l'hymalaya glacé, de la mer, des prodiges d'hygiène , de la similitude de climat; il circule dans le monde comme un poison dans un artère , sans s'inquiéter du lieu où la force qui le pousse le conduira. En un mot, le *choléra* suit la *terre*. Toutefois, dans sa marche il s'est démasqué aux rois et aux peuples, et leur a révélé sa mission, celle de nous décimer. Après cet aveu ne demandez plus rien, sinon vous resterez dans le vague et l'indéfini.

Si nous accusons l'Inde de ce présent, l'Inde à son tour pourrait bien accuser l'Europe, en cherchant ses preuves de plus loin encor que le seizième siècle, car, si ce pays était le berceau d'une inconcevable splendeur, avant l'Egypte, avant l'Europe, n'est-il pas probable que si un poison dépopulateur devait surgir d'un sol barbare et inondé, le nôtre devait octroyer tous les frais de cette monstrueuse création. Il y a sans nul doute quelque chose de transcendant et de philosophique dans ces vastes et solennelles apparitions épidémiques. Une cause aussi imposante, toute impénétrable, qui ne s'annonce par rien de matériel, qui se sature d'existances humaines, et s'efface pendant des siècles, comme la cause des événemens géologiques à laquelle on rattache les derniers déluges, est un fait, ni ordinaire, ni mathématique, quoique vous fassiez avec des raisons ou des chiffres, vous n'arriverez jamais jusqu'aux secrets de l'éternel.

Ainsi le choléra n'a jamais cessé d'appartenir à l'Europe, si nous en subissons les atteintes, sa résurrection tient au fatalisme des mutations incessantes que notre planète

et ce qu'elle renferme doivent subir. Il sera
moins mortel dans l'ensemble de nos populations, il s'endormira plus vite et pour
une espace de tems, que plusieurs consi-
dérations nous forcent d'admettre comme
de très longue durée. Ce n'est pas de l'Inde
dont je parle, ce pays a fini depuis longtems son cercle de perfectibilité humaine, et
nous ne pensons pas qu'il soit à la veille de
le recommencer. Or, l'avantage vraiment
positif de la civilisation sur les races éclairées par son flambeau, c'est de conjurer,
d'arrêter, d'amoindrir les tristes résultats
d'un fléau meurtrier.

Une épidémie en Europe n'a pas de plus
grand ennemi que l'association intellectuelle. Il reparaîtra encore, le fléau, dans certaines localités qu'il aura abandonnées pour
un tems, d'autres le couvent, alors qu'elles pensent avoir échappé à ses atteintes;
mais c'est en vain qu'on invoquerait pour
motif probable de sa venue, soit la saison,
soit une série de circonstances météorologiques que l'expérience a déjà prouvé comme
étant d'une illusoire application. Jamais un
ciel différend d'un autre vous a-t-il prévenu

de l'explosion de la variole ? Toutefois, il
est bon de proclamer avant que nous l'ayions
prouvé par les faits, que si le choléra se
transmet par infection, les lieux ou les choses infectées qu'on n'a point purgé de cet
hôte redoutable, peuvent à longues distances le réveiller d'un long sommeil et l'armer
contre nous, plus terrible que lorsqu'il
nous arrive nouveau et inconnu. Un navire
où plusieurs cholériques sont morts, une
maison souillée par quelques décès de cyanosés, deviennent des foyers d'acclimatation du mordechi. Nous en traiterons ailleurs.

Comment agit le choléra sur le principe
de la vie ? Je ne pense pas qu'on exige de
nous la connaissance des modifications intimes, que cet agent inconnu, fait subir
au fluide vital, dont l'essence est toute
aussi fugitive et mystérieuse que lui. Si nous
les considérions tous les deux comme doués
d'électricités contraires, nous dirions que
par un certain contact, ils se neutralisent.
Je ne sais ce qui se passe dans ce monde
inaccessible, mais, je crois que l'agent cholérique agit de cette manière, et non par une
vénénation que rien d'ailleurs ne tend à dé-

montrer. Vous voyez bien qu'entre une atteinte légère, curable, qui ne compromet pas
même la vie, et une autre qui la fait cesser
presque subitement, il n'y a que la différence du petit au grand; or, dans le premier cas, et par conséquent dans le second,
lorsque le sujet revient à la vie, rien ne
prouve un résultat toxique. Le sentiment
de l'existence anime les parties délaissées
par lui, comme le fluide coloré du thermomètre monte aux degrés de la chaleur, sous
l'influence d'un agent qui le dilate. Les expériences tentées sur les animaux avec les
produits cholériques, sang, matière de vomissement ou selles, ne les ont point em-
poisonnés, ni dérangés de leur état ordinaire. En définitive, l'action de l'élément
cholérique dont l'air est le véhicule, et que
nulle analyse quelque savante qu'elle soit, ne
pourra isoler, neutralise plus ou moins
complettement la vie, à la façon de deux
corps électrisés en sens contraires, et qui se
rencontrent dans des conditions voulues.
Si la vie ne cesse pas subitement dans nos
climats, c'est que cet agent n'est point doué
d'une activité aussi puissante que dans l'Inde,

où l'on dit qu'un homme frappé, tombe et
s'éteint. Du reste, quelque foi qu'on attache aux récits des voyageurs, je ne crois pas
à ces morts subites, à ces vraies fulgura-
tions. Ici, le fluide vital résiste à la cause
destructive, et ensuite l'agent léthifère doit
rencontrer dans l'organisme des corps iso-
lans qui l'arrêtent ou l'épuisent en partie.
Il n'est donc pas exact de dire, tel sujet est
mort victime d'un choléra foudroyant; la
foudre brûle, laisse des traces, et plus que
cela, une commotion extrême ébranle l'organisme et anéantit ses fonctions. L'excès
du mouvement, entraîne la cessation des
phénomènes de la vie.

L'expression si reçue d'asphyxique, n'est
pas plus rationelle ; on meurt d'asphyxie,
parce que l'oxigène ne vivifie plus l'air qu'on
inspire; ici, l'oxigène ne manque pas, c'est
la vie propre du poumon qui languit ou
meurt. Que l'influx vital dont les centres
nerveux sont encore les dépositaires, par-
vienne à se faire jour, à réagir, à reprendre
l'empire du système entier, alors vous verrez les poumons éprouver les premiers, le
bienfait de ce retour, et ils fonctionneront

comme si jamais ils n'avaient été morts ou débilités.

N'y a-t-il qu'une seule espèce de choléra? Si nous connaissions exactement la force d'intensité de la cause qui le provoque; si nous pouvions mesurer celle de son résultat sur l'organisme humain , rien ne serait facile comme la solution de ce problême. L'un et l'autre de ces termes si compliqués, seront à jamais des valeurs inconnues et inappréciables. Cependant , voyez un grand nombre de malades, méditez et comparez les cas analogues, classez les symptômes graves , étudiez-les , réunis ou isolés, tirez vos conclusions, et vous reconnaîtrez que le mot choléra , comme celui d'apoplexie , est un mot complexe qui renferme une série croissante , représentant des affections plus ou moins graves et mortelles.

La violence avec laquelle le système nerveux a été frappé, donne la mesure de la gravité du mal; c'est une loi pathologique et une véritable loi de progrès. Admettez comme irrévocable, que le siège de nos maladies, réside d'abord dans l'innervation qui souffre en premier lieu , du choc de

la cause prédisposante, de ce simple point
de départ, vous n'aurez qu'à augmenter
l'intensité de celle-ci pour arriver à l'é-
normité des résultats. Soit, le trousse ga-
lant; ici, c'est l'atteinte la plus légère, la
réaction est prompte, la vie est partout,
la médication toujours triomphante. Durant
nos étés de Provence, alors que les journées sont caniculaires, que les nuits sont
humides, qu'on a faim et soif de tout ce
qui raffraîchit et tempère un sang acre
épuisé de sa partie séreuse par les abondantes transpirations, alors, quel médecin n'a
point eu à traiter des attaques plus graves,
où déja le système nerveux entre en scène
avec un rôle qui fixe notre attention. Demandez aux praticiens de trente ans qui
sont nos maîtres, s'ils n'ont pas observé
des selles séreuses, des vomissemens de
même nature, des coliques et des épigas-
tralgies atroces, des crampes, des mouvemens spasmodiques? à tous ces symptômes
réunis, j'ai rencontré l'absence du pouls radial, et sans nul doute mes collègues ont
de pareils faits à avouer. Tout cela n'est-il
pas quelque chose d'analogue, voir même

d'identique à ce que nous avons vu durant l'épidémie. Qui sait, si abstraction faite de la cause épidémique, quelques sujets ainsi atteints n'auraient point succombé, si une terreur involontaire les eût saisi d'un pressentiment funeste ? Qui me dira, si d'autres vivant de la même manière, n'auraient point avoué de symptômes pareils , si l'idée d'un mal épidémique les eût fortement déprimé?

Mais ce n'est point de ces cas indigènes dont il est question. C'est du fléau indien et de sa cause ; eh bien , diverses nuances ont été observées depuis la cholérine légère, jusqu'à celui que nous avons dénommé *vehementissima*. Les degrès de gravité croissante, sont représentés par l'impression plus ou moins profonde qu'a ressenti le système nerveux , et celui-ci peut-être frappé si rudement, avoir été ruiné si fort, comme organes de l'innervation, qu'il ne peut plus se relever, qu'il doit finir.

Tels sont ces martyrs cholériques dont nos annales gardent la mémoire , et dont la médecine reconnaît la cause, sans pouvoir la combattre. La mort est inévitable. Sans nul doute, un malade ne doit point être abandonné ; et quel homme de l'art a-t-il jamais professé la désertion! Mais avouons-le, agi-t-on en thérapeutiste? n'est-ce pas sacrifier tacitement aux chances du hasard. Ici ce n'est pas même le *melius anceps, quam nullum* , c'est encore moins que le doute du succès.

Ainsi, il y a réellement diverses espèces de choléra, dont les grandes divisions sont celles, 1° où le cœur fonctionne et retentit jusqu'aux dernières artères, 2° celui où cet organe oscille et frémit sans résultat viable, où l'artère radiale, s'émeût d'une manière imperceptible ou pas du tout, ou le sang est cadavre, ou enfin, ce qui reste de vie s'est localisé dans les grands centres nerveux. Voilà les deux grandes divisions que tout le monde conçoit, parce que les symptômes qui les différencient sont aisément saisissables. Maintenant le nœud qui enchaîne un choléra froid, à un cholera chaud, est-il coupé? Personne ne pourra-t-il plus se méprendre? Nous sommes si loin de cette pensée, que nous avons été les premiers à dire : que guérir un malade avec symptômes algides, n'était point triompher de ceux où l'algidité n'est que la conséquence de la presque extinction des centres. Un sujet vomit, a des selles, des symptômes nerveux, un pouls nul et les pieds froids; est-il dans le cadre des *vehementior*? non, qui n'a pas guéri, ou mieux, qui n'a pas obtenu la réaction dans ces cas si nombreux de notre épidémie? Triompher, c'est avoir éveillé la vie, là où elle existait à un degré suffisant, pour pouvoir irradier à la circonférence. Ce n'est pas là ce que nous désignons par incurables? Nous considérons comme tels, ceux où une pratique consciencieuse, nous a forcé d'avouer notre impuissance, ceux où la mort étant partout, excepté dans les dernières limites de la vie, aucun tissu, aucun organe n'ont répondu à nos excitans. Croyez-moi, quand le feu, les vésicatoires, les diffusibles, l'électricité, n'ont plus d'écho, le drame est fini, on n'a plus rien à tenter. M. Reynaud, chirurgien en chef, M. Reynaud, professeur, qui a visité les bords de l'Inde, professent le dogme d'un mordechi mortel. Du reste, nos idées sur la pluralité des choléra sont exprimés ailleurs, par l'histoire individuelle que nous en avons tracé.

Y a-t-il identité entre la cause du choléra et celle du typhus? non, celle de ce dernier est matérielle, compréhensible, peut-être annullée d'une manière directe, à l'aide de nos moyens désinfectans. Le typhus des bagnes flottans que nous avons observé et décrit, résultait d'une atmosphère intérieure des vieux navires, viciée autant par les émanations marécageuses d'une cale où croupissaient des matières organiques, que de la vieille charpente de ces vaisseaux, peut-être aussi de l'entassement des hommes dans un local resserré et privé d'air. J'ajoute cette dernière cause, vu qu'il m'est arrivé, maintes fois, d'être comme saisi d'une invasion typhique, pour avoir respiré deux ou trois heures, le même air que soixante forçats atteints de ce mal. Chacun sait ce qui advint aux assises d'Oxford, où le jury, le tribunal et l'auditoire, furent saisis des mêmes symptômes, un instant après qu'on eut introduit quelques prisonniers, depuis longtems captifs dans la même prison. Or, ce que j'ai éprouvé après ma visite, sorte d'ivresse, pesanteur de tête, céphalalgie, lassitudes ; les chirurgiens sous mes ordres

l'ont accusé comme moi, et le meilleur
moyen pour s'en délivrer, était une course
sur la montagne, en un mot l'aëration. C'est
aussi le principal moyen thérapeutique, car
le typhus des bagnes est toujours mort à
Saint-Mandrier, il n'a point résisté à cette
épreuve. Au contraire, le *mal de Toulon* se
contracte en plein air, c'est lui qui le donne ;
à quelques pas en dehors de l'enceinte contaminée, les forçats sont restés à l'abri de l'infection typhique, tandis que toute les localités du bagne, ont donné un contingent de
cholérisés.

Je crois pouvoir conclure par une série
de raisonnemens et d'expériences qu'il serait trop long de relater, que l'agent typhique agit par une sorte d'entoxication sur le
principe de la vie, tandis que celui du choléra le déprime, le repousse, l'éteint d'une
manière directe.

Une vaste question soulevée par l'invasion
cholérique en Provence est celle-ci : existe-
t-il quelque analogie entre le typhus et le
choléra ? Les symptômes de l'un et de l'autre, peuvent-ils se manifester en même
tems ? Une période choléro typhique a-t-elle

été observée ? — Le mode d'agir de la cause
énoncée ci-dessus, devrait exclure toute
analogie franche, réelle et incontestable ;
cependant il ne répugne pas d'admettre
que l'infection typhique se surajoutant à
celle du mordechi, il puisse en surgir des
symptômes tranchés et différends de ceux
que la maladie régnante nous a signalé
comme constans. M. Aubert a le premier
remarqué des vibices et des pétéchies sur
les malades de l'hôpital principal. C'est
à partir du quinze juillet, que ce fait a été
reconnu. Après lui, MM. Reynaud, Auban
et moi, avons noté un grand nombre de
fois, que les réactions cholériques étaient souvent une transformation du fléau du Gange,
en vrai typhus. Nous l'avons vu plusieurs
fois se terminer par des parotidites, des
abcès. Enfin, durant la dernière quin-
zaine d'août, et pendant le mois de septembre, période de décroissance et d'extinction, les symptômes vraiment typhiques
ont souvent prédominé sur ceux du choléra.
On arrêtait sans peine l'abondance des selles et des vomissemens ; ce qui restait alors
de la maladie, avait revêtu le caractère du

15

typhus nostras. Dans cette métamorphose
du mal, les réactions incomplettes sui-
vies de typhus, ont plus particulière-
ment atteint les sujets long-tems affaiblis
par la peur, la diminution de nourriture
habituelle, et ceux qui ont respiré une atmosphère resserrée où des victimes du jour
avaient passé. Ces conditions funestes se sont
rencontrées vers la fin de juillet, c'est
alors aussi que les chances typhiques ont
été le plus à craindre et se sont le mieux
dessinées. On a constaté que les réactions insensibles, celles qui sont faibles,
traînantes et sans résultat, qui usent le peu
d'innervation sans rien amener de favorable
au sujet, se terminent rapidement par la
mort.

Ainsi, si nous voulons être conséquens
avec nos idées, sur la pluralité des choléra, il faut donc en définir une espèce,
dans lequel les symptômes les plus saillans
du typhus, se dessineront au milieu de ceux
qui leur sont propres. C'est ce que nous
avons consacré par un fait d'observation,
extrait de notre clinique.

Enfin, nous avons encore une transi-

tion pathologique d'une importance assez
majeure pour n'être point oubliée. C'est un
véritable accès de fièvre intermittente sopo-
reuse, ou céphalalgique, ou pneumonique,
succédant à un calme trompeur, après avoir
obtenu une réaction en apparence favorable.
C'est la forme congestionnaire que nous
avons décrite. Celle-ci est souvent curable,
lorsqu'elle n'est point le dernier effort de
la nature dans la période cyanique. Quelquefois des transpirations abondantes, froides et partielles, surtout durant la nuit,
ont été le symptôme dominant de cette
forme morbide.

Préoccupés que nous sommes d'un lien
de confraternité entre la cause des grandes
catastrophes, nous avons compulsé les écrits
relatifs à la suette épidémique qui ravagea
l'Europe, et dont le symptôme néfaste était
une sueur inextinguible. Une sorte d'influence cholérique s'est aussi manifestée dans
nos fièvres intermittentes sudorales ; les
crampes étaient fréquentes, et la suppression
d'urines, un symptôme presque constant.
Disons par anticipation, que la sulfate
de quinine, uni à l'asa-fétida et à l'opium,
nous ont toujours réussi comme moyens de

premier ordre dans le traitement de notre suette cholérique.

Maintenant que nous avons confié nos doutes et nos convictions sur la nature du choléra, sur ses aspects divers, sur les probabilités de sa périodique irruption, il serait inutile de proclamer la variété des traitemens spéciaux, suivant les formes que l'expérience clinique lui a reconnu. C'est une vérité presque proverbiale pour ceux qui l'ont étudié en médecins philosophes, seuls, ils n'ont point voulu y reconnaitre une lésion toute matérielle, qui réclame à tout jamais le même pansement, la même instrumentation. C'est pitié de voir un homme de l'art qui, avant d'avoir vu le malade, a déjà dans la bouche la sempiternelle et banale formule qu'il a répété vingt fois dans la journée. Nous rions de bon cœur en songeant à ce confrère qui, aujourd'hui, purgeait babord d'une salle confiée à ses soins, et le lendemain tribord; nous en rions, vu que ce tems d'obscurantisme médical est loin de nous, mais nous sommes loin de plaisanter sur le cas grave et si fréquent que nous venons de dénoncer.

Durant notre épidémie , nous avons vu un étranger à la médecine , voiturer son incapacité dans nos murs et s'intituler médecin cholériste. Je le reconnus , et lui demandai le motif de son changement de profession , « Eh , Monsieur , la nécessité , voilà mon diplôme ; quant à ma manière de droguer , j'imite en tout Monsieur tel , qui comme moi prescrit toujours la même chose.» Cet homme , sans s'en douter , faisait de l'esprit et de la satire à la façon de Juvenal.

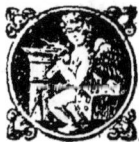

CHAPITRE SIXIÈME.

ÉPIDÉMIE, CONTAGION, INFECTION.

———⁂———

AUJOURD'HUI une vaste question est offerte à tous les médecins qui ont pratiqué leur art dans les pays visités par le choléra, c'est celle de l'épidémie et de la contagion.

Toulon, ville de choix, d'où est parti une
explosion dont le département du Var, celui des Bouches-du-Rhône, les riverains de
ce grand cours d'eau, les vallées des Basses-
Alpes, ont ressenti les secousses, Toulon,
dis-je, peut apporter à la solution du problême, une masse de faits, dont profiteront,
sans nul doute, les savans apellés en dernier ressort, à prononcer sur ce grave
sujet, auquel se rattachent tant d'intérêts
sociaux et politiques. Nous ne voulons pas
d'érudition étrangère à notre localité, d'ailleurs, tout ce qu'on a dit et écrit sur l'origine du mal, son cours, ses stations,
l'inégalité de sa marche, ses disparitions
subites, ses réapparitions inopinées, tout
cela est devenu si vulgaire, que puisque la
science n'en a retiré nul profit, c'est sur de
nouvelles données qu'on doit désormais
bâtir, si l'on veut enfin trouver les fonde-
mens d'un édifice durable. Un grand malheur pour l'art et l'humanité, c'est de vouloir qu'une peste qui dépeuple un royaume,
une capitale, soit absolument identique, à
celle du même nom, qui moissonne ailleurs,
et qui doit présenter des différences, puis-

que le hasard des choses, en a imprégné le climat d'un autre monde.

Un germe morbide que suit une série de développemens, n'aurait-il pas les attributs de la sémence d'un sol équatorial, qui peut parvenir à pousser sous un ciel du Nord, avec des caractères appalis et un peu différens de ceux de sa terre natale? Ou devine notre pensée, c'est du mordechi, production des bords du Gange, dont nous voulons parler. Mais qui nous a dit et prouvé que le choléra à toujours été indien? Ce berceau présumé du genre humain ne l'avait-il pas reçu d'une autre contrée? N'en serait-il pas de lui comme de la syphilis, ou tandis qu'on s'évertuait au quinzième siècle à lui trouver une origine, on a fini par conclure que ce mal est aussi ancien que le monde et que la bible, notre livre des croyances, en fesait mention. Il est vrai que les descriptions des voyageurs, nous ont donné le typhon du Gange, comme essentiellement ennemi de l'homme, mais je le demande, en quel lieu les maux qui déciment notre espèce, surgissent-ils plus redoutables qu'ailleurs, sinon partout où les masses sont compactes, nom-

breuses et opprimées ? Je crois et je professe
que nos pères ont eu des choléra aussi meurtriers que ceux de l'Inde, et la fameuse
peste noire n'était pas autre chose, sinon le dernier *memento* des anciennes
épidémies, qui avaient ravagé nos contrées
alors boisées, humides et mal saines. Mais
leur population n'était pas celle de l'Inde ?
d'accord, cependant observez que dans un
pays comme la Gaule, où l'on offrait des
sacrifices humains, où périssaient des milliers de victimes par an, il y avait du populaire.

Les religions ont toujours eu en réserve
le secret hygiénique des peuples; en Egypte,
pays civilisé, on embaumait des myriades
d'êtres de toute classe pour empêcher l'infection de l'air; dans la Gaule remplie de
forêts profondes, pays de mystères horribles, et d'hommes barbares, on brûlait
pour le même motif le menu peuple, celui
qui nait pour souffrir. Comme le choléra
est une maladie singulière, on veut en faire
une production exotique; le merveilleux
qui s'attache à des descriptions lointaines
offre tant d'attraits ? Telle n'est point notre

pensée, chaque climat de la terre nourrit
à la fois ses fruits et ses poisons. Les
rives du Gange, ont le triste privilège de
conserver le ferment d'un choléra meurtrier
depuis un tems immémorial, ce qui ne dit
pas qu'il ait pris naissance des vases et des
limons déposés sur ses bords, ni de son
terrein d'alluvion, ni qu'il n'en disparaitra
pas, si jamais on parvient à façonner sur ce
sol opprimé une civilisation durable.

Je crois que les grandes causes de mortalité, celles qui déciment les êtres de quelque ordre qu'ils soient, ont une moitié de
leur origine trop élevée, pour que nos faibles moyens puissent y atteindre. Voilà ce
qu'on ne veut pas concevoir. Si par exemple, un océan d'insectes dévorait nos mois-
sons, et que des orages pareils à ceux des
tropiques, vinssent les frapper d'un coup
mortel et en quelques heures, nous dirions
encore : c'est la terre humide qui les a engendré et un phénomène tropical qui les a
tué. Ce n'est pas cela ; l'orage qui les a frappé,
ou mieux ce qui les a tué, car ils meurent
aux Antilles sans accompagnement d'orages,
est obscur et impénétrable ; ce qui ne l'est

pas, c'est que cette cause s'est fabriquée
dans notre ciel et par notre sol, qu'il y a
parité avec celle des tropiques, mais elle
n'eu a pas été importée.

Nous concluons que le choléra, dont nous
avons été témoins ou victimes, est nôtre; c'est
celui de la Provence, et Toulon, a éprouvé
ses premiers coups; que des influences tellu-
riques et locales ou appréciables, ont été des
circonstances favorables à son développement; il y est né, grandi, s'y est éteint. J'en
dirai autant de tous les fléaux possibles; les
maladies sont dans la nature, leurs causes résultent très souvent de combinaisons introu-
vables entre l'air et la terre; la rougeole, la
petite vérole, sont de ce nombre, celles-ci
peuvent sévir partout, mais une localité,
une composition atmosphérique inconnue,
lui donnent une couleur épidémique, tran-
chée sur les affections du même genre, observées ailleurs: une peste devient alors
spéciale, sa description particulière, son
traitement à part. Ces idées sont applicables
au *mal de Toulon*, comme à la rougeole,
ces maladies tombent à l'improviste sur un
pays, et s'y comportent suivant la nature
de la cause qui les a engendré.

Mais le choléra est-il contagieux? non, à
Toulon il n'a pas été contagieux. Cette sorte
de maladie si étonnante, si bizarre, a débuté sans que des dérangemens des fonctions digestives et des anomalies dans l'acte
d'innervation l'aient précédée. Elle s'est montrée comme une éruption volcanique occulte,
ses produits rares d'abord ont frappé au
hasard, ils se sont multipliés, et elle a atteint
des masses plus nombreuses, lorsqu'elle a été
tout-à-fait impatronisée dans nos murs. Alors
on a eu des cas, qu'un système arrêté de
contagion pourrait expliquer, et que la gé-
néralité des médecins de la marine, à la tête
desquels on place MM. Fleury, Reynaud et Aubert, définissent transmission par infection.
Le premier sujet venu à l'hôpital, fut un
marin de la *Galathée*, absent de son bord
depuis quatre jours; il les avait passé à boire
dans le cabaret de la rue d'Orléans, maison
Laberthonie; les symptômes ne se manifestè-
rent que dans le cachot humide de l'*Amiral*. Mais cette maison fut celle où moururent le surlendemain Reine et son enfant,
est-ce à dire que la contagion les gagna?
non, le cabaret du lieu est à part, et d'après

des documens exacts, il n'y eut aucune espèce de rapport et de contact entre le matelot et les habitans du corps de logis. Il fallait un premier coup à un premier choc, ce
fut un matelot qui succomba.

Cependant, observez bien que ce cas unique dans nos hôpitaux de la marine, ne
l'était pas dans l'ensemble de la population.
La veille de cet événement, un médecin
civil, M. Laugier, avait été mandé auprès
d'une malade dans le voisinage de l'église
Saint-Louis, et il avait reconnu des symptômes si graves, tellement extraordinaires, et en dehors de ceux que nous ob-
servons annuellement à pareille époque
durant la saison des fruits, qu'il eut comme
nous tous en présence du matelot de la
Galathée, le pressentiment d'un choléra
nouveau. Cette femme a guéri, et il n'y avait
eu ni contact, ni rapport entre les deux
victimes.

Voilà les deux premiers martyrs qui
ont commencé l'invasion du mal à Toulon;
une fois convaincus de ces deux exceptions
à la théorie contraire, nous avons voulu
pousser bien plus loin un examen aussi im-

portant ; on a été aux enquêtes, les plus
scrupuleuses et tout ce que l'on a tenté à
cet égard, nous a confirmé que ni le matelot, ni la femme n'avaient, ni ne pouvaient
avoir eu des relations. M. Fleury, qui ne
croyait point à la contagion, voulant asseoir
sa première preuve sur des bases irrécusables, a écrit à l'inspecteur du service de
santé de la marine ce premier document,
nous le donnons avec la confiance d'un fait
arrêté. Après ces deux cas, ceux qui les sui-
virent, soit en ville, soit dans les hôpitaux,
ne sont plus que d'une importance secondaire, néanmoins nous fîmes encore des
perquisitions pour reconnaître s'il avait
existé des rapports intimes ou éloignés avec
les premiers, il n'en résulta rien. Cependant le fait de l'enfant de Reine peut laisser
en litige quelques soupçons : Cette mère
demeurait dans le corps de logis où cet
homme s'était énivré, mais la maison n'a
rien de commun avec le cabaret, elle en
est tout-à-fait indépendante ; Reine sortait
toute la journée avec son enfant, sa porte
était fermée à clef ; le matelot, ni rien de
ce qui lui avait appartenu, ne l'avaient tou-

chée, le marin lui-même n'ayant eu des signes qu'après son transfert à la prison,
pouvait, je le crois, avoir été pris du choléra au moment où il a éprouvé des coliques et des vomissemens, et c'est dans un
cachot de l'*Amiral* qu'il s'en est plaint. La
mort de l'enfant s'explique naturellement
à l'aide d'une indigestion causée par l'usage
des fruits, et le cachet cholérique s'y est
imprimé.

Cependant ce premier fait qui s'allie peut-
être mieux à la théorie de l'infection, peut
laisser quelques doutes dans l'esprit du lec-
teur : En voici un second qui ne manquera
pas de convaincre les incrédules de la non
contagion, pourvu qu'ils veuillent le comprendre et le commenter avec conscience
et bonnefoi.

La corvette la *Diligente*, venant de Tri-
poli en Syrie, mouille en rade de Toulon,
le treize juin ; elle fait une quarantaine de
vingt-cinq jours, et c'est le sept juillet
qu'elle prend l'entrée. Les maîtres et les
officiers descendent journellement à terre ;
la plupart donnent des soins à des cholériques, les visitent, les pansent. Parmi eux

se distingue le maître calfat, qui a perdu
en deux jours son beau-père, sa belle-mère,
et sa sœur; jamais homme n'eut des con-
tacts plus intimes avec des victimes du
jour; les domestiques fréquentaient également la ville et avaient des rapports avec
des maisons infectées. Ce navire reçoit l'ordre le quatre août de porter secours à la
Dauphinoise, elle remplit sa mission et nous
revient le vingt-deux du même mois. Pendant ce laps de tems, la *Diligente* n'a
pas eu un seul cholérique, pas la moindre
indisposition qui put faire croire à l'influence, pas un soupçon. Certes si la contagion était un axiome reçu, ce fait le ren-
verserait. Ce navire est un chef-d'œuvre en
action de l'hygiène nautique, il n'a pas
perdu un seul homme depuis deux ans. Re-
marquez bien que si l'équipage de la *Diligente* ne descendait pas à terre, le même ordre
était exécuté par tous les batimens sur rade,
ce qui n'a point empêché le choléra d'y pénétrer. Il nous serait facile de multiplier
les exemples de non contagion, mais ne serait-ce pas affaiblir une aussi forte preuve
dont nous offrons pour garant, le rapport

de M. Gery, chirurgien-major de cette corvette. Non, le choléra n'est point contagieux comme le veulent les partisans exclu-
sifs de la doctrine contraire. Si, le contact
prolongé d'un homme sain avec un cholérique, à peau chaude ou froide, visqueuse,
gluante, sèche; si la matière des vomissemens et des déjections; si du sang, des autopsies, dans lesquelles on plonge les mains,
où le scalpel vous inocule des humeurs; si
tout cela ne donne pas le mal, quelles
preuves voulez-vous plus concluantes et
plus belles? Y aurait-il en vie, ou pour le
moins en convalescence, un seul médecin
de la marine, si le dogme que nous soute-
nons, n'avait pas toute la gravité d'une
sanction infaillible et irréprochable.

En dehors de nos hôpitaux, les faits se
pressent encore pour nous prêter aide et
conviction. Que de gens se sont dévoués
au service le plus pénible auprès de nos
malades, et en sont sortis invulnérés et
triomphans! Parmi les forçats de bonne volonté qui sont venus s'ensevelir dans l'hospice civil, ceux qui se sont consacrés aux sé-
pultures, nul de ces hommes prodigues de

contact et de soins rebutans, n'a pris mal.
Ce sont gens de courage, oui, je le sais, mais
alors proclamons la force morale, comme
une puissance capable de lutter avec gain
de cause contre l'ennemi commun.

Je connais une femme, Mme Alimondi;
pourquoi tairai-je les vertus civiques! J'ai
trouvé cette femme chez trente cholériques,
livrée aux manœuvres de la plus basse domesticité; cette ursuline qui défiait la contagion
en esprit de pénitence, est encore parmi
nous. A ces preuves de notoriété publique,
je n'ai rien à ajouter, sinon, ces exemples
d'intérieur, vrais portraits de famille, que
ne voient que les initiés ou les médecins;
ceux, apellés à admirer ces preuves d'amour,
d'amitié, que se donnent entr'eux deux
amis, deux amans, deux époux, où l'un,
encore vivant, use sa vie à soigner l'autre
qui meurt. Oublierons-nous une jeune
femme auprès d'un mari glacé par le premier choc du choléra, qui se couche brû-
lante de fièvre auprès de lui, l'étreint, le
presse, le réchauffe et sort enfin victorieuse
de ce duel. Que d'exemples à jamais perdus
pour la science, ou la non contagion se dé-

montre aux plus sceptiques ! Oui, nous
sommes fiers de nos opinions, et si jamais
une épidémie semblable nous atteint, que
la philantropie n'ait point le remords de la
contagion ; qu'elle se livre avec courage,
pieds et poings liés au sort des victimes,
leur prodigue les soins de frères et d'amis.
Il n'y a pas eu contagion dans notre pays,
le ciel ne voulut pas que le dévouement au
malheur, fut un décret de mort contre celui
qui abaisserait la paupière d'un trépassé.

Toutefois, le génie épidémique reste
comme un fait hors de toute discussion.
Quelque soit le mode d'organisation, d'exis-
tance, qu'on suppose à l'agent premier qui
vient se répandre sur une contrée ; qu'on
adopte ou non, l'idée émise à ce sujet dans
notre chapitre initial ; du moins reste-t-il
prouvé, la présence insaisissable du principe
et sa diffusion parmi le peuple. Celle-ci
d'abord restreinte, paraît s'accroître avec le
nombre des sujets atteints, et ce nombre
acquiert une progression d'autant plus ascendante, que l'élément néfaste a trouvé
dans la manière d'exister des citoyens, les
moyens d'alimenter sa vie propre, sa dévo-

rante activité. Un climat chaud, la misère,
l'agglomération des individus, l'oubli ou
le mépris des lois hygiéniques, sont les
fatales conditions de sa persévérance à garder un pays. Qu'on nous prête attention
pour ce qui va suivre.

L'agent métaphysique répandu dans l'air,
trouve-t-il dans une localité, les miasmes qui
conviennent à sa nature, il s'unit à eux et
de la pénétration des deux principes, résulte la cause du choléra. Celle-ci respirée
par le peuple, se confirme épidémique,
puisque sans contact avec une personne
atteinte, et par le seul fait de l'inspiration,
on éprouve les symptômes propres de la
maladie. Mais ne peut-il pas arriver que les
miasmes, quoique en rapport avec l'agent
métaphysique, soient faibles? Sans doute, l'é-
pidémie qui alors en sera la conséquence,
aura peu de retentissement et de durée. Les
pays menacés de cette explosion, peuvent
donc se prémunir contre un envahissement
prolongé, si les habitans savent comprendre
les sages conseils de ceux qui doivent les
diriger. Car, diminuer, annuller, détruire
tout ce qui est miasmes, c'est rétrécir le

champ d'attaque du mal, c'est le priver du
principe matériel qu'il doit animer pour
nous décimer. Il est des choses d'une intelligence vulgaire, que la puissance humaine
ne saurait pourtant pas exécuter ; tel, celui
de l'extinction complette des effluves
qu'une ville considérable exhale par tous
ses pores. Supposez la frappée du mordechi ?
croyez-vous que l'atmosphère ambiante ne se
chargera point de tout ce qui émane de ses
cloaques, de ses carrefours, de tout ce qui
dénature l'air ? Au contraire, les principes
léthifères seront plus concentrés, puisque
la raison de leur formation l'est devenue par
le fait même de l'épidémie croissante. Alors
l'atmosphère de cette ville sera frappée d'infection cholérique. Ici, les vents pourront
balayer les atomes et les pousser au loin ;
certes, s'ils se sont rencontrés sur la ligne de
direction de notre Nord-Ouest, je ne pense
pas qu'ils aient résisté à ses raffales. Qui
sait si le reste du département, la Savoie, l'Italie, ne doivent point en partie leur choléra
au mistral ? est-il vrai du moins qu'on nous l'a
annoncé sous le règne de ce vent à Toulon.
On peut donc être saisi du mal en respi-

rant une atmosphère infectée? oui. Entr'autres preuves, citons encore le cas de la
Durance; ce navire vient d'Espagne, mouille
sur notre rade, un homme crie aux coliques, on accourt, et c'est un vrai mordechi
que l'on constate.

Cet exemple, voyez-vous, exclut tous
ceux que l'on pourrait cumuler à l'appui de
la non-contagion ; on le croirait arrangé
exprès pour convaincre les incrédules.
Maintenant on pourra dire que le mal a
saisi ce matelot, moins pour avoir respiré
un air infecté, que pour s'être trouvé avec
des prédispositions, dans le champ de l'atmosphère épidémisée. Soit, mais alors vous
niriez qu'une ville où ce fléau sévit avec
fureur, n'est pas un lieu malsain, qui
charge l'air de tout ce qu'exhalent les morts
et les malades. Moi, je juge de ce qui se
passe ici, par les observations irrécusables
que tous nos confrères ont fait sur une
échelle plus raccourcie.

Dans une maison passe un cholérisé, donc
l'agent épidémique peut avoir pris domicile;
il meurt, alors les effluves de la maladie et
de la mort, se surajoutent à l'atmos-

phère intérieure du local; en un mot, le
génie épidémique de l'air, s'est accru d'une
somme égale aux miasmes dégagés. Il y a
ici infection, ceux qui seront forcés d'y
vivre, auront des chances directes pour
contracter le mal. Le mot infection, embrasse
à la fois, la cause épidémique générale, plus
la cause locale, élaborée par les victimes du
jour; or, il y a donc double danger à respirer
sous le toit contaminé. Dans cette occurrence,
pensez-vous que l'atmosphère d'une ville ne
se charge point de ce qui infecte tant de maisons? Dire le contraire, serait nier le soleil, ce serait professer qu'une ville où meurent et s'ensevelissent par jour deux cents
victimes, ne livrent rien de gazeux à l'espace.
Seulement on contractera bien moins la maladie en plein air, que dans les maisons infectées. Certes, ici, les documens ne
nous manquent pas, puisque un cholérique
mort dans un local, a presque sans exception frappé sa demeure d'une sorte de fatalité. Demandez aux médecins la solution
du problème, tous vous diront que dans
cette maison, une mort en a toujours suivi
une seconde, une troisième, et quelquefois davantage.

Une enceinte ainsi miasmatisée , est le
champ de triomphe de l'infection; notre pays
la constaté mille fois , et notez bien que les
causes infectantes , sont représentées autant
par l'air qui se sature de ces émanations, que
par les corps divers qui les pompent et les retiennent. Un objet en laine ne diffère ici de
l'air , que par la manière de retenir le gaz;
dans l'un , il y est flottant , suspendu ; dans
l'autre , il y est emprisonné , et peut alors
franchir de longues distances. A l'article
police médicale , nous y reviendrons.

Notre théorie de l'infection , est pour ainsi
dire , celle de l'épidémie matérialisée , tout le
monde la conçoit. Plusieurs faits de médecine nautique , lui ont donné l'évidence du
moi. Ecoutez : la goëlette-brick la *Dauphinoise*, part de Toulon le sept juillet , le neuf,
le choléra se déclare, le quatorze, elle compte
quatre décès; elle arrive à Bône en Afrique, on la repousse , et presque désempa-
rée, elle va mouiller dans une ile déserte, la
Galite. Le dix-sept , jour de son atterage ,
elle avait vingt malades , des convalescens
et des terrifiés. Nul doute que ce navire ne fut
infecté. M. Hauvel jeune , chirurgien-major,

fait débarquer son monde , et le partage en
trois camps séparés. On conçoit d'avance
les cathégories qu'il fit. Cette mesure de rigueur permit l'assainissement du navire ,
les hommes cholérisés se rétablirent promptement , l'équipage rentra à bord le quatre
août , et se mit en route sans qu'un nouveau
cas ne vint l'arrêter dans sa marche.

Ainsi , l'isolement dissémine les causes
morbides très rapprochées , raréfie , sépare,
disperse les agens d'infection , et soulève
une question relative au placement et à la
construction des lazarets. On croit avoir
tout fait , lorsqu'on a parqué un navire dans
une étroite enceinte ; on ne sait donc pas
que l'infection augmente par le tassement
des masses nombreuses dans un atmosphère
bornée ; que par là , une ville voisine peut-
être compromise dans ce qu'elle a de plus
précieux , la santé de ses habitans. Vous
souvient t-il de la *Melpomène*, lorsqu'elle
arriva de Lisbonne , fatiguée sous les coups
du choléra ? Son équipage eût infiniment
moins souffert , si notre lazaret eut été la
Galite? Cette frégate considérée comme charpente organique végétale , s'infecta pour la

première fois dans l'arsenal de Brest ; elle en
partit guérie, pour naviguer sur les côtes
d'Angleterre, ensuite à Cherbourg ; quelques
nouveaux cas reparurent durant ces deux
stations ; elle en était en apparence débar-
rassée, lorsque pendant son séjour à Lisbonne, il se développa une épidémie plus
meurtrière que les autres dans son équipage ; c'est sous d'aussi facheuses conjonctures, que le Lazaret de Toulon lui
donna hospitalité et secours. Jusques là,
l'art n'avait encore rien fait de sérieux pour
l'assainir. Ne pensez-vous pas qu'ici, le
caractère infectieux date de l'époque où
ce batiment était amarré dans le port de la
ville où le choléra exerçait alors ses ravages?
que la cause de l'infection s'est éveillée, ou
assoupie, suivant les circonstances locales
qui l'ont sollicitée, ou bien tout-à-fait
oubliée.

Dans tous les cas, ce navire était un foyer
d'infection, et il fut mortel aux gens de son
équipage, comme à ceux qui venus de la
ville, furent commis aux postes de surveillance et de secours. La mort des gardes de
santé qui respirèrent dans l'enceinte du Lazaret, et qui n'eurent aucun contact avec

les malades, prouve encore à nos yeux le fait de l'infection de l'air. Le garde-sanitaire de la frégate américaine, mourut aussi de la même manière. Ainsi comprenez-vous, tandis que la ville jouissait d'une tranquillité parfaite, des hommes sains, du moins en apparence, et sortis de nos murs pour se rendre par mer à une lieue de distance, contractèrent le *mal de Brest*. Mais il ne franchit point les murs de clôture, cet épouvantable génie du mal, pourquoi cela ? Ce mal n'était point le nôtre, sa cause nous venait d'un ciel étranger, il ne pouvait élaborer les prédispositions ; l'agent métaphysique nul, n'avait pas de miasmes à animer, ceux-ci s'annullèrent sous les efforts de M. le docteur Guilbert, il devait mourir à nos portes et nos prévisions furent reconnues vraies.

Le fléau de 1835 fut bien autrement sérieux ; ses premiers coups tombèrent sur nos têtes, comme celui de la *Melpomène* avait atteint les siens à Brest. La *Dauphinoise* qui le prit dans nos murs, et la frégate française allèrent, l'une, l'ensevelir dans une île, la Galite; l'autre, au

Lazaret de Toulon. Il y a dans ces deux cas, parité et ressemblance.

Ce qui précède, nous donne la clef et la solution d'une foule de problèmes touchant la transmission cholérique. Ainsi, la première condition de l'épidémie, c'est l'agent mystérieux qui change subitement l'air d'une contrée; la seconde, c'est son contact avec la chose matérielle locale; la troisième enfin, je la reconnais dans les prédispositions individuelles. Cette trinité étiologique d'un ordre supérieur, formule en grand la marche dévastatrice du choléra. Supposez deux cents lieues de terrain habité, sous l'influence d'un ciel pareil au nôtre, en juillet 1835; là, où les deux principes formateurs seront rencontrés en rapport de causalité, il en surgira un fléau plus ou moins meurtrier. Nous avons énuméré ailleurs les causes locales qui doivent selon nous attirer l'agent premier de ces désastres, se laisser féconder, en un mot, lui donner un corps. Celui-ci, aura d'autant plus d'importance épidémique, qu'il livrera à cet agent, plus d'effluves, et par conséquent plus de populaire: ainsi Toulon et Marseille ont-ils été des foyers , que la migration subite pouvait seule affaiblir. Nous avons vu des localités du département dans les meilleures conditions hygiéniques , et cependant le fléau s'y impatroniser de vive force. Comment répondre à cela , sinon par les conséquences des prédispositions. La ville de Lorgues si maltraitée et celle d'Antibes si peu , vivaient sous la même influence atmosphérique ; dans l'une, la terreur a dévancé le mal; dans l'autre, on s'en inquiétait peu , voilà le motif plausible de la différence d'infection. Oui , le calme moral , celui dont la médecine ne peut disposer est un puissant antidote ; demandez aux médecins de la marine.

Le calme moral !... Un infirmier, épicurien, tombe ivre-mort dans le laboratoire d'anatomie de l'hôpital militaire, où gisaient plusieurs cadavres entassés. Il passe la nuit au milieu de ces hôtes étranges. Le proverbe le dit avec raison , il est un dieu.... Le lendemain il reprit sa besogne. Je crois du reste qu'il eut un jour de faible diarrhée, mais enfin il ne s'alita point. Au contraire, la peur semble attirer le mal , elle prépare

son triomphe, elle donne jusqu'à la ressemblance physique du sujet cholérisé qui vous
a saisi. L'exemple suivant trouvera bien
d'incrédules.

Un infirmier (un forçat), brave le mal
avec ostentation, c'est à dire qu'il masque
ses terreurs à la façon des lâches. A minuit
on m'appelle pour un cholérique agonisant,
et qui se mourait dans les contorsions phy-
siognomoniques d'un homme qui a lutté
avec rage, il était hideux à voir. Cette violâtre et frénétique figure de damné me suit
encor, je la vois toujours. Je fis ces remarques à mon pauvre servant, qui dès ce moment se couche, passe la nuit à chasser le
fantôme du défunt qui ralait dans une salle
voisine; le lendemain il l'avait si bien imité,
qu'il était bleu et jaune comme lui, se tordait
avec les mêmes contorsions, et que sa figure
à l'heure de la mort, avait pris une ressemblance affreuse avec celle du premier trépassé. Ce pauvre diable avant de mourir
me disait : « Oh , j'en suis sûr, ce fantôme
m'assassinera, vous le verrez. » Je vous le
demande, n'est-ce point là une véritable

scène dramatique ? je ne me crois point le talent de la rendre comme je l'ai sentie.

Des individus prédisposés, sortis du foyer initial, et reçus dans un lieu du département, peuvent-ils devenir foyers individuels ? Sans nul doute, celui qui prend le
mal à Toulon et meurt à Marseille, devient
foyer, mais pour cela, il pourrait n'être pas
cause de l'épidémie générale, sans que notre opinion n'infirme point qu'il le devienne.
Marseille ne vit-elle pas sous l'influence ? si
elle n'a pas le choléra, ne respire-t-elle
point l'air qui le donne ? ses habitans ne
sont-ils pas comme nous accessibles aux terreurs de ce mal ? or, après ces considérans,
serait-il juste de croire qu'un sujet mort dans
un hôtel a commencé l'incendie. La chose
peut advenir à la rigueur, mais, l'hygiène
moderne n'aurait-elle point dans ces cas ex-
trémes, de quoi éteindre un foyer si res-
treint, si borné ? Le feu, la combustion
du corps et des effets ; la chaux, ne sont-ils
plus les neutralisateurs en vogue ? Pourquoi
n'en prodiguerait-t-on pas l'emploi ? Si un
seul décès équivaut à l'étincelle qui peut gran-
dir ou s'éteindre, n'en sera-t-il pas de même

si cinquante, cent cholériques, un quintal d'effets leur ayant appartenu, sont venus mourir ou y ont été importés?

Oh! Ici la question quoique la même, présente plus de surface, et la vérité nous sera bien plus facile à atteindre. Si j'ai nié un premier cas de décès, c'est que d'après l'aveu de MM. Fleury, Reynaud et Auban, un cholérique marseillais étant mort à Toulon, on se conduisit à son égard, avec un rigorisme hygiénique complet, notre ville demeura paisible, et nul événement ultérieur ne provoqua le repentir de l'hospitalité. Mais était-ce bien un choléra? Encore quelques mois et les preuves ont surgi par mille. M. Fleury, pour qui ce mal était nouveau, déclara son identité, aussitôt qu'il eût vu le marin de la *Galathée*. Une autre question? Respirions-nous sous la même influence que Marseille? Existait-il des prédispositions? je crois et sans pouvoir le prouver, répondre... non.

Les masses d'effets ayant appartenu à des cholériques et importés dans des contrées saines, ont une valeur infectieuse proportionnelle à leur nombre. Sans l'in-

fluence atmosphérique générale et par suite
sans les prédispositions individuelles , la
sphère d'infection qu'ils peuvent remplir ,
perd infiniment de son importance. La prudence prescrit d'ailleurs les mesures de dé-
sinfection et d'isolement. Cet article de police
médicale constitue un point délicat sur lequel les diverses législations ne s'accorde-
ront jamais.

Je termine ce chapitre par un exemple
mémorable et funeste d'infection ; la conclusion que j'en attends , c'est la dispersion
des cholériques vivans et morts ; c'est le
prompt séquestre de leurs effets ; c'est d'empêcher la même personne (médecins , sœurs
hospitalières , infirmiers) de respirer trop
long-tems dans l'atmosphère d'un local où gi-
sent un ou plusieurs malades. Durant la plus
forte période de l'épidémie , nous avons eu
jusqu'à vingt-cinq sujets dans une salle,
c'étaient ceux auxquels on reconnaissait les
symptômes algides au plus haut degré que
l'on rapprochait ainsi. Les nécessités du service exigeaient cette infraction à ce qu'il y a
de mieux prouvé en prophilaxie générale.
En effet , un cholérique réclame des soins

et une attention de tous les instans ; les
phases de ce mal se succèdent si vîte, qu'un
médecin doit les suivre, comme le pilote
sur mer, qui ne détourne jamais ses regards
de la rose des vents. Or, nous n'avions pas
trois médecins, trois sœurs, trois infirmiers pour chaque malade, mais, l'on pouvait disposer de ce nombre pour tous les
malheureux réunis. Ainsi, après la visite
du chef, un chirurgien de seconde classe,
un de troisième, un élève, s'installaient
dans cette salle, ayant une table devant eux;
à droite, de l'encre et du papier ; à gauche,
divers moyens de médication extemporanée.
Ils étaient aux ordres des patiens durant
vingt-huit heures. C'était trop sans doute,
mais, c'était un malheur de l'époque ; le
nombre des subalternes n'a jamais suffi à
l'entière satisfaction de notre conscience.
Qu'en est-il résulté ? Nos matelots, ainsi
que MM. Fleury et Reynaud l'avaient les
premiers observé, exhalaient une odeur
sui generis. Cette odeur remplissait l'atmosphère intérieure de la salle, elle provoquait
la nausée. Cette odeur plus concentrée à
Toulon, était-elle agent principal d'infection?

Pourquoi pas ? le gaz typhique des forçats à
Saint-Mandrier, nous frappait de céphalalgie et de stupeur à chaque fin de visite,
nous courions à l'air de la montagne pour
nous aërer ; par contraire, l'infection de
ce local encombré de victimes, pervertis-
sait l'innervation du système nerveux trisplanchnique, déprimait l'action digestive.
Ces lésions sont attestées par les médecins
de garde, ils ont accusé des diarrhées et
des gastralgies ; tous, ont signalé quelque
chose de dérangé dans leur économie. Quelques uns en sont morts.

Ici, les gaz morbifiques ont hâté l'effet de
l'influence ; si nous avons eu jadis des collègues morts du typhus du bagne, y aurait-il
de la mauvaise foi à avancer, que le choléra
de MM. Granet, Vasse, Toussaint, Grimald,
Rossolin, Baud, Bouisson, etc., auquel
plusieurs ont succombé, ont été contractés
dans cette salle de *miserere*. Pour moi j'en
accuse l'infection....

CHAPITRE SEPTIÈME.

HYGIÈNE ET PROPHILAXIE. POLICE MÉDICALE.
ÉMIGRATIONS ET ISOLEMENT.

A barbarie mutile et dévore l'espèce humaine, la civilisation l'éclaire, lui trace les voies de bonheur et la conserve : les épidémies qui moissonnent les hommes à des

intervalles immenses ou à époques plus rapprochées , représentent le triomphe de l'i-
gnorance et de l'erreur. A mesure que les
sociétés se policent , l'industrie grandit ,
celle-ci multiplie l'aisance et les moyens de
résister aux maladies, à tel point, qu'on peut
formuler en axiome la proposition suivante:
une grande nation , se place en première
ligne par ses institutions et le bonheur
des peuples , par leurs résistances individuelles contre les maladies et la mort. La
civilisation change un climat, dénature le
sol et l'approprie à la prospérité des races
qui l'habitent. Lorsque Toulon n'était qu'une
bourgade marécageuse , que la majeure partie de son terrain plainier restait inondé
sous les eaux torrentueuses qui sillonnent
les montagnes du nord , Toulon devait être
une bourgade inhabitée , absolument comme
certains cantons de la Corse, où règnent sans
fin les fièvres intermittentes et les typhus
meurtriers. Un mordechi qui aurait sévi sur
des habitans aussi détériorés dans leur constitution physique et morale , les eut indubi-
tablement tous moissonné.

La peste de 1720 , cette dernière cala-

mité publique dont le souvenir soit resté
terrible et imposant, a fauché quatorze
mille toulonnais, sur vingt-quatre mille habitans. Si cette maladie eut paru en 1835
dans nos murs, il est indubitable que les
marais desséchés, l'agrandissement de la
ville, la prospérité industrielle et agricole,
eussent conjuré ce fléau, et qu'il se fut borné
à une minime fraction de victimes sur la
masse totale des citoyens. Les lumières en
dissipant les superstitions, les vieilles er-
reurs, ont vaincu et dispersé les causes des·
épidémies. Depuis 1720, nos annales ne rela-
tent aucune catastrophe assez grave, pour
que l'esprit public en ait conservé la tradition.
Cent quinze ans nous séparent de cette époque, or, cet intervalle de tems est si considérable par rapport à celui qui séparait deux
épidémies au dix-septième siècle, que nous
n'hésitons pas à en attribuer la gloire au
mouvement ascensionel et à l'esprit de
progrès. Oui, le *mal de Toulon* tue aussi
rapidement que la peste, il lui faut moins
de tems, du moins d'après ce que nous
avons été à même d'observer dans les
deux cas. Eh bien, j'ose avancer que la

population de notre ville eut été anéan-
tie, si la cause de l'épidémie eut rencontré sur notre territoire, ce qu'elle y aurait trouvé dans le cours des siècles écoulés.

A vrai dire, nous avons vaincu le terrible assaut du mal, cela peut avoir l'air
d'un paradoxe, mais considérez que le chiffre de mortalité comprend les riches comme
les pauvres, les enfans et les vieillards, les
forts et les infirmes, et que par-dessus toutes les classes, les indigens et les malades
sont ceux que le fléau a dévoré. Si d'une
part, le chiffre de mortalité a été moindre
que lors de la fameuse peste, si de l'autre,
la majorité des pertes se compose d'indigens, de vieillards et de valétudinaires,
nous devons en conclure que notre pays a
beaucoup gagné en industrie, et en genre
de population. Les sexes sont plus vigoureux, l'aisance est bien plus répandue et
mieux partagée. C'est donc à l'hygiène,
cette fille ainée de la civilisation, que l'on
doit l'amélioration du sol et celle des races;
c'est à elle qu'appartient le droit de revendiquer les triomphes que les nations modernes obtiennent sur le génie des affections contagieuses et épidémiques. Mais

l'œuvre est-elle achevée ? L'esprit de progrès doit-il rester en repos? N'avons-nous
plus rien de mortel, de dépopulateur à
conjurer, ou à détruire? Certes il y a beaucoup à faire, et il serait peu philosophique
de s'arrêter en si beau chemin.

Si nous avons élargi la période qui séparait
deux épidémies, en a-t-on détruit le motif?
Nous avons obtenu une mortalité moindre,
cependant celle qui nous a frappé a été suffisante, pour que les mandataires de la perfectibilité humaine, s'évertuent à la diminuer encore et la rendre presque insensible
dans le torrent des mortalités ordinaires. La
petite vérole passe très souvent inapperçue,
tachons qu'il en soit de même du choléra.
Nous devons désespérer de la découverte
d'un spécifique, il est vrai, mais nous pouvons émettre la prétention d'une hygiène
et d'une prophilaxie qui opéreront mieux
qu'un spécifique, puisque celui-ci ne doit
agir que dans l'actualité du mal. Si le choléra de 1835 n'a point exercé les ravages de
la peste de 1720, c'est que notre climat a
changé et la raison de ce bienfait témoigne en faveur de la civilisation. Celle-ci

peut-être complette, ou seulement en voie
de progrès et incomplette. Nous ne par-
viendrons à annuller les fermens hostiles,
qu'en avançant dans les voies de perfec-
tionnement physique et moral des peuples.
On a été jusqu'à dire qu'un pays où l'hygiène
serait le culte des citoyens, ne subirait jamais le contact d'un agent épidémique. Ceux
qui admettent cette opinion, s'étayent de
l'admirable splendeur de l'Egypte, et de
la rareté des maladies durant le règne
des sésostrides, jusqu'à celui des amasides;
tandis que la peste et le choléra en déciment les habitans, depuis que l'ignorance et
la barbarie pèsent de tout leur poids sur
cette antique mère des nations policées. Pour
nous, complètement ignorans sur la cause
du choléra, nos données prophylactiques
ne peuvent rouler que sur certaines vérités
de premier ordre, auxquelles les philosophes de tous les siècles, ont reconnu le pouvoir de maintenir la santé publique, de pro-
longer la longévité des espèces.

Un système d'hygiène, lorsqu'une ville
est frappée de mort ou qu'elle subit les atteintes d'un fléau, n'est pas chose facile à faire

adopter par toutes les classes de la société ;
mais , il y a toujours quelques parties de ce
système , dont l'autorité peut assumer la responsabilité , puisqu'elle a les moyens de les
faire respecter. Ainsi , je suppose que l'autorité municipale d'une ville , jalouse d'épuiser les ressources qu'elle possède , pour l'an-
nihilation des agens épidémiques , apellat
dans ses murs un homme spécial dans l'étude
du code hygiénique , que cet homme fût
Villermé. Ce médecin commencerait d'abord
par scruter tout ce qui est susceptible de
fraude ou de contravention en hygiène , et
d'après ses documens , les hommes d'exécution suivraient les préceptes qui leur auraient été tracés. C'est ainsi que les choses
se passent à Paris ; je ne sache pas qu'il y
ait beaucoup de villes en Province, qui possèdent un conseil de salubrité publique ,
composé de médecins. Cependant les spé-
cialités en matières pareilles sont seules sou-
veraines et sans appel , le bien qu'elles peuvent opérer , n'est apprécié que sous l'empire dépopulateur des pestes , des suettes
et des typhus.

Ainsi dans l'examen des motifs qui fécon-

dent la cause du choléra, je suppose que la
ville de Toulon fut soumise sous le rapport
hygiénique à une inquisition médicale. Moi,
magistral, patron, père du peuple, je voudrais connaître l'influence des eaux stagnan-
tes sur la santé des citoyens. Les marécages
du littoral, les eaux dormantes ou peu agi-
tées de certaines rives du vieux et des nouveaux ports, la poissonnerie, émettent des
effluves et celles-ci impressionnent si fort
l'odorat, lors de leur dessèchement, que
durant les jours caniculaires, cette partie
du quai est inhabitable. Un marais n'est
dangereux que lorsqu'il meurt, c'est-à-dire,
quand il se desséche ; or, est-ce pendant
l'été que la mortalité par maladies épidémiques est plus grande ? Je le crois. Qu'importe une opinion contraire ; s'il reste
prouvé qu'un tel marécage doit être funeste
à une population, et que le quartier Saint-
Jean a horriblement souffert du choléra, il
faut l'abolir, l'effacer du sol.

Le premier aliment de la vie, c'est l'air ;
il nous vient du ciel pur et sans mélange
hétérogène ; empêchons la terre de le souil-
ler autant qu'il est en notre pouvoir de

l'obtenir. Qu'un marécage soit comblé , et
le moyen d'y parvenir à défaut de bras et
de décombres , c'est l'inondation constante
de leur lit. Une pièce d'eau toujours pleine,
pèse sur son fond vaseux, et lutte contre le
dégagement des miasmes; ceux-ci sont rares
et moins dangereux.

Je voudrais empêcher le dégagement des
effluves empestées du port marchand. Comment y parvenir? Les machines à vapeur?
oui, le conseil est bon , mais il ne remédie
à rien ; les griffes en fer malaxent le fond ,
le rendent mobile , et la moindre agitation
en suspend les molécules infectes dans l'eau
bourbeuse. Ensuite, un réceptable continuel
d'ordures , ne cessera pas de l'être encore ,
parce que vous aurez enlevé la surface; le
lit que vos machines ont dévoré , se reforme
en peu de mois. Avez-vous été surpris par
les émanations qui se dégagent vers la
pointe ouest du port , lorsqu'un bateau a
par hasard sillonné la mare qui avoisine
cette partie de la ville? si vous avez respiré
cet air méphitique , vous vous rendrez raison de la cause. Je crois qu'on peut opposer à cet inconvénient, deux moyens d'assai-

ñissement ; l'un , consisterait à rendre cette partie naviguable aux petits bateaux ; l'autre, dans une décharge permanente des eaux du béal. Il n'y coule toute l'année que de la boue délayée , ou une eau chargée de toutes les impuretés de la ville. Durant les chaleurs de l'été , les rez-de-chaussées du port et sur-tout les bureaux de la marine ne sont pas tenables , on y respire dans un marécage en pleine transpiration. Il serait facile de cal-culer le nombre de tonnes d'eau et la quan-tité de miasmes , que la surface de la darse du port exhale sous une température chaude.

Quand on songe que le choléra nous a surpris dans les mois les plus chauds , il n'est pas difficile de croire aux conséquen-ces de cette vaporisation. Je ne sais pas si un quartier de Toulon quelque obscur et ignoré qu'il soit , n'a pas plus de moyens d'assainir l'air qui circule dans ses rues, que les superbes maisons qui bordent certains points du quai. Pour obvier à cette cala-mité, il n'y a qu'un immense projet à exé-cuter, mais ce projet est grandiose et colos-sal, il ne peut-être que l'œuvre du tems et des générations. Ce serait d'ouvrir une communication des eaux de la ville et du port, avec celles de la mer en dehors de la rade. Faire pour nos eaux infectes, ce que Vauban a entrepris avec succès pour les eaux diluviales, dont le limon qu'elles charrient, aurait pu combler la rade : Le canal de l'Egoutier qui débouche du côté du fort Saint-Louis, réalisa sa pensée.

Après les grands marécages, viennent les petits ; ceux, qui sont inséparables d'une société nombreuse, groupés autour d'un petit espace, circonscrits par des remparts. Il suffit de les nommer pour en signaler les fatales influences : Les lieux d'aisance sont ce qu'il y a de plus hideux à Toulon ; dans le Nord de la France, on ne croit pas qu'il puisse exister en France, une ville, où les habitans poussent l'incurie, jusqu'à amonceler devant leur porte ou dans un sale ruisseau, les immondices de toute espèce. Les égouts, les puits, les fosses à fumier, si communes dans nos villages, doivent être l'objet d'une vigilance sévère. En tems d'épidémie, il faut ou les défendre, ou bien surveiller ce qu'on ne peut empêcher : Ainsi

tout travail de vuidange , de nettoyage d'é-
gouts , de curage de puits doit être suspendu.
Un propriétaire éclairé sur ses devoirs, sera
le moniteur des gens placés au-dessous de
lui , et les pénétrera de la nécessité d'une
réforme dans les habitudes imitées de nos
aieux, qui à vrai dire, n'étaient pas fort
imbus des préceptes de l'hygiène. La propreté est comme la deventure d'une nation
éclairée, et si elle souffre infiniment moins
qu'une autre des maux de la vie, elle le doit
à son culte du beau et de l'utile. Les animaux seuls dorment à côté de leurs ordures. Songez donc que si les marécages ne
sont dangereux que lorsqu'ils travaillent à
se dessécher, 'vous les imitez à merveille,
lorsque de vos fenêtres, vous lancez dans la
rue vos eaux sales qui s'éparpillent sur
le pavé , éclaboussent au loin et sèchent aux
ardeurs du soleil.

La propreté de l'intérieur des maisons, est
encore une des conditions indispensables.
L'homme riche en conçoit le besoin , surtout dans notre siècle, où le besoin de bril-
ler a érigé en honneur la somptuosité , l'élégance d'un mobilier. Ce n'est pas pour lui

que j'écris , mais pour le pauvre , celui qui
vit du salaire journalier , et qui n'a d'autre
perspective , que l'hôpital ou l'aumône , si
une épidémie vient suspendre les travaux.
Cette classe intéressante mérite seule la sollicitude des magistrats ; trop fière pour
mendier sur la voie publique , elle aimerait
mieux expirer sur un grabat , plutôt que
d'étaler sa misère dans un lit d'hôpital. A
eux, appartiennent les dons votés par les
communes ; à eux , le produit des souscriptions ; à eux , la pitié des philantropes.

Mais il ne suffit pas de proclamer la nécessité d'un dogme hygiénique ; il faut encore que l'autorité serve de tous ses moyens, ceux qu'elle veut convertir à notre
foi. La distribution des eaux dans une ville
est d'une importance majeure ; la santé , la
propreté extérieure et intérieure reposent
sur la répartition égale des fontaines dans
les divers quartiers. L'eau doit être versée
aussi libéralement que l'air du ciel , et il
faut que personne n'envie cette faveur à
son voisin. Il est singulier que nos aïeux
n'aient point compris cet article de charité;
ils ont non seulement mal placé les **cours**

d'eau pour l'assainissement des rues, mais encore, certains quartiers ont été traités sous ce rapport avec une parcimonie, j'ose dire, inhumaine. Le quartier de Besagne est dépourvu de fontaines; lui, si peuplé, si classiquement sale, si fréquenté des médecins et des prêtres; lui, qui a tant fourni de de têtes au budget de la mort; eh bien, la ville de Saint-Jean n'a qu'une fontaine. Je ne pense pas qu'on veuille considérer comme affectées à son usage, celles qui décorent la rue aux Arbres et du Cours; celles-ci appartiennent de droit et par leur position aux quartiers opposés.

Ce que je prêche au nom de l'humanité, n'est pas une utopie; je jure avoir visité des malades et des moribonds, que calcinait le tourment de la soif, et cela, parce que la fontaine coulait peu, qu'elle était éloignée, que les bras manquaient pour en faire une provision suffisante. Multipliez donc les fontaines autour de la demeure du pauvre, l'eau est la seule chose dont il puisse être prodigue, et s'il l'est, c'est un avantage pour les classes élevées, puisque par elle le pauvre se maintient propre, tempérant et sobre.

On ne saurait trop conjurer tout ce qui peut fertiliser un germe de maladies : les épidémies sont comme une saison dans la succession des siècles, celui qui s'écoule est décidément épidémique, du moins nos prévisions le considèrent ainsi. Voyez les affections d'un nouveau genre que les journaux de chaque localité publient, il semble que des maladies inconnues soient en réserve dans les mains du destin, et que leur moment d'éclore soit venu. L'observation nous a encore pénétré que pour nous, la saison des grandes mortalités est l'été tombant sur l'automne ; c'est alors que nos sources d'eau diminuent, que la soif de l'homme de peine est une torture, s'il n'a pas autour de lui le breuvage qui doit le désaltérer. J'ignore à ce sujet qu'elles sont les ressources de la ville, mais puisque sa richesse à cet égard lui permet des concessions particulières, il me semble que l'intérêt général peut revendiquer pour lui, ce que la loi commune lui accorde d'ailleurs comme une justice et un droit. Du reste, qu'on n'accuse pas le quartier neuf d'avoir monopolisé les grands cours d'eau, il n'en reçoit pas une goutte du béal, et les six fontaines qu'on y compte, sont insuffisantes à ses besoins et à sa population.

Après la répartition de l'eau potable, celle des eaux courantes, importe singulièrement aux progrès de l'hygiène publique. Si vous voulez que le propriétaire soit responsable de la propreté des rues, donnez-lui largement les moyens de le faire sans nuire à la salubrité commune. Si son ruisseau ne renferme que les impuretés de son voisin de droite, il s'en débarasse en les repoussant chez son voisin de gauche; mais, si une eau courante peut les délayer et les étendre, alors elles roulent facilement jusqu'aux égouts, ou à la mer. Pour que la chose soit possible, il faut qu'on place au point culminant de la ville, les grands cours d'eau destinés à cet usage; par exemple, que toute l'eau du béal débouchât au milieu du Pavé d'Amour, à la hauteur du Cul-de-Sac, qui fait suite à la rue Roche, par deux ouvertures qui auraient l'avantage de deverser leurs ondes par les versants opposés, et des deux côtés de la rue; qu'on en fît autant pour les autres quartiers, de manière à dis-

tribuer intégralement la quantité d'eau dis-
ponible, en ayant soin de choisir pour
point d'écoulement, les parties de l'enceinte
qui dominent l'ensemble, de telle sorte que
l'eau, une fois lancée, pût rapidement par-
courir les rues inclinées. Quant à celles qui
ne le sont pas, le placement des fontaines
publiques mieux combiné, pourrait les dé-
dommager de ce que l'eau du béal ne ferait
point pour elles. Ces détails peuvent paraître minutieux, mais ils ne le seront pas
pour les médecins, puisque seuls, ils ont
été à même de savoir que lorsqu'un mal
dépopulateur sévit dans la ville, les quartiers
pauvres, mal sains, mal arrosés, sont ceux
qui réclament plus souvent leur ministère.

Tout est prévu pour la salubrité de la
maison du riche, tout est à créer pour celle
du pauvre. Ainsi, nous avons signalé l'urgence d'un vaste hôpital civil pour les tems
ordinaires, mais suffira-t-il pour les jours
d'épidémie? non, il serait même dangereux
d'entasser des cholériques dans un seul éta-
blissement, vous concentreriez le principe
du mal et vous constitueriez un foyer d'infection. Ce qu'il convient de faire le voici :

Chaque quartier suivant son importance,
doit avoir trois, quatre, cinq hôpitaux temporaires, les malades s'y rendent ou y sont
portés. Installez-les à la façon des hôpitaux
régimentaires. Croyez-vous qu'un régiment
serait en peine de ses malades, s'il campait
dans un pays pestiféré et dépourvu d'hôpital ? Je veux bien que Toulon, ville riche,
n'ait pas recours à cette mesure pour tous
les quartiers, mais celui de Saint-Jean où
le choléra a sévi à outrance, où l'on est mort
sans secours, dans des chambrettes sur-
chargées d'individus ; six maisons vastes,
aërées, organisées en hôpital, auraient
rendu des services positifs à l'humanité.
N'objectez pas la difficulté, l'embarras, la
pénurie de bras ? rien n'est impossible, là
où des mesures exceptionnelles sont impé-
rieusement réclamées. Et puis, que ne
fait-on pas à Toulon ? croit-on que les bras
qui ont fabriqué des cercueils par centaines,
qui ont enseveli les milliers de cadavres,
qui ont fait les infirmiers, et tout cela, gratuitement et sans espoir de voir leur nom
seulement inscrit à l'ordre du jour, seraient
sourds à l'appel de l'humanité souffrante ?

non. Et les médecins , oh! pour eux j'en réponds, leur gloire est roturière, il faut en convenir, mais un jour elle fut touchante d'abnégation et de dévouement.

La pharmacie de ces hôpitaux temporaires, serait montée aux frais de la ville ou par le produit des souscriptions; elle ne se composerait que des médicamens usuels auxquels l'expérience a reconnu des propriétés anti-cholériques et ils sont en petit nombre. Les malades de la paroisse qui pourraient être traités chez eux, viendraient aussi les réclamer , ils les paieraient au prix d'achat ou même leur seraient délivrés gratuitement. Ces remèdes se composent de sangsues, de sirops de gomme ou de sucre, de têtes de pavot , de laudanum , de farine de lin, de la moutarde , de tilleul , de feuilles d'oranger et quelques autres reconnus modificateurs d'une économie cholérisée.

Les bureaux de secours sont riches en promesses impossibles à réaliser; ils ne sont tout au plus bons qu'en tems ordinaires. On tombe en choléra comme en apoplexie; supposez alors qu'un ami vienne d'un bout de la ville, réclamer un médecin et des secours pour un malade; il faut qu'il se rende au bureau, qu'il trouve le médecin, que celui-ci puisse s'y rendre, qu'il constate la maladie, qu'il dresse une ordonnance, qu'on aille chez le pharmacien.... N'est-il pas à craindre qu'un patient meure avant la fin des préliminaires. Comparez cet état des choses avec un hospice à la place Saint-Jean, et des civières pour se rendre au domicile voisin. Quelquefois un médecin du bureau de secours, a été dérangé pour un cas des plus légers, tandis qu'un sujet agonisant le réclamait. Alors, des chaires sacrées faites tomber tous les dimanches des paroles d'hygiène, et la connaissance des remèdes simples qui s'opposent au mal dans sa simplicité. Jésus-Christ n'a-t-il pas été le médecin des infirmes et des pauvres ? Le peuple instruit par ses pasteurs, aura foi et confiance dans leur médecine ; et l'homme de l'art sera bien souvent réservé pour ceux qui ne peuvent s'en passer. Les médecins ne sont pas de fer, il convient de les économiser; il y a dans Toulon un homme de l'art pour sept cents personnes, mais ce qui est convenable lorsqu'on jouit du calme, est insuffisant aux époques de calamité publique.

Veiller aux besoins de la population malheureuse , c'est dire qu'il faut la préserver
des horreurs de la disette. Le peuple tra-
vaillo pour vivro , avoo l'abuonoo do travail,
la misère et la mort ; or , sous le règne d'une
peste il ne travaille plus, donc la société doit
venir à son secours. Mais comment procéde-
ra-t-elle ? Est-il prudent de délivrer l'argent
en nature ? Je ne le pense pas d'une manière absolue. S'il convient de le faire ,
c'est à l'égard des travailleurs réduits à
l'inaction, et qui rougiraient de venir faire
queue chez un dispensateur des grâces, pour
en obtenir un bon au porteur. A celui-là
donnez-lui en argent à proportion de vos
moyens ; quant à ceux qui crient bien fort«
nous mourons de faim» ne donnez pas,
sinon ils dépenseront en folles largesses la
recette inattendue, et improviseront mille
ruses pour en soutirer autant le même jour.
La pomme de terre, cette manne du ciel,
dont la récolte ne manque jamais ; le riz, le
pain , si vous pouvez, voilà une alimentation
saine et facile. Quant à celle , dite de luxe,
qui se compose de soupe grasse, de viande ;
pourquoi dans les circonstances exception-

nelles de grande mortalité, n'établirait-on
pas en tête des quartiers et suivant le nombre présumé de pauvres gens qu'ils renferment, pourquoi dis-je, n'établirait-on pas
des cuisines publiques, où le malheureux
et le gagne petit viendraient chercher avec
un bon ou une rétribution minime, de quoi
se substanter deux ou trois fois la semaine.
Notre siècle si pieux et si humain, ne pourrait-il réaliser, ce que les villes payennes
de Rome et de Pompei ont fait pour les
classes malheureuses ? Quelle objection fe-
rez-vous ? l'argent ; encore une fois vous
n'en manquez point, et celui que vous avez
livré sans garantie, suffirait au delà de toutes nos prétentions. Vous voulez des capacités, des gens dévoués, adressez-vous aux
médecins et aux prêtres ; eux seuls connaissent le peuple et ce qui leur convient, leur
éducation est toute classique dans l'art de
consoler et de secourir l'infortune. Leur dé-
dommagement est immense, il énivre l'ame
et le cœur ; tandis que le personnage titré
passe dans la rue sans être vu ou bien vu
par curiosité, le prêtre et le médecin re-
cueillent à chaque pas des saluts de bien

venue et des bénédictions. Oh! les prêtres et les médecins, sont les providences des villes cholérisées. Quel pauvre n'a donné une larme ou un regret au docteur Fleury !

Non, ne donnez point l'argent en nature; car, vous le savez, l'argent avilit, corrompt et dénature le riche comme le pauvre ouvrier. Durant un choléra, nous rentrons tous au giron d'une grande famille, les pauvres sont les enfans, les opulens deviennent les patrons; que ceux-ci veillent aux besoins du troupeau. Nous avons parlé de propreté extérieure; quant à celle de l'intérieur des cases mesquines, étroites, encombrées; qui veillera à leur entretien? Vous même encor, pères du peuple. Ne croyez point qu'avec une distribution de secours en nature, vous obtiendrez que le nécessiteux fasse blanchir ses objets de literie, il ne le pourra pas, le savon est très cher, les lavandières sont exigeantes et rares, il dormira et croupira dans la fange avant qu'il consente à purger son linge. Le moyen d'y remédier, consiste encor dans les lessives générales, ou chaque malheureux peut porter sa liasse de linge, et la réclamer après quelques jours en état

de propreté. Vous crierez en vain à l'impossibilité d'une telle mesure; vous direz
même, utopie, non sens, hypothèse ; tous
ces mots peuvent étourdir, mais ne con-
vaincront pas. Toulon, capitale maritime,
peut tout réaliser au profit des classes indi-
gentes; je crains d'en trop dire, mais durant
le règne de notre terreur et de ses dévasta-
tions, qui s'est posé en travers de la digue,
qui a délégué des serviteurs dévoués pour
des fonctions d'autant plus nobles , qu'elles
sont plus pénibles et plus dégoutantes,
n'est-ce point la marine ?

Après avoir assuré le service des subsistances, celui des malades et enfin celui de
propreté générale et individuelle, parlons
des morts et de leur inhumation. On connait les raisons qui nous portent à considérer une maison dans laquelle un sujet a été
foudroyé, comme un foyer contaminé, il
faut l'assainir : les moyens sont l'air , le la-
vage et le blanchiment à la chaux. Sous aucun prétexte, on ne doit point se désister du
pouvoir de forcer un propriétaire à l'assainissement de sa maison , il le doit à la sûreté
de chacun. Si ses moyens sont insuffisans ,

la ville doit l'aider, venir à son secours et opérer pour lui, sauf d'exiger plus tard le recouvrement des fonds dépensés. Ensuite blanchir est une operation si simple et si peu couteuse ; le premier matelot venu ne blanchit-il pas une fois par semaine les murailles de son navire. L'art de blanchir est un métier qu'on improvise. A Mahon, ville toujours éblouissante de fraîcheur, un valet de bas étage, remplit cette besogne au moins trois fois par an.

Le cadavre du cholérique se décompose moins promptement que celui d'un sujet mort de toute autre maladie, du moins, c'est ce que nous avons observé à Toulon. Que de fois nous n'avons fait une autopsie que le lendemain d'un décès, sans que pour cela l'atmosphère intérieure de nos salles de dissection, en fut plus chargée de miasmes insupportables. La cause de cette conservation éphémère, tient à la sécheresse des tissus, c'est un phénomène cadavérique général sans autre importance , sinon qu'il prouve la décomposition du sang et le dépouillement de sa portion séreuse par les vomissemens et les selles. On avait voulu

conclure de ce fait, que le choléra n'était
rien moins qu'une transpiration interne, excessive et souvent mortelle : Pourquoi ne le
guérit-on pas alors en supprimant cet excès
de sécrétion ? Les allarmes répandues dans
le public, sur les suites funestes des inhumations retardées, ne sauraient fonder des
craintes sérieuses ; ce qui mérite une attention plus réelle, c'est le champ de repos où
l'on doit les conduire. Dans un moment d'épidémie les cimetières affectés aux décès ordinaires, devraient être ménagés ; sans cela on
les encombre, on les surcharge, et plus tard,
ces charniers humains livrent à l'air des
miasmes plus ou moins dangereux. Ils le
sont moins, lorsqu'on a recouvert de
chaux les cadavres amoncelés. Or, à qui
fera-t-on croire qu'on a prodigué la chaux,
que les hommes affectés à ce pénible emploi l'ont rempli sans reproche ? Nous pour-
rions décrire le cimetière d'une ville cholérisée, par tous les dieux ! J'ai vu la peste
chez des barbares, mais ces barbares connaissaient mieux la religion des tombeaux.
En somme, l'homme civilisé craint trop la
mort, pour en obtenir cette abnégation apos-

tolique qui le porte à creuser une fosse profonde, à y déposer son semblable, à l'asper-
ger de chaux, à le recouvrir de terre. Non,
tout cela pourrait encore être l'œuvre d'un
homme supérieur qui s'y dévouerait pour
le salut d'une population; pour l'homme de
bas aloi qui n'en attend ni gloire, ni profit,
c'est impossible. S'il le fait, c'est loin de
l'œil du maître, et alors il opère mal : prê-
chez-lui la conscience d'une belle action,
il dira : *in petto*, je vous en laisse la gloire;
ce qu'il veut, c'est le salaire du soir, comme
d'autres attendent les bénédictions de la
fin. Voulez-vous concilier les intérêts de la
société avec ceux des hommes de peine,
avec ce qu'on doit aux morts, le voici :
Ayez plusieurs lieux de sépulture, où chaque grande division de cité ira ensevelir ses
morts. Par là, vous éviterez l'encombre-
ment des cadavres dans l'asyle consacré, ensuite les promoteurs d'idées sinistres, n'iront
pas de par la ville, publier que des tas de
morts pourrissent à fleur de terre, faute de
bras et de fosses. Avant tout, endormez la
peur dans l'esprit du faible troupeau d'humains confiés à votre garde. Si un pouvoir terrestre pouvait déraciner la peur si

profondèment empreinte dans l'ame d'une
population, croyez que le choléra ne ger-
merait point en elle. Ce n'est pas que le
cadavre de nos victimes exige plus qu'un
autre de soins et de précautions pour l'ensevelir, non, l'avenir meurt avec l'animal
qui le distille ; si on enterre un cadavre
plus vîte qu'un autre, c'est que la prudence,
cette mère de la sûreté, en fait un précepte
de foi en religion comme en hygiène. Si ce
que je viens de dire est vrai, faites le procès à la chaux dont on recommande d'asper-
ger les cadavres, n'en usez pas si vous voulez, mais, que les trépassés rentrent dans la
terre, une fois rendus aux limites du voyage. Un chrétien, direz-vous, doit sa dépouille au terrein béni, dérision que cela ;
en un jour de bataille, est-il un point de
la terre plus saint, plus solemnel, que celui
qui boit le sang d'un guerrier.

Après les précautions générales, celles
que l'on doit prendre à l'égard des particuliers considérés en masse, il faut encore
apprécier celles qui leur conviennent
comme individus. Lorsque le choléra envahit une ville voisine, dont on respire
l'atmosphère, avec laquelle on subit des

rapports impossibles à éviter , il faut infor-
mer une population du voisinage de l'ennemi, lui indiquer les moyens neutralisans
de ses agressions. Si vous attendez le moment de l'attaque , vous serez inévitable-
ment pris au dépourvu. Alors, évitez les fatigues , les longues marches , l'exposition
durable aux influences des nuits ; devenez,
s'il est possible, l'homme de la nature , tra-
vaillez selon vos forces , marchez pour dépenser l'excès de vie, dormez ou rentrez au
gîte quand la nuit est close.

Au nord comme au midi , on vante l'u-
sage de la laine et de la flanelle sur la peau;
pour Toulon , ce conseil est un ordre. Qui
ignore les transitions subites de notre ciel?
n'avons-nous pas eu durant deux mois, et
cela tous les jours , quelques heures de
printems, d'été , d'automne et d'hiver. Oui,
nous avons grelotté le quinze d'août. Les
longues ceintures de flanelle qui entourent
plusieurs fois les reins et qu'on ne quitte
jamais, constituent un des meilleurs moyens prophylactiques. C'est celui que j'ai
recommandé à tout sujet éprouvant à un
degré sérieux , l'influence épidémique. C'est

la plus puissante garantie de conservation et de résistance.

Evitez les courans d'air ; si vous subissez leur influence, vous aurez la diarrhée en tems ordinaire, jugez de leur pouvoir en tems d'épidémie. Le conseil de faire des feux devant les portes, à l'entrée de la nuit, a causé beaucoup de mal : Combien de personnes qui pour avoir *pris le frais*, ont pris sans s'en douter, un choléra mortel ; j'en apelle aux médecins. Ne l'oubliez pas, le mordechi frappe surtout la nuit. Ne buvez point frais ayant chaud ; proscrivez la bière, l'eau à la glace, le mélange de l'eau et du lait ; qu'il vous souvienne du lieutenant-colonel Milhaut, pour avoir voulu étancher sa soif après une longue course à cheval, avec un cruchon de bière à la glace, il se sentit frappé à mort et expira en quelques heures. Souffrez la soif et ne la calmez que goutte à goutte et par cuillerées hors des repas. C'est un supplice, je le sais, car, avoir un desir insatiable de boire a été éprouvé par tant d'individus, que je crois ce besoin une vraie prédisposition, un effet de l'influence. Autant que possible, ne satisfaites votre soif qu'à l'heure de vos repas. La prudence exige encore que vous ne vous abandonniez pas à ce sentiment effréné qui nous porte à avaler des liquides . on dirait que la nature cherche à réparer le serum dont le sang se dépouille plus ou moins chez tous les individus. Les saignées faites pour maladies autres que celle du jour, ont été toutes remarquables par l'excès de cruor et la rareté de serum.

Le tilleul froid, bu par verrées, a occasionné sous mes yeux une cholérine des plus aigues. Les boissons acides , comme tout ce qui est confit au vinaigre est encore inopportun. L'homme qui raisonne les actes de ses principales fonctions , sait d'avance la nourriture qui lui convient , et celle qui le dérange ; eh bien , soyons notre moniteur dans les semaines critiques ; bannissons de nos tables , de notre estomac , ce que nous avons reconnu indigeste , échauffant , laxatif et narcotique. Ne vous privez pas de bons alimens, mangez au taux que vous savez être convenable à votre santé , mais n'abusez pas de ce régime. Point de viandes salées , épicées, noires; pas de poissons fumés , ni pâtes visqueuses, ni pâtisseries, ni légumes lourds. La salade est une crudité au vinaigre, donc sachez vous en priver. L'aïoli, ou beurre de Provence, est un *quasi ferment* du mal de Toulon. Sur la même ligne, je mets le fromage bleu, celui qui pique le palais, dont l'odeur est abominable.

Le bœuf, le mouton, le gibier, la volaille, les œufs, le pain de froment, les légumes frais et de facile digestion, voilà le cercle d'alimens autour duquel il faut tourner, pour y choisir selon vos goûts. Les bons fruits sont rares à Toulon et d'un prix fort élevé; au contraire, les mauvais sont abondans et livrés à profusion pour quelques sous. L'autorité doit en défendre l'entrée et la vente, en cela elle consacrerait une mesure d'humanité. Une pêche mure et de bonne qualité, ne nuira point au dessert et à la table du riche, mais, le pauvre doit-il prétendre au luxe du superflu, lorsqu'il est privé du nécessaire? S'il n'y a plus de fruits au marché, le riche ne manquera point d'en fournir sa table, et le nécessiteux s'en passera, puisqu'il ne saurait en user sans compromettre ses jours. Les mesures de rigueur sont la sauve-garde des villes et des campagnes épidémisées ; c'est comme un long siège, durant lequel tout citoyen se substante de la ration allouée par la municipalité. En général, les fruits ne conviennent pas.

Les constitutions du midi ont besoin d'une excitation quelconque pour réagir contre les inégalités du climat, contre la faiblésse qui succède au travail. Alors, aurez-vous recours à l'alcool, au vin, aux boissons chaudes et spiritueuses ? Gardez-vous en. Il faudrait qu'il fut défendu à tout tavernier, de livrer plus de vin qu'il n'en faut, au besoin d'une famille ou d'un individu; et on devrait porter des peine sévères contre quiconque fesant métier de donner à boire, aurait chez lui des hommes attablés, luttant de concert à qui s'énivrera davantage et à qui succombera plus vite du choléra. Cabarets, cafés, musicos, lieux de débauche et de prostitution, doivent être taxés de prohibition ; c'est là que se débitent en nature les germes du fléau. Vous voulez vous exciter ? choisissez les moyens dans les toniques fixes, par exemple , quelques

cuillerées de vin de Quinquina, de Colombo,
la canelle en poudre, ou en infusion, ou
en décoction. L'aya pane, la feuille d'oranger, de verveine, de tilleul, le café léger. Ces
dernières substances prises en infusion,
conviennent surtout après les repas. Avant
de se coucher, j'ai vu des personnes se
trouver fort bien d'un verre d'eau tiède su-
crée et aromatisée avec l'eau de fleurs d'o-
ranger, ou bien, une tasse soit de tilleul,
soit de feuilles d'oranger en infusion. C'est
un moyen rationnel d'aider la digestion et
de pallier l'agitation nerveuse inséparable
d'une époque critique. Nous recommandons
surtout la feuille d'oranger, le ciel nous l'a
prodiguée pour plusieurs motifs.

La pensée fixe doit être le ventre, toutefois
n'en fesons point une monomanie, nous
tomberions dans l'hypochondrie cholérique,
ce qui équivaut à une prédisposition forcée.
Oui, bien de gens ont éprouvé une faiblesse inaccoutumée, des digestions pénibles, des légers dérangemens du ventre,
en un mot, cette série d'accidens anomaliques de l'état de santé, et que nous avons
mentionné ailleurs. C'est à eux que j'adresse

le conseil d'éviter les imprudences et les écarts du régime, ils vivent plus que d'autres sous l'imminence d'une invasion.

L'exercice en plein air, les soins de propreté, les bains tièdes sont de puissans moyens prophilactiques. Entretenir la régularité des selles et leurs qualités normales, a été une pensée dominante ; il ne faut toutefois pas s'en laisser imposer par une constipation de deux jours, ou une laxité de deux gardes robes en vingt-quatre heures. A ceux dont le moral serait agité par ces légères alternatives, je conseille les demi lavemens à heure fixe, soit avec l'eau pure, soit avec une addition de miel, à la dose d'une cuillerée à bouche. Les derniers useront avec succès de demi lavemens avec l'eau pure ou de pavot, auquel on ajoute de l'amidon. Les selles noires rendues par crotins et avec des efforts inouis, ont beaucoup occupé certains compatriotes ; rien de plus simple cependant que cette nature des fèces, concordant avec une alimentation toute animale. La nutrition générale se détériore, dès l'instant que l'homme cesse d'être omnivore, et c'est à cette circons-

tance que nous attribuons cette coloration
et cette forme inusitée des excrémens chez
un grand nombre de personnes.

En thèse générale, la nourriture presque toute animale est préférable ; de même
que la constipation modérée, est plus ras-
surante que l'état contraire.

Maintenant, si vous n'êtes ni médecin,
ni prêtre, si une ardente philantropie ne
vous entraîne pas au lit des cholériques, si
vous êtes fanatisé au dogme de la contagion,
gardez-vous d'assister à l'agonie et à la mort
des victimes ; avouez la peur et gardez-vous
de simuler l'abnégation du courage. Si vous
êtes magistrat et forcé de mourir au poste
d'honneur, ne prenez conseil que de vous
même pour fuir ou pour rester. Assurément
celui qui brave la mort avec la prévision de
succomber, est un noble et valeureux che-
valier, il rappelle ce grenadier de la république, qui disait en voyant une mesquine re-
doute, perchée au sommet d'un mamelon,
« elle ne vaudrait pas la peine de la gravir,
si l'on n'étaitsûr d'y trouver la mort.» L'homme pusillanime quis'arme de courage,estplus
grand à mes yeux que celui dont l'héroïsme

est né avec le premier battement de son
cœur. A celui-là, des couronnes, des élégies
et un magnifique tombeau, il est le seul et
vrai martyr de la cause. Vous, qui durant cent
jours de transes et d'effroi, avez frémi comme
le jonc qu'agite une brise du matin ? vous
savez ce qu'il en coûte pour vivre; avouez
donc enfin que les médecins et les prêtres
ont été grands, grands comme le dieu qui
nous a fauché d'une main invisible, et que
vous avez nommé choléra; qui a fait trem-
bler les superbes, captifs de leurs propres
craintes et les humbles dans leurs réduits;
avouez-le hautement, car ils ne songeraient
pas à vous le dire , puisque semblables au
glaive cholérique rentré dans le fourreau,
ils se sont effacés et plongés dans l'oubli.

Il est encor d'autres conseils qu'il est bon
de mentionner; tel, celui de la fréquentation
des grandes assemblées , des églises, des
théâtres. Fuyez ces lieux; car, on ne peut
prévoir les chances que l'on y court; on ne
dispose pas de soi à volonté dans ces grandes réunions, où le pire est d'émouvoir les
passions, d'exalter le genre nerveux, d'exciter au quiétisme, à l'orgueil, à l'ambition,

à la colère, émotions dévastatrices qu'il
faut savoir éviter.

Pouvons-nous recommander des préser-
vatifs infaillibles ? aucun. Tous n'ont en définitive qu'une vertu du moment, celle
d'endormir la peur; c'est quelque chose,
puisqu'elle est un mal incurable. Ainsi, les
clous de girofle piqués dans les citrons, le
camphre et le mercure dans des sachets ou
des tuyaux de plume, les branches de rhue,
les pastilles imitées de celles du harem, le
chlorure de chaux à titre de désinfectant,
les fumigations aromatiques, les sels de vinaigre, tout cela peut mériter une sanction
générale, dut-il n'en résulter qu'une sorte
de tranquillité morale. Si on a dit que la foi
sauve l'ame, la foi ne peut-elle sauver le
corps? je le crois aussi fermement que le
piétiste le plus convaincu. Cependant con-
signons ici à défaut de preuves plus positives
que celles exposées ailleurs, les bons effets
des lavages au chlorure de chaux, ceux de
la vapeur du goudron, la combustion du
vinaigre, des baies de genièvre, de lavande
et de tous les aromates qui croissent en
touffes épaisses sur nos montagnes déchar-

nées. Un moyen simple d'entretenir une chaleur convenable dans un appartement et de le purifier, serait un fourneau par lequel on ferait rougir un boulet placé au-dessus; il suffirait pour cela, de l'arroser de tems à autre avec le vinaigre radical. Par là, on renouvellerait les couches d'air d'un appartement. A l'aide de ce moyen, on pourrait encore charger son atmosphère intérieure d'un parfum, soit aromatique, soit goudronné, et l'on résoudrait à peu de frais, le problême d'un assainissement incontestable, facile et peu coûteux. *En somme, la combustion du goudron, ou pour mieux dire, la respiration de sa vapeur, est selon nous le plus puissant modificateur d'une atmosphère cholérisée.*

Les hardes, meubles, ustensiles et autres effets, ayant appartenu à des cholériques morts ou échappés au fléau, doivent-ils être considérés comme infectés et susceptibles de transmettre et de perpétuer les foyers d'infection? Je n'en ai jamais douté. Nos opinions sur ce sujet si ardu, sont consignées dans le chapitre de l'épidémie et de la contagion. Dans l'histoire du choléra, rien n'est mieux démontré que ce pompement des miasmes par les matières organiques; que leur conservation dans les locaux privés d'air; que leur incubation. Nous avons établi ailleurs le fait des maisons frappées de plusieurs décès; depuis la cessation du mal, nous possédons divers exemples d'individus venus des montagnes, qui ayant pris domicile dans des chambres infectées, pour lesquelles on n'avait pris aucunes précautions d'assainissement, ont été frappés du choléra le plus foudroyant. Notre ville ne retentissait plus d'aucun bruit d'alarmes, un montagnard, marchand de marrons, arrive un dimanche, couche dans une chambre contaminée, se sent pris le lundi, et ne se relève plus. Ce fait corrobore mieux encor nos convictions à cet égard.

Il est donc infiniment probable, que l'infection est le moyen secondaire de transmission cholérique, alors que le moyen primitif, essentiel, celui qui envahit soudainement une contrée, n'existe plus. On peut donc raisonner sur ce fait matériel, et la déduction hygiénique qu'il soit permis d'en tirer, c'est la destruction complette des

agens propagateurs, par le feu ou les moyens désinfectans. Que le propriétaire assai-
nisse une chambre, un mobilier, des objets
de literie, je le veux bien; soyez sûr qu'il
n'omettra rien pour garantir son existence
des chances futures d'une infection. Pas un
homme de haut et de bas étage, qui ne raisonne l'effet d'une forte lessive, celui des
chlorures et de la ventilation. Rien n'instruit comme le malheur. Voulez-vous savoir
ce qui ne se désinfecte pas dans une ville ?
c'est le mobilier du pauvre, ce sont les haillons dont on fait des tas et que l'on vend
à vil prix. Ce qu'ils deviennent en passant
en de nouvelles mains ? on le sait, des foyers actifs, de passifs qu'ils étaient. Je voudrais que l'autorité en fit l'achat, leur prix
ne serait point un obstacle, on les livre à
un taux si minime; par ce moyen, on purge-
rait la cité de germes innombrables, non seulement d'un fléau, mais encore de tous ceux
qu'engendrent les miasmes organiques ac-
cumulés. C'est ici, que le feu est la preuve
et l'emblème de la purification. Cet article
de police médicale mis en vigueur, com-
pletterait le systéme d'hygiène cholérique
que nous venons d'établir.

Reste maintenant à débattre la question des émigrations et de l'isolement. Nous en avons déjà dit quelque chose, et ce qui reste à exprimer sur cette matière, ne doit plus se borner qu'à des considérans de peu d'importance. Les motifs qui poussent un citoyen à fuir les lieux contaminés sont individuels, et notre droit d'écrire ne va pas jusqu'au sentiment de l'action qui provoque l'abandon des foyers. On tient à la vie par plusieurs raisons et parmi elles, il en est d'égoistes, de légitimes et de sacrées. Un français n'avoue jamais la peur. Quoiqu'il en soit, un même sort ne pèse pas dans la balance du destin pour tous les émigrés à la fois. Celui-là seul est prémuni contre les atteintes du mal, qui au premier soupçon de peste, vole au galop de quatre coursiers, oppose cent lieues à ses terreurs, et ne revient au pays que fort tard. Voilà le seul et véritable moyen d'émigrer d'une manière irréprochable; l'homme de mon hypothèse est désormais cuirassé d'un triple airain contre l'infection. Mais le prolétaire, l'homme de peu d'argent et de peu de courage qui s'en va; fait-il bien, fait-il mal?

oui , s'il part dans les premiers jours d'invasion , et s'il est sûr d'un gite à longue distance d'où il est sorti. Voilà tout le secret
des migrations. Les chances de précaution
sont infiniment moins sûres pour ceux qui
songent à la fuite dans la période d'accroissement et qui s'arrétent à dix ou douze lieues
du foyer principal. Ceux qui hésitent , constituent la cathégorie des trembleurs , ils sont
atteints de panique, et s'ils sont restés en
place, c'est qu'il en coûte pour voyager;
ensuite l'espoir de saluer la fin , les tient
oscillans entre la crainte et l'espérance. Il
arrive qu'ils partent glacés de peur , et que
la cause du choléra marche avec eux pour
les surprendre en pleine sécurité. Combien
de toulonnais ne seraient point morts, s'ils
fussent restés fidèles à leur pays ! Ils étaient
comme nous, acclimatés à l'air cholérique ;
ils subissaient comme nous et d'une manière insensible, les mutations organiques
exercées sur notre économie par l'influence
nouvelle; ils auraient comme nous, plié sous
le joug; et comme nous, ils salueraient le
jour de la résurrection. Ils ont été mourir
à quelques milles de Toulon , ils ont cru se

dérober au chasseur , en cachant leur tête ;
ils ont fait comme l'autruche poursuivie par
l'homme, au terme possible de sa course,
elle s'arrête , ferme les yeux et attend. Ceux
qui reviennent au gîte après l'avoir abandonné et avant l'expiration du fléau, sont
les plus inconséquens , comme les plus à
plaindre. Nous avons vu la rentrée avant
terme, suivie de désastres qu'un retard de
deux mois aurait prévenu. Celui qui a inventé la cause du choléra, n'a point voulu
la destruction entière des hommes , et la
preuve se retrouve en Orient, où la peste
ravage , mais ne moissonne pas , il reste encore après elle d'innombrables épis. Or, si
un choléra naît, croit, décline et meurt,
ceux qui assistent aux diverses phases de
son existence , accoutument leur pensée au
voisinage et à la possibilité de ses atteintes ; aussi pour les conjurer , prennent-ils
froidement les armes et l'attitude qu'il convient de leur opposer. Cette résistance quo-
tidienne nous assure de plus en plus contre
le fléau; en même tems nos fonctions organiques se pliant aux habitudes que les circonstances forcent d'improviser, nous met-

tent dans une sorte d'oscillation constante
entre la cause qui courbe et tord un homme,
et la réaction qui le redresse et le ranime.

La force morale, c'est la panacée anti-
cholérique. Sans prendre les exemples dans
nos rangs, traversons la mer et venons au
port Mahon, alors que le vaisseau le *Triton*,
dévasté par une épidémie qui a atteint cent
et quelques hommes, moissonné quarante-
deux matelots et quatre officiers, assainissait
ses flancs par tous les moyens connus. Le
capitaine convaincu de la non-contagion,
est resté seul sur son navire, tandis que son
équipage campait dans les magnifiques lazarets de cette île. Ce brave marin est une
personnification vivante de l'adage ancien :
fortitudo animi duplex.

Voulez-vous un autre exemple de force
morale, le voici : M. C... lieutenant de vaisseau, arrive d'Alger, séjourne à Toulon au
fort du choléra et part pour Paris quinze à
vingt jours après. Voilà qu'arrivé à Marseille,
il est pris de selles, de vomissemens, de
crampes, de spasmes, etc. Il ne s'étonne
pas de sa blessure, et lorsque l'heure du
courrier sonne, il se fait transporter à sa

place. Les selles s'arrêtent, mais il vomit trente lieues de chemin. M. C.... est plein de vie.

L'émigré qui rentre avant terme, se livre à découvert et sans aucun moyen de résistance. Nous avons observé que *l'influenza* entreprend un homme avec d'autant mieux de facilité, qu'il est plus nouveau à ses attaques, que sa coloration est plus vive, que ses fonctions sont plus normales. L'émigré n'est point acclimaté à l'air qui passe, ensuite, si vous joignez à cela le pressentiment interne d'un sort qui doit l'atteindre, vous direz avec moi, que, s'il est rentré sur la foi d'une étoile, c'est qu'un dieu plus fort que lui le poussait à l'encontre de sa destinée ; il devait succomber.

L'isolement à la campagne, ou dans une maison vaste, aérée, commode; celui, qui au sein d'une retraite paisible, peut fermer son oreille et sa porte à tous les facheux; s'entourer d'une famille aimable, empressée, ne pas souffrir du confortable de la vie, celui-là, a peut-être le mieux compris ce qu'il devait à sa conservation.

Celui qui s'est encore mieux isolé en ap-

parence, que le mortel heureux, enfermé jour
et nuit dans un boudoir, est sans contredit,
le citoyen dont l'ame aussi élevée que les
nues , se prodigue la nuit et le jour pour
ses pareils livrés aux tortures du mal. C'est
s'isoler, que de ne pas entendre les pusillanimes frayeurs, les propos jaloux, les faux
mépris, les cruautés des méchans, les sot-
tises du vulgaire. C'est s'isoler, que de réagir par la fatigue, les nobles pensées, l'activité physique et morale. Mais, je m'apper-
çois que j'ébauche le portrait d'un homme
qui n'a jamais connu la peur. Que ma parole retentisse partout! c'est une évangile
que je vais formuler: le courage, la résignation, la stoïcisme de l'indifférence,
voilà le mur d'airain derrière lequel l'organisme humain résiste toujours et triomphe
souvent du choléra.

CHAPITRE HUITIÈME.

TRAITEMENT.

———————

Nul traitement de maladie n'a plus occupé les médecins ; ils se sont lassés à la poursuite des moyens, ils les ont compliqués en les variant et les combinant de mille ma-

nières , et c'est dans les cas les plus graves,
ceux, où l'existence est menacée, que la nature si souvent attentive à nos efforts , reste
muette , impuissante et opprimée. Pourquoi
cela? le principe conservateur qui veille en
nous, ne peut avoir plus de puissance qu'il
ne lui en a été donné d'en avoir ; nous ne
résistons à l'empire destructeur des lois physiques, que dans les limites arrêtées par l'intensité de la cause, et la force de résistance
que nous pouvons lui opposer. Le choléra
en est la preuve la plus imposante comme
la plus terrible. Nous avons prouvé dans
nos études des formes pathologiques, que ce
mot, terme complexe, embrasse et résume
diverses unités , dont chacune, isolées du
groupe qui les confond, établit en clinique
une maladie spéciale , et doit par conséquent réclamer un traitement à part. C'est
pour nous une vérité acquise à l'art. Mais,
faut-il le dire, nous n'avons été convertis à
cette idée mère , qu'après d'irréparables catastrophes ; dès le principe de l'épidémie,
nous étions tout nouveaux à une maladie
toute nouvelle, devions-nous rougir d'une
confession? ou imiter des confrères plus

heureux que d'autres , gens d'un bonheur à
faire envie aux anges, qui ont eu des succès prodigieux , et dont le secret descendra
avec eux dans la tombe.

En province , bonnes gens que nous
sommes! nous avons la simplicité de croire,
que rien n'est sûr en thérapeutique, si
Paris ne nous le donne, comme ayant passé
par le creuset de l'expérimentation pratique.
Ceux qui préconisent dans les journaux un
mode nouveau de traitement , n'en ont souvent tenté qu'une fois l'application , encore
oublient-ils bien souvent de préciser le cas
qui l'a nécessité : cela ne fait rien au but qu'ils
se proposent, leur soif de renommée ne veut
pas longtems attendre , il faut que leur nom
vole à la publicité. Demain , un autre aussi
bien avisé pourrait avoir rêvé le même traitement , il faut le devancer sur la route et
arriver avant lui. La thérapeutique du choléra, a subi le même sort que celle de l'épi-
lepsie, des écrouelles et d'une foule d'autres vicissitudes de notre nature; on a proposé mille moyens pour les guérir, et pas un
ne remplit absolument le but que nous annonçait son inventeur. Avant que le fléau

devenu européen n'eut parcouru nos contrées, pas un médeci n jaloux des triomphes
de son art, qui n'eut le pressentiment de sa
prochaine apparition , et dont la pensée ne
fut nourrie des moyens usités ailleurs pour
le combattre. M. Fleury était un de ceux
auquel j'aurais concédé le prix , s'il en eut
existé un pour celui qui aurait le mieux retenu les traitemens divers , inventés en tout
lieux contre le redoutable mal. Bien prémuni de ce côté, il attendit le moment de
faire face à l'ennemi commun , avec les armes qu'il savait avoir si bien réussi à d'autres. Il voulut d'abord combattre les symptômes culminans, ceux dont la persistance
doit entraîner une fin prochaine; de ce
nombre, le spasme continu, le refroidissement du corps, l'abondance des évacuations. Il n'était point encore convaincu, que
cette série de signes selon leur plus ou
moins grande intensité, peuvent constituer
un choléra *vehementior* et un autre dit , *mitior*; que dans le premier cas , c'est une agonie commençante qu'on cherche en vain à
conjurer ; tandis que dans le second, c'est
une maladie très grave sans doute , mais que

l'art peut avoir la juste prétention d'enrayer.
Est-il encore nécessaire de répéter, que les
médecins guérisseurs des *véhémentiores*, ont
pris le nom pour l'objet, et ne sont réellement que les champions de la deuxième
forme. M. Fleury crut donc à la toute puissance des remèdes proclamés souverains, et
comme dans les cas extrêmes, il se rendit
à l'adage connu, « aux grands maux, les
grands remèdes. » Ainsi, l'algidité consta-
tée au dehors comme au dedans, semble
au premier apperçu, réclamer le moyen opposé , c'est-à-dire la chaleur. Le *sudatorium* du docteur Anvers , assez usité dans
nos hôpitaux de marine, fut employé chez
les premiers cholériques. Après quelques
essais infructueux, M. Fleury le proclama
d'un emploi funeste , et sans utilité pratique. Cette chaleur artificielle dont on peut
facilement graduer l'intensité, échauffe le
corps refroidi à la façon d'un cadavre qu'on
mettrait dans uns étuve ; or , la chaleur est
bien l'emblême de la vie, mais, c'est celle
qui irradie des sources de l'innervation,
celle dont nous sommes à la fois le foyer et
le consommateur. La chaleur artificielle

produit sur l'organisme cholérisé , le même
effet que sur les hommes longtems exposés
aux glaces ; on sait que le premier moyen
pour les rappeler à la vie, consiste à les éloigner d'un foyer de chaleur , et de n'agir qu'à
l'aide de frictions stimulantes , sur la région
du cœur, le long du rachis , dans la direction des principaux nerfs, Au contraire,
l'emploi du moyen opposé , du calorique,
entraine des désordres irréparables et la
mort. Ce n'est pas le moment d'énumérer
ces désordres ; je crois qu'ici, une température élevée dessèche des tissus qui le sont
déjà par la perte du serum , coagule celui
qui reste, détruit la tonicité , la texture des
capillaires, augmente la détérioration du
sang en le durcissant , et comprime la réaction , si celle-ci peut s'obtenir encore à
l'aide des autres moyens thérapeutiques.

Un boulanger, à Toulon, se dit atteint
par le choléra, l'algidité se déclare ; pour la
faire cesser, il entre dans son four, il en
sort chaud en apparence et meurt apoplectisé. Si j'avais une dernière raison a donner,
je dirais qu'une foule de décès qu'on attribue au typhus succédant d'emblée au mor-

dechi, où une réaction a été évidente, ne sont pas autre chose, sinon, des morts occasionnées par des obstructions, des engorgemens invincibles du cerveau, du poumon, de toutes les parties sur lesquelles un excès de température a porté son influence. j'ai reconnu le sommeil que j'apelle cholérique, sommeil caractérisé par le calme d'un trépassé, que l'on fait cesser à l'aide d'une simple interrogation adressée au sujet, j'ai reconnu dis-je, la spontanéité de ce phénomène, chez ceux qu'on enferme dans le sudatorium ; ceux dont on garnit le dessous des couvertures de bouteilles de grès remplies d'eau bouillante ; ceux enfin, dont on matelasse le corps dans l'intention de le réchauffer. Je réprouve cet emploi banal d'un moyen si grossier et tout mécanique. La nature elle-même parle bien plus haut que nos paroles ; que de foisi j'ai vu le pouls radial battre fort sous ma main, tandis que les membres étaient encore de glace. Les sujets qui ont fourni matière à cette observation, nous étaient venus sans pouls, refroidis, et n'avaient pas été réchauffés. La chaleur factice de la périphérie en im-

pose au médecin, et l'endort dans une funeste sécurité.

Au chevet d'un moribond, j'ai entendu des
paroles ressurantes, parce que le corps était
chaud au milieu de huit bouteilles chargées
d'eau bouillante; il n'y a pourtant rien là
d'extraordinaire, car, touchez le sommet de
la langue, il demeure glacé. Concluons de
ce qui précède, que la chaleur artificielle,
ne remplace jamais la chaleur vitale, pas
plus que l'eau saline, ne peut se mettre en
lieu et place du sérum du sang disparu. Ensuite, une température constante de trente-
deux degrés, entretenue dans le lit à fur et
mesure qu'elle baisse, est la seule convenable dans les cas extrêmes de choléra glacial.

L'opium, cette gomme résine sans laquelle
au dire d'un grand homme, il n'y a pas de
médecine possible, est encore une des substances dont le mode d'agir, a été problé-
matique et souvent contesté dans nos diffé-
rentes formes de choléra asiatique. D'après
nos propres convictions, rien n'est d'un usage plus empirique que ce narcotique auquel
nous concedons de grands pouvoirs, dans
des maladies autres que celle dont nous nous

occupons. Ceux qui voient l'indication la
plus pressante, dans les moyens d'arrêter les
vomissemens et les selles, ont eu recours à
des doses énormes de laudanum, et n'ont jamais réussi; ou bien, s'ils sont parvenus à les
calmer, l'expérience a prononcé contre eux.
Ce ne sont point les évacuations qui for-
mulent la gravité du choléra spasmodique,
du glacial, de tous ceux où l'innervation a
éprouvé des dommages irréparables; au contraire, leur cessation intempestive a dévancé
la mort de peu d'instans. Avant d'avoir essayé l'emploi de l'opium comme antispasmodique , M. Fleury avait foi dans cette panacée; plus tard, lorsqu'il eut reconnu qu'elle
n'était point supportée , c'est-à-dire qu'elle
ne calmait point , il en bannit l'emploi de
sa clinique. C'est une fausse application de
ce qui se passe dans le vomissement artifi-
ciel, qui a conduit à l'usage de l'opium ; ici,
toutes les puissances musculaires sont en
émoi, pour susciter le grand acte physiolo-
gique. Dans le choléra algide et au moment
où les malades rendent par regurgitation
une eau blanche et comme féculente, j'ai
souvent mis la main au scrobicule, aux

muscles du bas ventre, et j'avoue, n'avoir
jamais rien éprouvé qui ressemblât à de
violentes contractions. Dans le cas qui nous
occupe, on n'a rien à calmer; les évacuations sont un produit d'exhalation forcée,
c'est le serum, la partie fluide du sang, de
la lymphe, du chyle qui séparée de la portion solidifiée à laquelle elle était unie, est
rejettée par l'influx vital qui reste sur la surface de rapport gastro intestinale. Ce serum
non encore exhalé, n'en est pas moins
inerte et corps étranger; vous ne rendrez
pas le sang plus liquide, plus vital, lorsque
vous aurez forcé l'estomac ou les intestins
à ne plus exhaler. Le vrai moyen d'empêcher ces évacuations, consistent à ranimer
la vie, à imprégner d'innervation cette chair
coulante des vaisseaux qui demeure inanimée, tant qu'une réaction franche ne s'établit pas. Les selles et les vomissemens
blancs sont secondaires à la grande atteinte
portée à l'innervation ; je les ai vus incoër-
cibles durant douze jours chez un patron
pécheur, et quoique les moyens employés
pour les calmer, et dont les préparations
opiacées fesaient souvent la base, ne m'eus-

sent point réussi , je ne m'en inquiétais
point , tant que le pouls se conservait à un
degré rassurant. J'observai chez ce malade
que lorsque la réaction eut été franchement
assurée , les vomissemens devinrent moins
fréquens et furent remplacés par le hoquet
continu : ici , une potion calmante agit à
merveille , ce qui veut dire qu'un état spasmodique nouveau , éprouvait l'influence du
remède destiné à le combattre. L'opium
peut donc trouver des applications logiques
et individuelles , le difficile dans notre art ,
est de savoir les préciser. Je crois qu'il est
funeste de l'administrer dans les cas divers à
mortalité imminente ; M. Fleury l'accusait
de favoriser la transition typhique , en intervertissant la nature dans sa marche pathologique. Depuis lors, plusieurs praticiens
ont reconnu l'inopportunité des narcoti-
ques dans la période phlegmorrhagique. La
conséquence est juste, si la vie d'abord re-
foulée dans les grands centres nerveux ,
revient à la périphérie , les tuniques digestives doivent être les premières innervées ;
or , n'est-il pas probable qu'elles seront
dans des conditions opposées et répulsives

de réaction , si l'opium ou ses préparations les ont narcotisées.

Cependant, nous avons eu moins à nous plaindre de ce remède administré en lavemens. Nous savons alors des confrères qui le croient précieux dans tous les cas possibles, et donné concurremment avec les décoctions émollientes et amylacées. Outre que quelques gouttes de laudanum jetées dans un demi lavement , n'ajoutent pas beaucoup à ses propriétés calmantes , nous persistons à dire que dans les exemples du premier ordre et dès leur début , ce moyen n'a rien d'héroïque. La surface intestinale comme la surface gastrique dans les choléras extrêmes , se plait au contact des liquides ; l'estomac ainsi que l'intestin, les appéte glacés et albumineux , il en résulte pour le malade satisfaction et bien être. J'ai vu des malades , heureux de l'eau glacée qu'ils avaient ingéré , et se plaindre encor d'une ardeur analogue à celle de l'estomac dans la bouche ; pour la calmer , ils gardaient à demeure dans cette cavité une gorgée d'eau à la température la plus basse possible. Or, la bouche examinée avec attention ne nous offrait nulle trace d'irritation. En définitive, si l'opium reste encore dans la pharmaco- pée cholérique, ce n'est point comme agent indispensable, et les cas qui le reclament sont ceux où il y a spasme de la tunique musculeuse digestive, ce qui a lieu dans les cholérines plus ou moins graves.

L'opium, pas plus que tous les moyens indiqués pour s'opposer d'une manière di- recte aux vomissemens, n'a eu cours et valeur dans la clinique de l'hôpital. La po- tion de rivière, l'eau de seltz, les mixtures éthérées, camphrées, et d'autres dont le nom seul a fait fortune, furent employées et souvent mises en oubli. Si quelquefois on fut porté à en continuer l'usage, ce ne fut jamais comme sédatif du vomissement, ou de la diarrhée; nous nous expliquerons ailleurs.

Il semblerait au premier apperçu, que la chaleur appliquée à la périphérie; l'opium à l'intérieur et les saignées, soit générales, soit locales, devraient à tout jamais consti- tuer le trépied thérapeutique du choléra. Il n'en est pourtant rien, et le dernier mo- yen dont nous allons étudier l'importance

et l'utilité, prouvera combien sont dange-
reuses les théories qui ne sont pas déduites
du fait clinique auquel on veut les appli-
quer. J'ignore comment ont marché les choléras en d'autres lieux, c'est le nôtre seul
que nous avons observé, et c'est unique-
ment à lui que doivent se diriger nos investigations. Voici la question : La saignée
soit générale, soit capillaire, doit-elle être
considérée comme base d'un traitement unique, ou bien, ses applications ne sont-elles
qu'un moyen de combattre un symptôme
d'excitation vasculaire, lorsqu'il se manifeste au commencement ou dans le cours
de la maladie? M. Fleury ne croyait pas aux
bons effets de la saignée dans les cas les
plus graves du mal, et voici sa manière de
raisonner : « J'ai vu, dit-il, des typhus épidémiques, et lorsque le sang que l'on retirait
par la lancette était noir, sans serum, tout-
à-fait sang inanimé, je portais toujours un
prognostic funeste. En serait-il de même
dans le choléra? je le crois. Ces paroles
m'ont souvent rappelé des souvenirs clini-
ques, où le sang noir, poisseux, verdâtre,
annonçait une mort prochaine. Jules Clo-

quet, donnant des soins à son père pour
une maladie typhique, fit ouvrir la veine,
mais, il s'éloigna déséspéré, lorsqu'il eût vu
dans la palette un sang noir, coagulé et
sans proportions normales avec ses compo-
sans. Ce n'est pas d'aujourd'hui, que la sé-
méiologie a indiqué ces caractères du sang,
comme signes d'une facheuse terminaison.
Malgré ces indications théoriques, M. Fleury
et ses autres confrères, tentèrent la saignée
dans les cas extrêmes du mal; osons le dire,
si elle ne fut funeste, du moins est-il vrai
qu'elle était inutile. Je le demande, que
peut-on attendre d'un liquide jadis vivant
et mobile dans ses canaux, qu'une mort
subite a figé et décomposé? Quand, à l'aide
d'une longue ouverture et par des pressions
multipliées, vous aurez obtenu quelques
onces de ce corps étranger, pensez-vous
avoir beaucoup fait pour le réveil ou le développement de l'innervation déprimée par
le poison cholérique? Certes non : lorsque
la vie a abandonné la peau, c'est perdre un
tems précieux, que de tirer du sang d'un
sujet qui ne présente aucun symptôme
phlogistique. Que dire de la méthode ba-

nale et toute commode qui consiste même
sans avoir vu le sujet, d'ordonner l'application de soixante et quatre-vingt sangsues
sur l'abdomen. C'était un parti pris de
croire sans preuves aux bienfaits de la san-
guisugie, et j'en connais que des revers
nombreux, n'ont pas même convaincu de
l'inutilité de cette application. Du reste,
ces animaux nous font la leçon, ils ont
réellement horreur d'une peau cholérisée,
ils ne mordent point, et si on s'obstine à
vouloir les fixer, ils tombent dans une espèce d'asphixie et périssent. Ainsi, quand
ce serait pour un but économique, est-il
bon encor de proclamer l'inutilité de ce
moyen si souverain dans les phlegmasies
franches, et le réserver pour les cas qui en
indiquent formellement l'emploi. Je vais
même plus loin, je crois que l'application
de sangsues en grand nombre dans les
choléras commençans, n'empêche pas celui-ci d'arriver rapidement à l'algidité, si la
cause qui a atteint la vie du sujet, a pu la
frapper au dégré qui entraîne après elle la
période extrême du mal.

Un homme entre dans ma salle atteint de

fièvre intermittente contractée en Afrique,
je me propose d'administrer la quinine le
lendemain de son entrée, mais avant, je
cherche à dissiper une légère douleur abdominale qui part de l'estomac et arrive à
l'ombilic; j'ordonne quarante sangsues à ap-
pliquer sur le point douloureux. Celui-ci
cède. Vers les quatre heures de relevée, un
épistaxis violent se déclare. On tamponne
dans la nuit. Vers le matin, des symptômes
mortels de choléra se déclarent; le sujet
meurt dans la journée. L'autopsie révèle
un état inflammatoire ancien, mais rien de
récent. Est-ce un accès de fièvre intermittente cholérique qui l'a enlevé ? La chose
peut-être, il n'y a rien d'extraordinaire
qu'une fièvre d'accès se revête de symptômes néfastes, sous l'influence fatale. On se
rappelle que ce marin revenait de Bone
en France, et qu'il avait pris terre, la veille
de sa mort.

Dans les choléras asphixiques, et ce sont
les seuls dont nous avons intention de parler dans ces prolégomènes thérapeutiques,
la saignée ne peut avoir d'autre motif, hors
celui, de désobstruer les voies de la circula-

tion , de faciliter la respiration , en un mot
d'enlever une partie du sang soldifié , devenu véritable corps étranger engagé dans
les veines. C'est pour un but tout mécanique, encore faut-il pour l'employer, que la
réaction si on est parvenu à l'obtenir , soit
franche et énergique. Si celle-ci n'est qu'à peu
près satisfaisante , c'est compromettre l'état
du sujet, que de chercher à la développer d'a-
vantage par l'application d'une théorie mécanique , dont rien ne justifie l'infaillibilité.
Ainsi , j'ai entendu dire , que lorsque dans
le cours d'une saignée par pression , le jet
vient ensuite à couler comme dans une saignée ordinaire , il faut tirer du sang et en
concevoir le meilleur augure. C'est une erreur ; j'ai vu constamment le collapsus
typhique suivre ces évacuations. On a ar-
gué que l'artère bat ensuite plus fort , c'est
possible; les parois artérielles frappaient
n'aguères sur un sang condensé, inerte, une
fois celui-ci enlevé , ses pulsations doivent
être plus fortes, mieux senties par le doigt
qui les explore. Cela prouve que les tuniques artérielles ont une locomotivité propre, lorsque le sang a perdu la sienne; les

unes vivent encor, et la chair coulante est coagulée, morte, voilà tout. Les solidistes pourraient à la rigueur se servir de ce fait, pour combattre les humoristes. Mais comment expliquerez-vous les avantages de la saignée, lorsque les tuniques artérielles et le sang restent immobiles, qu'il n'y a pas de pouls ? Ici, rien ne peut justifier son emploi.

Ainsi donc, la saignée n'est point logiquement indiquée, lorsqu'il n'y a plus de pouls et presque pas de vie ; il faut la réserver pour les cas où l'énergie circulatoire la réclame, quand il s'agit de combattre les congestions dans le *Choléra congestiva*. Une réaction est-elle à peine sensible ? c'est la tuer, que d'enlever avec beaucoup d'efforts, ce coagulum inerte figé dans le confins du système veineux. Qui sait, si le jet en arcade qui suit quelquefois cette expulsion, ne viendra pas se mouler en lieu et place de celui que vous avez arraché de vive force, après que vous aurez fermé l'ouverture de la veine.

J'ai fort connu un voyageur qui avait traité maintes fois des sujets mordus par les serpens les plus vénimeux de l'Inde ; j'ai vu aussi quoique jeune alors, un nègre à Rio-

Janeiro, qui avait été surpris dans son sommeil par une vipère du pays, dont la morsure est mortelle ; eh bien, dans ces cas extrêmes, le symptôme le plus funeste est
l'absence du pouls, la coagulation du sang.
La pratique a convaincu les médecins, que
de tous les moyens employés pour combattre cet état, la saignée est la moins recom-
mandable et celui qui est proscrit dans la
période de callapsus. La cause ignorée du
choléra examinée d'une manière isolée, offre
plus d'un point de contact, avec les accidens
qui suivent l'inoculation des poisons sécré-
tés par les serpens des pays chauds.

Ainsi, par ce qui précède sur la chaleur,
l'opium et la saignée, considérés comme
moyens héroïques, nous avons peut-être
été en dehors des idées reçues, mais, l'expérience nous a ramené à une appréciation
juste de leur valeur. Ne croyez pourtant
pas qu'il soit rationnel de les proscrire,
ce serait mal interpréter notre pensée ; au
contraire, ces trois puissans modificateurs
de l'économie, maniés par une main habile,
opéreront encor des prodiges, seulement il
importe de savoir et d'apprécier le moment

opportun de leur emploi , leur force et la durée de leur action. Il suffit qu'une maladie résiste aux efforts de l'art, pour que la renommée s'empresse d'offrir à la foule impatiente, une panacée merveilleuse qui doit guérir infailliblement ce qui fait le désespoir des médecins. Combien de substances oubliées ou méconnues, ont été remises en honneur dans ces derniers tems ? Le choléra à lui seul , a inventé une pharmacologie toute nouvelle. A Toulon, il n'y a pas eu un praticien qui n'ait eu la velléité d'un spécifique, d'un moyen à lui; nul, n'a pu se soustraire aux narrations des docteurs qui exercent dans l'Inde; on a tenté l'essai de plusieurs agens prônés .dans les journaux de l'époque , et je serais curieux de savoir les résultats particuliers. M. Fleury qui lisait beaucoup les journaux et qui avait retenu les divers modes de traitement cholérique, en essayait l'emploi plutôt en sa qualité de professeur de clinique , que comme médecin plein de foi aux croyances nouvelles. Du reste , toutes ses expérimentations ont eu pour but d'obtenir une réaction dans la dernière période algide de choléra : c'est ce qu'il apellait l'écueil de sa pratique. Ainsi, je l'ai vu assistant des infirmiers, pour la mise au bain d'un homme, froid et cyanosé. Le thermomètre à la main, il fesait augmenter la température à cinquante, à soixante degrès, tenant d'une main l'instrument ; de l'autre, la fossète radiale, ou vainement il attendait le réveil du pouls. Après lui, nous avons encore renouvellé l'emploi du bain chaud, toujours sans succès ; l'eau ne chauffait encore qu'un homme presque cadavre.

Une autre fois, le ministre de la marine ayant fait l'envoi d'une caisse de *huaco* pour en constater les effets, M. Fleury, se ressouvint que les patrons de cette plante, l'avaient mise en faveur à l'aide de propriétés excitantes nouvelles. Le *huaco* en infusion, en tisane, éveille la contractilité musculaire du cœur et du systême circulatoire, il provoque la sueur, pousse à la peau. Fallait-il des promesses plus pompeuses pour expérimenter le végétal à propriétés électives et si bien ordonnées dans la circonstance actuelle? Le *huaco* fut donc administré, et nos espérances furent encor

trompées. Le cœur ne battit pas une fois
de plus, sous l'influence de son excitant spécifique. Un médecin de la marine nous
avait communiqué l'heureux emploi qu'il en
avait fait dans les cas de choléras mitigés,
je le crois aussi, alors, notez bien que la thérapeutique de ce fléau, rentre dans les traitemens ordinaires, toutes les fois qu'il y a
vie et réaction. Qu'est-il besoin alors de
plantes exotiques, notre feuille d'oranger
en infusion, ne rivalise-t-elle pas avec tout
ce que l'Inde nous préconise comme excitant et aromatique?

M. Fleury qui s'était avoué homme nouveau dans le traitement du choléra, professait la plus naïve bonnefoi pour toute méthode originale de le combattre. C'est ainsi
que nous éprouvâmes sur plusieurs sujets,
la rubéfaction transcurrente sur le rachis, à
l'aide d'un fer à repasser chauffé, et que
l'on promenait rapidement sur une bande
de flanelle, trempée dans la thérébentine,
dont on avait recouvert le sommet des ver-
tèbres, à partir de l'axis jusqu'aux apophy-
ses du sacrum. Mensonge ! ce moyen si riche
d'espérances en théorie, n'en réalisa aucune.

Du reste, fallait-il s'attendre à un si pompeux résultat, que celui du réveil subit de
la force vitale ? non. Dans le choléra réelle-
mont asphixique, la vie est presque épuisée
dans ses réservoirs , ce qu'il en reste dans
les centres, se tarit peu à peu et la mort
complette succède en peu d'heures à la mort
partielle. Or, possédons-nous un agent capable de remplacer la vie, en surajouter une
portion à celle qui reste ?toujours non. En
vérité, je vous le dis , il y a un choléra que
les hommes ne guériront jamais; pour cela
faudra-t-il abandonner les victimes à leur
fatalité, je ne l'admets pas ; s'il y a des circonstances où les médecins doivent soigner
les morts , c'est dans la maladie qui nous
occupe.

M. Fleury eut un moment la pensée d'ap-
pliquer l'emplâtre de ranque d'Orléans; il
ne mit pas ce projet à exécution par suite
des idées qu'il professait sur l'absence de
vitalité de la peau chez nos grands cholérisés. Pour qu'un révulsif aussi couteux et
qui exige tant de soins de préparation ,
puisse donner un résultat, faut-il aussi que
l'organe sur lequel on l'applique, soit sen-

sible à son impression. Il y a pourtant dans la composition de cet emplâtre , une substance à laquelle j'attribuerais les mutations favorables qui en résulteraient, si l'absorption pouvait la transmettre dans les voies circulatoires obstruées. Je veux parler de la noix vomique , de cet agent qui ingéré dans l'estomac , va éveiller des contractions tétaniques dans un membre paralysé. Cet agent à mes yeux, représente une pile voltaïque d'une grande intensité , il est d'un usage plus facile et par des doses de plus en plus croissantes , on peut en varier la puissance. J'ai pensé qu'en tems de choléra, on pourrait s'en servir comme moyen prophylactique, pour maintenir en état d'exaltation , de fièvre , le système de l'innervation , et le rendre moins vulnérable par les atteintes du poison épidémique. Ce que je dis ici, n'est pas une hypothèse que je veuille ni défendre, ni impatroniser.

Nous étions parvenus à l'apogée des moyens exceptionnels , lorsque un médecin du département , annonça avoir trouvé un puissant remède, et il le fit recommander aux praticiens de tous les pays , par l'avis offi-

ciel qu'il en donna aux diverses autorités.
Or , ce moyen consiste dans l'administra-
tration de l'huile essentielle de Lavande , à
dose escharrotique et plusieurs fois répétée
suivant l'exigence de la maladie. Pour qu'il
réussisse , il faut qu'il y ait tolérance de la
part de l'estomac , ensuite, que le pouls , la
diaphorèse , la cessation des évacuations
suivent de près l'ingestion des doses. L'auteur a raisonné sa méthode suivant les idées
de Brown , or, d'après le médecin écossais
plus l'excitabilité aura été épuisée , plus le
moyen excitant devra être fort , pour monter l'excitation au degré normal. On ne croyait pas sans doute au retour du brownisme
à l'occasion du choléra. La tunique muqueuse digestive ou peau interne, qui conserve encor quelque vie , lorsque la peau
externe est morte , doit sans nul doute ,
subir les ardentes aggressions de l'huile essentielle de Lavande. Mais dites moi, est-ce
pour un bien ou pour un mal? Quoi , un vé-
sicatoire sur la muqueuse gastrique a pu
devenir un genre de médication? Quoi, albu-
miniser la muqueuse à l'instar des couennes
que les cantharides occasionnent ailleurs,

lui enlever sa texture organique et vitale, sera proclamé panacée, par des personnes étrangères à l'art ? non pas cela, l'huile essentielle de Lavande à dose énorme, est escarrhotique et rien de plus ; la peau d'un cadavre subirait encor son action corrosive. Cependant les annonces pompeuses ont été sur le point de nous faire succomber à la tentation de son emploi, mais, lorsqu'au moment de l'administrer, j'en eus porté une ceuillerée à café dans ma bouche, je re. jettai la potion et ne voulus plus en entendre parler. Notez bien, que dans cinq onces de véhicule, je n'avais mêlé que le quart de la dose voulue par son inventeur pour en constituer le remède véritable. J'ai su que d'autres médecins l'ont essayé dans des cas tout-à-fait désespérés, ceux enfin pour lesquels nous réclamons un moyen de guérir, ils n'ont pas été plus heureux que moi. Ainsi la théorie et la pratique repoussent l'huile caustique de Lavande, je ne la croirais même pas digne d'une proscription éclatante, si je n'avais entendu les doctes habitans d'un village, se croire bien prémunis contre le mordechi, parce que l'un d'eux avait fait une ample provision du spécifique vanté par les journaux et les lettres officieuses.

M. Fleury ne parlait jamais que de la thérapeutique du choléra qui tue, dont le diagnostic est invariablement funeste, c'est de celui-là seul qu'il s'occupait ; quant à celui qui offre des chances, il l'avait déjà deviné et n'en raisonnait plus. Or, plus une maladie se montre réfractaire aux puissances médicamenteuses, plus il convient de les multiplier, de les expérimenter. S'il eut vécu, il eut essayé de l'injection d'eau saline dans les veines, il y songeait, quoique à vrai dire, il n'eut aucune foi dans ce succédané du sérum du sang. Un enthousiaste de cette injection, le célèbre Delpech à son retour d'un voyage en Angleterre, où il avait découvert l'inflammation du plexus solaire dans le choléra foudroyant, nous entretenait un jour de cette localisation, et vantait à notre doyen les immenses succès de l'injection dans les veines. Il avait déjà tout prévu, jusqu'à l'instrument le plus propre à ce genre d'expérience ; il nous en décrivit un de son invention, qui mettait à l'abri de tout accident, entr'autres, de celui qui résulte de l'introduction de l'air dans le système circulatoire. Le professeur de Montpellier aimait par dessus toute considération scientifique, qu'on pensât d'après lui, même sans examen de ses doctrines. L'occasion s'est offerte de vérifier les promesses de Delpech, et ce fut M. Fleury, qui le scalpel à la main, chercha les plexus solaires rouges et enflammés. Dire qu'on ne trouva rien de semblable à ce qu'avait vu Delpech, c'est énoncer une vérité vulgaire; les plexus solaires ont été rencontrés sains dans toutes les autopies. D'ailleurs, rien n'est rare comme une vascularité évidente d'un tissu proprement dit nerveux; j'ai cherché en vain des capillaires injectés, dans un des nerfs les plus volumineux de l'économie, atteint depuis deux ans d'irritation. Une autre fois, chez un sujet mort de pneumonie, et qui souffrait depuis un an d'un *ischias nervosa*, j'ai poursuivi en vain, la phlegamsie du sciatique. Restait à expérimenter l'injection de l'eau saline dans les veines, notre doyen a vécu trop peu de cette calamiteuse vie dont nous touchons à peine le terme, pour qu'il put mettre son projet à exécution. Il ne

croyait pas aux merveilles de l'art, surtout
à celles qui promettent au delà des pouvoirs
du vitalisme : Après avoir condamné la
transfusion du sang, aurait-il pu absoudre
l'injection ? pas possible ; voyez la différence dans les deux hypothèses ; dans la
première, c'est un sang étranger et vivant
qu'on introduit dans les veines ; tandis que
dans le second, c'est une eau saline ou non,
mais inanimée, et sans aucune espèce de
rapport avec le serum disparu, avec le sang
coagulé qui reste, dont on veut faire le
dissolvant du cruor. Cependant M. Fleury
en aurait tenté l'essai sur la foi des promesses de son ami.

Il vint à Toulon le successeur de notre
premier médecin ; ce praticien, poursuivit
la tâche que notre premier maître lui avait
léguée, celle, d'arriver par des investigations
thérapeutiques, à un moyen quelconque
d'exciter la réaction dans la période d'algidité. Il injecta les veines, et les résultats
furent par deux fois négatifs. Il est vrai, que
cette opération ne fut peut-être pas exécu-
tée avec le luxe de précautions que déploient
les vrais croyans ; cependant, le caractère

bien connu du médecin en chef et son habitude d'expérimentation, nous font croire
qu'il a procédé avec ordre et méthode. En
somme, l'injection est réprouvée par la
théorie, et si la pratique ne parle pas si
haut, c'est que les faits lui manquent, non
par suite de la paresse ou de l'ignorance
des praticiens, mais plutôt par le sentiment
interne d'une médication, que la physiologie semble plutôt improuver qu'approuver.

Maintenant, nous sommes parvenus à
l'histoire particulière des traitemens, suivant les formes individuelles et pathologiques que la maladie a revêtu. Nous avons
prouvé ailleurs, que le fond est toujours le
même, puisqu'il repose sur la nature de la
cause, qui ne saurait varier dans ce qui
constitue sa primitive essence. Ainsi, une
constitution épidémique de l'air étant donnée, les sujets qui y sont soumis, peuvent
contracter des maladies à fonds identiques,
mais variables par la forme; par exemple, une
rougeole, une scarlatine, une variole, d'autres affections éruptives peuvent en résulter.
Celles-ci, remplacent souvent les maladies
épidémiques et éminemment meurtrières,

c'est ce que nous avons observé après notre épidémie. Les médecins en ont même conçu un heureux augure. Ainsi, si nous admettons des choléras divers, récuserait-on une variété de traitemens, suivant la teneur des formes opposées de la maladie.

Le choléra spasmodica se présente en première ligne. Aurons-nous la témérité de croire que nous allons fixer la science dans son traitement? non, la chose est impossible, on ne ranime pas un cadavre. Cependant le melius anceps quam nullum, n'a jamais trouvé une application plus directe que dans le cas qui nous occupe. Aux grands maux, les grands remèdes, dit un adage ancien; invoquons-les pour la nuance fulgurale. Ici, la cause a presque totalement envahi le système nerveux; et par suite, le système circulatoire modifie et détourne les produits des nutritions, des secrétions, de la transpiration (choléra, vel transpiratio intestinorum) efforçons-nous de réveiller l'action vitale, l'innervation, par tous les moyens connus, et parmi eux, choisissons les agens que l'expérience a proclamé les meilleurs.

La méthode fortement révulsive appliquée sur les surfaces de rapport, est celle
que la théorie semble consacrer. Nous n'o-
sons dire que la pratique l'ait sanctionnée,
vu que les cures de cette espèce sont infiniment rares, et qu'à vrai dire, on ne saurait
alors spécifier la part de la nature et celle de
l'art. Ainsi, en même temps qu'on met en
œuvre les moyens propres à exciter l'action
vitale, on s'occupe de calmer les symptômes que le malade accuse dans la violence
de ses douleurs. Ceux-ci, sont comme l'expression éloquente et vraie des besoins ur-
gens de l'individu. Or, peut-on toujours
avoir sous la main les remèdes de choix ?
Quoiqu'il en soit, voici ceux auxquels nous
donnons la préférence. Les frictions sèches
ou aromatiques opérées sans relâche sur
tout le corps ; cette opération exige l'assistance de quatre aides vigoureux et de bonne
volonté. Le vinaigre, l'alcool camphré, can-
tharidé, thérébentiné, etc., peuvent être
employés dans ce but. Pour que ce moyen
justifie son adoption, il faut qu'il soit prolongé. Nous l'employions à la marine à
l'instar des médecins de l'Inde ; le malade

était préalablement couché entre deux couvertures de laine, et en sortant des mains des frotteurs ; on venait le déposer dans un lit chauffé à une haute température. Si la chaleur et le pouls s'éveillent, c'est un signe favorable. Les cataplasmes sinapisés bouillans, appliqués sur divers points du corps et souvent renouvellés ; les vésicatoires volans, soutiennent et prolongent très bien l'action des frictions. On les dépose sur la région du cœur, au-devant de la poitrine, sur le creux de l'estomac, sur l'ombilic, sur les côtés du thorax, aux poignets et aux pieds. L'importance du lieu où on les applique, est relative à la fonction à laquelle l'art doit faire le premier appel. Si sous leur influence, le cœur et les poumons venaient à s'émouvoir fortement, on conçoit que les extrémités n'aguères froides, seraient bientôt rechauffées. La chaleur artificielle qu'on applique médiatement ou immédiatement sur le corps du cholérisé, est d'un emploi absurde, si on l'exagère pour en augmenter l'action ; nous l'avons déjà dit, nous ne rechauffions qu'un cadavre. Plus tard, nous nous sommes ravisés, en nous bornant à

température guères plus élevée que celle du corps à l'état de pleine santé. Pour la produire, on se servait de bouteilles de grès, de linges chauds, des moines en petit nombre. Les ventouses sèches ou sanglantes, sont d'une importance secondaire à côté des moyens précités ; nous ne les avons employées, que pour remplir une indication locale, telle, la phlébotomie capillaire, lorsqu'on manque de sangsues, ou que ces vers refusent de mordre.

Les sangsues en grand nombre doivent être appliquées sur les lieux où le malade place le siège des souffrances atroces qu'il endure ; c'est le creux de l'estomac, c'est l'ombilic, c'est l'hypogastre, quelquefois les lombes. Il convient de s'expliquer la nature pathologique de la douleur, contre laquelle on applique une saignée capillaire. Ainsi, elle peut être nerveuse et siéger dans les centres nerveux de la vie organique ; la douleur peut dépendre aussi d'un état phlegmasique, d'un spasme considérable des muscles des lombes, d'une inflammation de quelque parenchyme, les reins, par exemple, ainsi que nous en avons observé des cas,

Si la douleur ne cède pas aux émissions sanguines capillaires , nous avons recours aux cataplasmes bouillans laudanisés et sinapisés , qu'on renouvelle fréquemment. Nous croyons même, qu'il est bien plus rationnel de commencer par eux l'attaque de l'épigastralgie, surtout dans les choléras extrêmes, où il est prouvé que les sangsues sucent peu ou pas du tout. Si on veut se rappeler le mode d'action des ventouses sanglantes , n'est-il pas vrai, qu'elles conviennent mieux que les sangsues , dont le prix est souvent usuraire et les avantages si contestés. Nous nous resumons en faveur des ventouses, par ce double motif, et ensuite par le peu de tems que l'on met à juger du succès ou de l'insuccès. Chargé en dernier lieu du service des cholériques du bagne , nous avons employé ce moyen avec des résultats prompts et incontestables , dans les diverses formes cholériques qui le réclamaient. La ventouse exerce une action complexe, et en supposant que l'émission du sang fut un résultat illusoire, ce que nous sommes portés à admettre, il resterait toujours l'action épipastique et rebéfiante sur laquelle on ne peut professer aucun doute.

Parmi les symptômes périphériques, les crampes dilacérantes aux mollets, et la contraction spasmodique des muscles qui les forment, sont d'une importance majeure ; les malades veulent en être délivrés à tout prix. Nous leur avons opposé divers moyens, dans le but d'établir entr'eux une comparaison concluante ; eh bien, les ventouses l'ont emporté sur les cataplasmes sinapisés, sur les sangsues ; celles-ci sont à rejetter de ce genre de médication. Ne pourrait-on pas arguer de ce dernier fait, pour les proscrire des premiers moyens contre les douleurs accusées ailleurs par les malades. Les sangsues ne sont bonnes que dans les fluxions actives, concordant avec l'existence du pouls. Or, il n'y a rien de cela dans le choléra violemment spasmodique. J'ai vu des médecins, qui se rappelant tout leur Broussais en présence du choléra, s'obstinaient à voir une panacée dans l'action de ces annélides ; mais, disaient-ils, pour réussir, n'en limitez pas le nombre, *nunquam satis*. Dans les derniers jours de notre épidémie, bien de médecins les avaient mises avec raison hors de cause. Tels sont les premiers

soins que l'état du malade réclame à l'extérieur. Choisissons ceux, dont l'action est la
plus prompte et qui nous font connaitre en
moins de tems possible, s'ils sont favorables ou bien non sentis. Le succès dépend
trop souvent de la rapidité avec laquelle on
les emploie ; ici chaque minute de retard,
enlève une chance de succès.

Nous avons proclamé l'excellence de la
méthode révulsive, et nous venons de passer en revue les moyens que nous avons mis
en œuvre à l'extérieur pour l'obtenir. La
surface gastro intestinale est aussi une surface de rapport, et d'autant plus essentielle
à connaitre et à étudier, que plus voisine
des grands centres nerveux, et liée avec
eux par des rapports matériels et des sympathies plus nombreuses, elle doit répondre
plus activement à l'appel révulsif que nos
agens médicamenteux tendent à fixer sur
cette vaste surface interne. Les vomissemens
nombreux, incoercibles, sont un des symptômes culminans de la maladie, nous leur
avons opposé divers agens reconnus ailleurs
d'une efficacité merveilleuse, et ils n'ont pas
répondu à notre attente : La potion de Riviè-

re, simple ou laudanisée, les préparations
opicées, le sous mitrate de bismuth, les
composés antispasmodiques de toute forme
et de toute espèce, n'ont pu satisfaire nos in
tentions; tous, ont cédé, à l'emploi de la
glace, une réputation qui a pu être méritée
ailleurs, qui n'a pu se soutenir à Toulon.
De petits fragmens de glace donnés de distance à distance, calment la soif, cette torture du cholérisé; en même tems, on voit
sous cette influence soutenue, les vomissemens devenir moins fréquens et cesser enfin. Tout cela n'est point la guérison, je
le sais, c'est un allègement de souffrance.
Dans le choléra spasmodique mitigé, que
nous avons surnommé *mitior*, la glace est
souveraine parmi tous les moyens employés;
ce n'est pas seulement parce que la glace
étanche la soif, arrête les vomissemens; il
y a autre chose dans cette action thérapeutique, et si l'on veut une opinion, voici la
mienne : Lorsqu'un sujet est pris de congélation, n'est-ce pas, que les frictions avec la
neige sur la région précordiale, sont reconnues les plus salutaires pour éveiller le jeu
de cet organe ? N'en serait-il pas de même

dans le choléra ? Pourquoi pas ; l'estomac serait le point de la peau interne, sur lequel s'opère cette action d'un corps réfrigerant, lorsque appliqué sur un endroit en apparence privé de vie, le *vis médicatrix* qui réagit, vient épanouir à la surface la chaleur et la vie. C'est une révulsion interne ; la glace a été considérée par tous nos collègues, le *sine qua non* de la vraie thérapeutique du mordechi, et si l'instinct animal a pu jamais dans ses heures de souffrance se révéler un moyen qui devait les calmer, la glace a été ce mot d'inspiration, que prononce d'une manière vraiment prophétique, la bouche d'un patient.

Dans la nuance *mitior*, nous avons vu la glace accélérer l'instant de la réaction et celui par conséquent où l'on doit se hâter de faire la médecine de cette période. Il ne faut jamais oublier que la réaction n'est qu'une chance de guérison, qu'il faut savoir saisir au passage. Ainsi, la glace est désaltérante, anti-vomitive, ou anti-spasmodique, et enfin excitante de l'innervation. Les infusions theiformes, le tilleul, la feuille d'oranger, le thé léger, le punch affaibli, sont des moyens très secondaires dans la grande lutte qui se passe entre la vie et la mort. Ceux qui sentent le besoin de faire garder des liquides chauds par l'estomac, qui les rejette à peine ingérés, ont soin de les faire suivre par la glace donnée au malade aussitôt qu'il a bu. Mais alors, il est inutile de les donner chauds, puisque on se propose de les refroidir, après qu'ils ont été avalés.

Je crois que la révulsion gastrique doit s'aider puissamment de l'action des excitans, tels que, l'éther, le camphre, l'arnica, les huiles essentielles, l'eau de seltz, la bière, l'huile de cajeput, l'esprit de nitre dulcifié, l'acétate d'ammoniaque, le sous carbonate d'ammoniaque, et une foule d'autres agens mis en honneur à l'occasion du choléra, et reconnus plus tard d'une vertu équivoque. Nous aimons la vérité pour elle seule, c'est ce qui nous enhardit à dire qu'on se hâte trop de publier les remèdes infaillibles. Ainsi, le guaco, nous avait été donné comme excitant des mouvemens du cœur par les médecins de l'Inde ; eh bien, le guaco n'a rien ému, rien excité dans les

économies cholériques que nous lui avons
confié. Plus tard, un médecin du département, signala l'huile essentielle de Lavande
à dose escharrotique ; je ne l'ai employée
que par gouttes dans un liquide aromatique,
toutefois, ceux qui l'ont donnée à la moitié de la dose prescrite par l'apologiste, n'ont
pas trouvé en elle le spécifique. En somme,
les huiles essentielles employées de cette
manière, sont d'un affreux emploi. Parbleu!
si l'on veut dissoudre la muqueuse de l'estomac, l'on ne possède pas de liquide plus
acre et plus propre à cette destruction? L'autorité doit être sobre de publicité de ce
genre ; là, où le hasard des choses a placé
une école de médecine, là, est le tribunal
compétent : le ministre de l'instruction publique défera toujours à la faculté, la solution des questions médicales ?

Dans le choléra qui nous occupe, celui
qui tue en commençant, je ne sais si j'ai
bien ou mal fait, mon antispasmodique,
mon excitant de choix a été l'acétate d'ammoniaque, que je donnais par cuillerées
dans cinq onces d'eau de mélisse ou de
feuilles d'oranger, et à la dose de quatre

à cinq gros. C'est encore celui auquel j'accorderais ma confiance, jusqu'à ce que l'expérience en ait reconnu un autre, d'un usage plus approprié à la nature du mal. L'emploi de la glace, est encore fort au-dessus de tous les moyens que nous venons de passer en revue ; nous les avons tous expérimenté à Toulon, et il n'est aucun médecin qui puisse, preuves claires et irrécusables en main, leur donner une valeur courante, autre que celle dont les médecins étrangers les ont dotés avant nous. C'est dire en d'autres termes, qu'il n'existe pas même des demi spécifiques.

Parmi les médications de ce genre, nous devons signaler l'ipeka. M. Ackerman, chirurgien-major de la marine, chargé durant l'épidémie, du service des cholériques à Saint-Mandrier, l'a employé d'une manière générale à dose vomitive. Il dit s'en être bien trouvé, c'est une question à laquelle il doit répondre au tribunal de l'opinion. M. Fleury l'avait donné dès le commencement dans les cas asphixiques, sans aucun espèce de résultat. D'autres, l'ont aussi expérimenté en ville et en vain : pourquoi cette dissidence ? Ou , M. Ackerman confond le *choléra spasmodica vehementior* , avec le *choléra spasmodica mitior* , et alors on conçoit le succès , ou bien, opérant sur des forçats jeunes et riches d'innervation , la nature aurait triomphé sans peine de la cause à l'occasion d'une secousse provoquée par l'art. Une question que je pose est celle-ci: L'ipeka , a-t-il une action sur la muqueuse d'un cholérique insensible par toutes les surfaces ? Si cela est dubitatif, j'opine pour réléguer l'ipeka dans le traitement du *choléra mitior*. Mais ici , je crois qu'on guérit plus sûrement à l'aide des moyens que nous venons d'examiner à l'occasion de la forme cholérique la plus grave.

L'abondance et la nature des selles réclament aussi leur part de médication. Alors, les demi, les quarts de lavement avec l'eau de pavot , mêlés d'amidon , d'albumine , quelques gouttes de laudanum , suffisent souvent pour amoindrir et arrêter le flux blanc des intestins. Ceux qui voient dans le choléra , une miliaire interne , prescrivent ces lavemens, pous calmer l'irritation de ces petites glandes auxquelles on attribue

une si grande puissance pathologique. Nous
ne croyons pas à une aussi petite cause matérielle, en présence d'un aussi inconcevable résultat. D'ailleurs, pourquoi l'absence
de symptômes cholériques, toutes les fois
qu'on recueille autopsiquement les preuves
de miliaire intestinale? En somme, trente
ou quarante gouttes de laudanum de Sy-
denham, ajoutés à un verre d'eau de pavot,
ont composé dans toutes les phases de l'épidémie, notre lavement de choix. Nous n'en
avons pas connu d'autres. Leur efficacité,
m'a souvent fait dire, « ici l'opium n'est
bon qu'en lavement. Telle est notre profession de foi thérapeutique.

Ce traitement modifié suivant l'intensité
ou la nature prédominante des symptômes
est celui du *choléra vehementior*, du *vehementissima*, du *mitior*. Ce dernier seul est
avoué curable. Le grand but est d'obtenir
la réaction ; celle-ci peut être forte ou éminemment congestive, ou faible et par conséquent impuissante. La réaction incertaine,
celle qui ne se caractérise pas par un déploiement excentrique des forces, par un
retour de la vie aux régions qui en étaient

privées, réclame la persistance des moyens par lesquels on avait entrepris le réveil de la force vitale. Ces derniers, n'ont point réellement couronné l'attente du médecin, tant que les fonctions ne s'exécutent pas, je ne dirai point, d'une manière normale, mais à ne laisser aucun doute sur le retour de l'innervation dans toutes les parties. Ce cas rentre donc dans la thérapeutique du choléra spasmodique. La réaction peut être franche, c'est-à-dire que l'équilibre entre toutes les fonctions, se prononce en même tems que le retour de la vie, et alors le rôle du médecin est fini. Celui-ci, se complique et exige un tact d'observation pratique assez peu commun dans la maladie qui nous occupe, lorsque la réaction trop forte vient surprendre des organes délaissés. La réaction est alors congestionnaire, aussi en avons-nous fait une forme particulière de la maladie, sous le nom de *choléra congestiva*. Les signes qui l'annoncent, sont ceux qui résultent de l'afflux considérable de sang, dans un organe essentiel à la vie. Les émissions sanguines, générales et capillaires, les forts révulsifs, sont donc les premiers agens

à ordonner. Une sage théorie nous impose
l'obligation d'en devancer l'emploi. Or,
dira-t-on alors, n'est-on pas exposé à mettre en œuvre des moyens souvent inutiles,
ou les déployer à tems inopportun ? La réponse est juste, aussi j'admets qu'en bonne
logique, un médecin ne peut guères avoir
à soigner plus de dix ou douze cholériques.
En convoiter davantage, c'est gaspiller
son zèle et anéantir tout résultat philantro-
pique. Ainsi, on n'a rien fait pour un malade, quand on a tracé la prescription banale
et convenue du traitement indiqué, et qu'on
l'abandonne ensuite pour revenir le soir assister à son agonie. De cette manière, un
médecin peut visiter cent malades; c'est là,
je crois, le secret des confrères, dont chaque minute du jour, est un triomphe anti-
cholérique. Manquer l'heure de la réaction,
c'est manquer au rendez-vous, que le principe conservateur qui veille en nous, donne
à l'homme de l'art, pour réclamer son assistance.

Ici, relevez avec précision les organes
congestionnés, et parmi eux, placez en premier plan le cerveau et les poumons. La
saignée, les sangsues, les révulsifs rubé-

fians aux extrémités, vont à merveille quand
le mal est de nature curable. Bien des gens
sont morts, non par impuissance de la
réaction, ou parce que sa force n'a pu être
modérée, mais bien par la nature du sang,
que le cœur a lancé vers les organes. Le
sang noir est un poison, or, chez un fort
cholérique, il est désoxigéné, il est inerte,
il est mort. Ici que faire, quel saint invo-
quer ? Heureux, si tandis qu'on diminue
cette quantité de sang, les poumons venant
à fonctionner, aërent et rougissent subitement cette chair coulante, ce sang naguères
cadavérisé. C'est ce que j'ai vu maintes fois;
vers le milieu d'une saignée pratiquée dans
l'intention de diminuer l'impulsion congestive, j'ai vu, dis-je, l'arcade sanguine surgir
de la veine plus liquide et plus rutilante.
N'est-ce pas, qu'alors le sang venait de renaître à la vie ? Ce n'est pas autrement que je
conçois l'importance de la réaction. Tant
que celle-ci se borne à projetter un sang
noir, n'en attendez rien de bon, concluez-
en seulement, que l'innervation s'éveille et
s'exalte, que le but est la révivification du
sang; tant que celle-ci ne se décèle point

au-dehors par la forme du sang vivant, le prognostic n'a point cessé d'être fâcheux ; le sujet alors ne vit encore que par les nerfs, le sang est toujours inanimé, seulement il se meut par la force vitale qui le pousse et qui veut se communiquer à lui. Pendant que le sang coule noir et poisseux, ne pourrait-on pas mettre en œuvre ces appareils tant de fois vantés, tant de fois oubliés, par lesquels on met en contact la surface pulmonaire avec les principes gazeux et stimulans de toute espèce. Ici, la chimie pneumatique aurait peut-être un beau champ d'impatronisation clinique. Le fluide électrique lui-même qui offre tant d'apparences d'identité avec le fluide vital, ne pourrait-il pas, employé de certaine manière, solliciter l'action pulmonaire ? Je le crois encor. La difficulté de son emploi, le nombre de machines ou d'appareils sont des obstacles, je le sais ; aussi, j'ai pensé qu'on pourrait les remplacer, par la strycnine, dont les mystérieux attributs, sont d'agir à la façon des piles voltaiques et de provoquer des contractions tétaniques.

Craignons de nous égarer dans le seul

but de réaliser des visions. Ce qui doit rendre circonspect sur l'adoption des moyens
transmissibles de l'électricité au corps humain, c'est que tous les essais qu'on en a
fait, n'ont pas été heureux. Parmi les succès que prônent les enthousiastes, il n'en est
pas un seul d'incontestable. J'ai entendu
un arrêt de proscription, sortir de la bouche du grand maître de l'électro-puncture.

Le choléra sec, sans vomissement, mais
avec ardeur interne, soif excessive, n'exclut
pas l'usage de la glace, mais on doit être
plus modéré sur son emploi. Les boissons
excitantes chaudes et aromatiques, unies
aux révulsifs cutanés, secondent très bien
les efforts de la nature, lorsqu'elle peut
provoquer une réaction. S'il n'y a pas de
pouls, ni douleur localisée, on conçoit
l'inutilité des émissions sanguines.

Du reste, la question de substitution de
force vitale, touche à ce qu'il y a de plus
transcendant au monde. Les autres formes
cholériques, telles que le *typhus cholérica*,
n'exigent pas d'autres moyens curatifs que
ceux déja exposés, seulement un médecin
judicieux sait les modifier suivant le cas et

la circonstance. Il est bon de prévenir, qu'il ne faut pas confondre le choléra conges-tionnaire avorté, avec le choléra typhique ; l'un est toujours mortel, l'autre peut guérir. Langage menteur que celui-là ? « M. *** a triomphé du choléra, mais en quelques heures, le typhus l'a tué. » Dites qu'il est mort du choléra, de celui que l'art ne gué-rit point, sinon par un miracle auquel le médecin est comme étranger. Voilà la vé-rité. En définitive, un sujet se présente t-il cholérique, déployez envers lui le traite-ment connu ; le mal cède-t-il, en se revê-tant des couleurs du typhus, oubliez ce qu'il a été, pour ne voir que l'affection adyna-myque, ou le principe vital quoique dépri-mé, a pourtant triomphé de la cause cholé-rique qui aggravait sa position. Ainsi, le choléra n'est point identique au typhus ; une ressemblance n'établit jamais l'identité.

La cholérophobie est l'expression morale de la peur ? Que faire, donner du courage ? mais le peut-on.... Quand on craint et que le besoin d'argent ne vous a point cloué au poteau des honneurs d'où la foule vous voit de loin, faites ce qu'un de nos premiers médecins disait à un terrifié : partez vîte , allez loin, et revenez le plus tard possible.

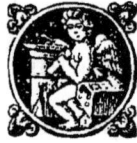

CHAPITRE NEUVIEME.

JOURNÉE DRAMATIQUE.

———

E cinq juillet, jour de dimanche, fut un anniversaire de terreur ; la mort chercha ses proies dans les sommités civiles et militaires, leur démolition plus effra-

yante et plus rapide que celle par un empoisonnement volontaire, fût ressentie par
tout le monde. Je ne crois pas exagérer en
disant que nous formions une immense
chaîne électrique, nous nous tenions par la
main et chacun éprouva quelque chose de
cette inévitable commotion. Tout autre
pourrait la raconter à ma place, mais puisque c'est moi qui tiens la plume, laissez-moi
dire ce que j'ai vu et senti. La veille du cinq
juillet, je fus mandé à sept heures du soir,
sur le Champ-de-Bataille, maison de Baume
l'imprimeur. Le ciel était couvert d'une
poussière humide et épaisse, elle tombait
en flocons grisâtres, *atravirescens*, disposés
en colonnes renversées, éparses, sur divers
points de l'esplanade. Cette brume était
glacée, pénétrante, se chargeait d'une odeur
animale en imprégnant les étoffes de laine.
Je l'avais vue vers les cinq heures s'élever
du côté du nord-ouest comme un immense
linceul, elle s'était grandie rapidement et
avait enveloppé la ville à la façon de ces
nuages noirs et mobiles nommés *tornados*.
Sur les côtes du Brésil, j'ai observé un de
ces ouragans précédé d'un tornados. Le nô-

tre s'était avancé moins vite, sa progression
me parut plus grave, et d'ailleurs il n'était pas
mû par le vent des tempêtes. Personne dans
la rue, ni sur la place jadis si animée; de
loin en loin, je rencontrais des hommes af-
fairés, ensevelis dans leurs manteaux, ou
de bonnes femmes courant aux pharmaciens
ou aux médecins, et recouvrant leur nez d'un
mouchoir comme pour tamiser l'air qu'on
respire pour vivre. Du reste, notre plus rude
hiver n'a jamais égalé en froidure et en horreurs, quelques funèbres journées de juin
et de juillet. J'arrive à mon malade ; c'était
M. Martin, beau-père de Baume, il mourait
asphixié. Je crois encore palper cette peau
de grenouille, fraîche, collante, visqueuse,
sans pouls, tandis que le patient accusait le
feu de l'enfer dans l'estomac. J'ordonne un
traitement, tandis qu'il s'éteint. Cette mort
fut pour mon cœur comme un long et morne
beffroi qui tinta à mes oreilles toute la nuit.
La nuit, il y en eût une, mais du sommeil,
du repos, il n'y en eut ni pour moi, ni pour
mes estimables confrères. N'avons-nous pas
bivouaqué ? n'avons-nous pas été en reconnaissance de l'ennemi durant ces longues

heures, marchant à travers le brouillard
épais des rues, qui alors s'élevait du pavé
jusqu'au faîte des maisons ? N'ai-je pas
rencontré mes collègues à l'heure de minuit,
glissant comme des ombres, en suivant les
traces d'une lanterne qui les guidait.... on
sait où. Je vis six malades ou mieux six moribonds ; on mourait sans s'en appercevoir
comme de nouveaux nés. Une telle nuit
annonça cette journée du cinq juillet, si
mortelle et si désastreuse, journée d'accroissement manifeste, et qui terminait la
période d'invasion.

A six heures du matin, la fille de Spiller,
confiseur, Madame Andrieu avait été prise
la nuit, et j'arrivai pour adoucir son agonie.
En même tems, un de mes amis, le commandant Signoret, portait ses restes encore
un peu vivans à l'hôpital. A midi, le capitaine de frégate Dubreuil, frère de notre
ancien maître, le doyen actuel de l'école de
Montpellier, entrait aussi à l'hôpital, en disant comme un guerrier sur le pont d'un
vaisseau d'Aboukir : « Je suis frappé à mort.»
Un peu après, M. Duranty, commissaire
des subsistances, homme aimé de ceux qui

le connaissaient à peine, expirait du même coup. Le lieutenant de vaisseau de Montaut; M. Vasse, jeune chirurgien de la marine, partagèrent le même sort, presque la même tombe. Toutes ces morts prêchées par les terroristes du fléau, abattirent plus d'un courage, semèrent plus d'un germe de choléra, projettèrent plus de cinq mille émigrations. Combien d'autres victimes vivantes le matin, le soir effacées du livre de la vie! Dieux! quel jour de calamité que ce terrible cinq juillet! oh! c'est alors qus je compris la légende inscrite au fronton d'un temple de la Grèce, « un médecin philosophe est égal à Dieu, » oui, c'est cela, l'homme qui se recueille, dicte des oracles, les accomplit, et se conserve pur dans son cœur et dans sa tête, c'est inoui, c'est divin. Pourquoi faut-il que le danger passé, nous revenions hommes vulgaires et livrés aux intérêts mondains. On n'est sublime qu'une fois dans la vie.

Le lendemain, Toulon, comme ville populeuse et commerçante, était transformée en ville morte; on eût dit qu'il n'y avait plus de mer, plus de port, plus de remparts. Le silence, l'abandon, une morne

terreur répandue sur quelqeus visages, voilà
le tableau de la cité. Les jours suivans, le mélodrame se rembrunissait de plus en plus,
on ne voyait que des bières vides ou pleines, on n'entendait que le chant lugubre
des prêtres du convoi... des chants, les oiseaux eux aussi avaient fui les ombrages
feuillés du champ de bataille, et je ne sais
si je me trompe, les chiens pendant le jour
paraissaient accablés, et poussaient de la-
mentables aboiemens le long des nuits.

Ainsi, la période d'accroissement prenait
une extension effrayante, et nul calcul de
probabilité possible, ne laissait entrevoir
un terme à un avenir si désolant. Sans nul
doute, une épidémie, quelque meurtrière
qu'elle soit, peut être considérée comme un
vaste corps, qui prend naissance, croît,
reste stationnaire, décroît et meurt. Mais,
qui osera marquer les phases de cette existence métaphysique ? Ce fait d'observation
générale, voir même commune, ne peut
être revoqué en doute, il est dans la nature,
tout le monde peut le constater, ce qui est
hors de nos moyens d'investigation, c'est la
faculté de pénétrer à quelle hauteur attein-

dra un fléau qui doit s'accroître pour nous mieux décimer. Voilà la réflexion vers laquelle l'esprit de ceux qui raisonnent était tourné et on en concluait rien de bon. En attendant, on vivait au jour le jour, heureux le soir de rencontrer son chevet de lit, heureux le matin, de s'y retrouver encore et en santé. Pour peu qu'on ne fut pas doté de quelque énergie morale, il était difficile de ne point craindre un sort funeste, par le récit de tout ce qui se colportait dans la ville. La mort avait tout désorganisé ; les administrations civiles se détraquaient par la fuite de quelques fonctionnaires, et ceux qui avaient le courage de ne point fléchir, les hommes de tête et de cœur, n'eurent que les moyens d'empêcher l'édifice de crouler. Ensuite, les magasins fermés, les marchés sans approvisionnemens, la grande difficulté de trouver en surpayant une alimentation saine, une nuée de pauvres gens restés sans emploi qui criaient la faim, auxquels on distribuait les fonds votés par le conseil municipal, et au milieu de tout cela, des cholériques, des agonisans, des trépas par centaines, voilà notre vie et nos joies durant ces longs jours de calamités publiques.

On parle avec ostentation et une vaniteuse gloriole des mesures prises ailleurs pour le soulagement des pauvres, la distribution des soins médicaux et le transfert des malades dans les hospices; à les entendre, les pouvoirs humains ont égalé ceux du fléau, à tel point, qu'il ne restait presque pas à gémir, tant la lutte avait été égale et la victoire balancée. Je ne le crois plus; tous ces discours d'hygiène transcendante, sont bons dans les livres et vains dans l'application. N'en avons-nous pas fait l'expérience? Hommes du pouvoir, ne voyez jamais un plan matériel et exécutable dans ces organisations d'urgence, le caractère seul des individus qui doivent faire mouvoir la machine, doit seul vous occuper? Dites-moi, avez-vous deviné les caractères propres à ce service? non, le hasard seul les a révélé; deux ou trois femmes et quelques hommes naguères inconnus, ont été les vrais pourvoyeurs du nécessiteux, les amis de l'infirme, les pères de l'orphelin.

BIOGRAPHIE

DU

DOCTEUR FLEURY.

BIOGRAPHIE

DU

DOCTEUR FLEURY,

PREMIER MÉDECIN DE LA MARINE, PRÉSIDENT DU
CONSEIL DE SANTÉ, OFFICIER DE LA LÉGION
D'HONNEUR, MEMBRE DU CONSEIL MUNICIPAL, DE
L'ACADÉMIE DE MÉDECINE, ETC.

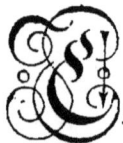

***

C'EST bien plus que la vie d'un homme
d'esprit et de talent, que celle dont je vais
écrire l'histoire, c'est mieux que cela et infiniment plus rare, c'est un caractère. Jean-

André Fleury, est né à Cherbourg le trente
novembre 1758. Son père, médecin de
l'hospice civil, peu habile dans son
art, gagnait a peine de quoi soutenir sa famille qui était nombreuse. Sa
femme, la meilleure tête de la maison, excellente mère se révéla l'avenir de son fils
André, et le nomma bien souvent dans
son jeune âge, le père futur de ses sœurs.
Il fut envoyé de bonne heure à Valognes,
pour y faire ses études ; il y réussit à merveille. il se rappela toujours le caractère
grave et sentencieux des oratoriens ; on ne
saurait croire, disait-il, de quel respect
j'étais saisi en leur présence; nous trem-
blions tous devant eux. On destinait le
jeune André à l'état ecclésiastique, et comme
pour l'initier d'avance à la quiétude et au
bonheur de la vie solitaire, la famille l'en-
courageait, les maîtres avaient pour lui les
égards dûs à un futur néophyte, et culti-
vaient son esprit avec plus de soin que celui
des autres écoliers. L'orgueil des siens, con-
sistait à le voir un jour tonsuré et petit
prélat d'un petit village de la basse Normandie. Les oratoriens qui se recrutaient parmi
les jeunes intelligences d'un ordre élevé,

le réclamaient au contraire comme un beau fruit mûri par eux. Il n'en fut rien. M. Fleury eut été un mauvais prêtre, et alors qu'on lui colorait les charmes d'une vie paisible et studieuse, son imagination franchissait déjà les mûrs du cloître, puis errante sur les mers, elle voguait bien loin du toit paternel. Enfin, le jour de sa libération arriva, il sortit du couvent des oratoriens avec la connaissance parfaite des classiques latins; il parlait leur langue d'une manière correcte, et il est si vrai, qu'on aime à faire ce qu'on a bien appris, que M. Fleury dans le cours de sa longue carrière, mettait une sorte d'ostentation à vous apprendre qu'il savait parler et écrire en latin.

Il vint à Cherbourg au sortir du collége; il était alors d'une constitution grêle, d'une taille élancée, il avait craché du sang, on craignait pour lui un germe encore endormi de phtisie pulmonaire. On dirigea son zèle vers l'état que sa famille avait rêvé pour elle et dans ses intérêts. Il fut envoyé tout jeune encor auprès d'un parent, prêtre de profession, et qui résidait dans une petite commune, voisine de Cherbourg.

J'entends encore M. Fleury revenant aux
joies et aux chagrins de son enfance, me
raconter la réception onctueuse du vieux
curé. C'était une séduction toute chrétienne,
où l'on crût allécher le lévite par ses goûts de
prédestination , tels entr'autres choses, une
chambre meublée à la façon d'une cellule de
cénobite, un crucifix venu de Rome , une
chapelle ornée d'ex-votos et de saints bas
normands. André ne mordit point à une si
douce proie , et un beau jour, son caractère
énergique et fort, ayant fait explosion , il
quitta la maison de son vieux parent et revint à Cherbourg.

Sa vocation fut celle de l'art de guérir;
on le mit à l'épreuve , et en peu de tems,
il eût moissonné ce que l'instruction bornée
de son père , put livrer à son besoin de savoir et d'apprendre. Né avec un instinct
d'indépendance et de liberté, il avait conçu
de bonne heure, que le moyen de se délivrer promptement des chaines filiales, con-
sistait à se créer des ressources, à se faire
un état. Les langes d'un adolescent sont
quelquefois plus serrées que celles dont on
garrotte l'enfance ; je le demande à ceux qui

impatiens d'une carrière, sont retenus sous le toit paternel, en attendant que leur avenir se débrouille et leur montre un soleil.

M. Fleury avait dix-sept ans lorsqu'il vint à Brest, chercher un emploi de chirurgien dans les hôpitaux de la marine. Il n'était pas heureux, mais enfin il devenait son maître, il s'appartenait. En décrivant son voyage de Cherbourg à Brest, il me rappelait les allures juvéniles et la béatitude de Jean-Jacques, lorsque riche de six blancs et d'espérance, il s'endormit sur la route de Lyon, sous un arbre feuillé qu'un rossignol avait choisi pour demeure. Enfin, il fut nommé au grade de second chirurgien auxiliaire à deux cents francs d'appointemens. C'est quelque chose pour celui qui n'a rien, et lorsque avec si peu, on a l'orgueil de paraître tout posséder, il faut être doué d'une grande force d'ame pour soutenir longtems un pareil rôle. Dès le début d'une carrière, un jeune homme pauvre et fier, possède déjà son brevet d'avancement ; pour l'obtenir, il ne faut plus que ce qui sert l'élévation d'un homme, je veux dire les circonstances. Notre néophyte soutint sa position

avec ce stoïcisme que nous avons admiré
chez de très jeunes étudians de Paris, qui
vivent dans une sorte d'aisance avec douze
cents francs, tandis que d'autres, terminent
l'année à Sainte-Pélagie, avec le double
d'argent que reçoivent les premiers. Qui connait bien les enfans, connait bien les hommes ; et l'horoscope d'un étudiant est toute
entière dans les trois ou quatre années qui
marquent son entrée dans le monde. A coup
sur, celui qui comme M. Fleury, répare les
outrages d'un vieil habit ; qui, sur les quais
des bagnes, alors transformés en bazars,
achète d'un forçat cordonnier des souliers
ferrés, et cela pour ne point exposer sa vanité d'homme, à rougir devant l'orgueilleuse
exigeance d'un juif qui vous suce le sang,
cet élève, dis-je, n'a plus besoin de moniteur, ni de conseils ; il suffit à son avenir.

Son premier maitre dans l'art médical,
fut le docteur Billard, chirurgien habile,
doué du tact opératoire, et qui possédait à
merveille toutes les ressources alors connues de l'instrumentation. Du reste, son
nom est connu dans les fastes de la médecine nautique. Son coup-d'œil et sa promp-

titude d'exécution , décelaient un homme
profondément imbu des secrets de son art.
Je dis un jour à M. Fleury, « un élève cherche souvent un modèle de son choix , et qu'il
puisse copier. » Il me répondit alors comme
saisi d'une inspiration soudaine: «je fus heureux de bonne heure , car je le rencontrai
dans le bon homme Billard. » Cette expression de bon homme, qui annulle un caractère dans la bouche d'un autre , signifie ici
l'alliance des vertus simples avec un beau
talent ; M. Fleury l'apellait bon homme,
parce qu'il ne pouvait l'apeller mon père
ou mon ami ; il est de fait, que jusqu'au
dernier jour de sa vie, il l'a révéré comme
son premier patron. C'est le premier chirurgien Billard , qui décida son goût pour
l'art de guérir.

Cette époque de la carrière de M. Fleury,
ne fut ni la plus brillante, ni la plus lucra-
tive. Les années 1780, 1781, 1782, le virent
successivement descendre et monter et *vice
versa*, de huit cents francs de paye, à quatre
cent quatre-vingts. La roue de sa fortune ,
comme on voit, était bien inconstante; il
la voyait tourner sans se plaindre ; son prè-

sent à lui était l'avenir, et il travaillait avec
ardeur à cette œuvre d'indépendance, que
dans l'âge mûr, nos compatriotes apellent
mérite, talent, génie, etc. Il faut le dire,
la profession de médecin devait ne recevoir
son éclat que des lumières de la civilisation,
et alors, elles étaient encore sous le bois-
seau. A bord d'un navire de l'état, un aide-
chirurgien se perdait dans les rangs obscurs
des surnuméraires ; c'était un barbier à
trousse-garnie de lancettes ; il faut avouer
aussi qu'on les avait souvent frappés à leur
coin. A qui la faute ? sinon à ceux qui par
préjugés de caste, rabaissaient avec intention un art tout de progrès, et auquel le
seul motif de la conservation des citoyens,
impose aux gouvernans l'obligation de l'en-
noblir. Au reste, de quoi nous plaindre,
chacun avait sa part ; n'apellait-on pas du
nom d'officier de *mérite*, celui qui ne le devait pas à sa naissance ? Voulez-vous une
censure plus acre et un sacrifice d'amour
propre moins intéressé ?

M. Fleury perdit ainsi quelques années
dans la dernière subalternité de sa position,
lorsque, débarquant de la frégate la *Dili-*

gente, où il laissait d'honorables impressions, on grandit sa valeur à sa taille qui s'effilait de plus en plus, et on le nomma chirurgien-major du brick la *Suzanne*. Il fit plusieurs campagnes sur ce navire, et vint avec lui à Toulon, ville morte en ce tems là, qui devait quelques années plus tard marquer sa résurrection, par l'armement d'une immense flotte pour la conquête de l'Egypte. Le jeune docteur ne conserva de notre pays qu'un souvenir vague et confus, rien ne parlait à son esprit ; nous n'avions pas un hôpital ni une école, l'importance de ce port était oubliée. Il y avait à bord du brick la *Suzanne*, un jeune aspirant de marine doué d'un beau caractère, et d'une éducation distinguée ; méditatif jusqu'à la rêverie, et passionné pour la littérature antique, il chercha et trouva dans le chirurgien-major, celui qui parlait sa langue, avec qui il charmait les longues heures du soir dans les conversations intimes sur les études du jeune âge. Ils se promirent assistance et amitié. La révolution française éclata, et ils oublièrent leur serment ; que dis-je, non, ils furent fidèles aux souvenirs de l'Océan, car, l'un des deux me parlait toujours de l'inévitable Virgile, et de l'élégante traduction que son ami en fesait à la lueur d'un fanal placé dans l'entrepont. Ce qu'il y a de singulier dans cette joûte de collége, c'est que le second du navire, rudoyait l'élève en le condamnant à ne jamais percer dans le métier de marin, tant qu'il n'oublierait pas ses conteurs latins. Encore quelques années, et cet aspirant tout imprégné de parfum classique, dictait des ordres aux autorités de dix-huit cents lieues de côtes marines. Or, ce poète imberbe, cet aspirant, on l'a deviné, c'était Decrès.

Dans l'apogée de son élévation, le ministre aurait eu des grâces pour son compagnon d'enfance; M. Fleury était trop fier, et il aurait pris en affront une récompense obtenue, parce qu'il l'aurait demandée. La valeur d'un homme, se calcule par la nature des moyens qu'il emploie pour arriver aux honneurs. Il ne vit Decrès qu'une seule fois, c'était à Anvers et à la table du Préfet. Le Ministre arrive, se plaint de la fatigue et de la faim, s'assied et se jette sur son potage.

Un moment s'écoule, et il lève la tête pour faire des yeux son tour de table. Tout d'un coup, son regard s'implante sur l'imposante figure du médecin en chef, il cherche, il retrouve un souvenir, « tiens voilà Fleury,» s'écria-t-il, « eh, qui nous eut dit dans le fauxpont de la *Suzanne*, que vous seriez un jour ce que vous êtes et moi Ministre. » M. Fleury inclina son front en signe de politesse, et ne répondit rien. En ce tems là, la croix d'honneur tournait les têtes, on s'efforçait d'être vingt fois sublime avant de songer à l'obtenir, on suggéra au premier docteur la pensée de l'avoir par l'intercession du Ministre. Il s'obstina. Il est des refus qui placent bien haut dans l'opinion contemporaine.

M. Fleury revenu à Brest sur le brick la *Suzanne*, fut licencié et remis à la petite solde d'aide-chirurgien auxiliaire. C'est alors qu'il médita sérieusement sur les phases diverses d'une vie, de la sienne. Il se jugea incapable de parvenir dans la médecine nautique, tant que les échelons de l'avancement ne seraient pas plus espacés, plus difficiles à franchir. Il n'avait pas ce qu'il

faut pour parvenir, ni dans l'esprit, ni sur
la figure; celle-ci, trahissait trop ouverte-
ment un caractère rude et altier, une ame
grande et mal à l'aise dans les basses régions des côteries. Il quitta le service de la
marine et revint à Cherbourg. Là, il crut un
instant fixer l'opinion, et s'assurer une petite clientelle, il se trompa encor; il n'avait
ni une réputation qui prépare le succès, ni
le savoir faire qui impatronise mieux les
talens vrais ou faux, que les bouches de
la renommée. Il quitta Cherbourg et vint
au Hàvre, dans l'intention de s'embarquer
comme chirurgien à bord des navires du commerce. Arrivé dans cette dernière ville, il
dut subir un examen de capacité, et le hasard voulut que le docteur affecté à l'emploi
d'examinateur, fut un ancien camarade de
son père. Il fut étonné du savoir du jeune
prétendant, il voulut même lui offrir un
emploi tout modeste; celui, de voir quelques malades en son nom ; faire un service
insignifiant dans l'hôpital, moyennant
quoi on l'hébergeait à la table du maitre,
avec une rétribution de trois francs par
mois. D'Evêque, le voilà devenu meûnier.

Il rêva toute la nuit sur une condition aussi étrange , si commune d'ailleurs dans la vie des jeunes hommes vertueux et instruits , qui, trop sincères ou préjugeant bien d'eux mêmes , s'élancent sans patrons dans une carrière aventureuse. Le lendemain , le pauvre garçon insouciant et gai , concluait à la bourse un embarquement à bord d'un négrier à la veille de mettre sous voile. Il demandait une heure de réflexion , lorsqu'un vieux caporal à cadaugan poudré, qui le suivait depuis sa sortie de l'auberge , l'aborde cordialement , et s'informe avec bonté de sa détermination. « Je vous ai vu hier, » disait-il , « chez M. Duvernay , et si quelque chose m'étonne , c'est de vous avoir entendu refuser d'aussi belles propositions que celles du docteur , je m'en contente, moi. » — Quoi , vous seriez médecin ? — « Pas précisément , mais apprenti, pour vous servir. » Le vieux caporal cumulait cet emploi chez M. Duvernay , dont la clientelle étendue , réclamait des aides pour le menu de la besogne , tels que pansemens, saignées, etc. Je ne sais ce qui se passa dans l'esprit de M. Fleury , mais il suivit le vieux serviteur qui l'emmena triomphant chez le mé-

decin. Il me semble voir le chien de la fable,
convertissant le loup au bonheur domestique, l'entraîner chez son maître, jusqu'à ce
que la vue du cou pelé de l'animal, le rende
à sa vie des forêts. Si M. Fleury acceptait
sans bénéfices les liens d'une domesticité
obscure, c'est que son étoile n'avait rien
de mieux à lui offrir pour le préserver d'un
naufrage. Le navire sur lequel il allait confier sa fortune et son avenir sombra en mer...
Il demeura quelques mois chez M. Duvernay. Un jour le docteur lui annonce un
voyage sur la côte d'Afrique, il avait stipulé
pour son élève des conditions lucratives.
« Ce que vous avez de plus difficile à faire
pour augmenter vos bénéfices, c'est d'empêcher la mortalité des nègres que vous
prendrez à bord. Mon ami, sachez de prime
abord conjurer la nostalgie, voilà ce qui tue
le sauvage qu'on arrache à sa cabane et à ses
parens. Si ce fléau de l'armateur se déclare
en mer, battez du tambour et jouez des
cymbales du matin au soir, ce mal chez de
tels êtres se noie dans le bruit. »

Il partit sur un beau navire destiné à la
traite des nègres, commerce abominable et

lucratif, avec peu de chances contraires, puisqu'il ne s'agissait que de payer avec du cuivre des esclaves arrachés au continent qui leur donna le jour, pour les transporter sur celui qui devait les dévorer. Alors on ne supposait pas même, qu'un jour, un Bentham excommunierait de la grande famille des hommes, ceux qui raviraient aux autres ce qu'ils tiennent de Dieu.... La liberté. Avec des formes bien moins chrétiennes, le dix-neuvième siècle est bien plus pieux. La traite enrichissait ceux qui s'y livraient, et le docteur avait pour lui d'amples bénéfices. C'est le commencement de la fortune de M. Fleury, et il batissait sa carrière, sur le produit des têtes qu'il conservait à l'armateur. Il fit trois campagnes et trois fois il fut heureux. J'ai souvent demandé à notre médecin en chef ce qu'il pensait des lois repressives de la traite. « Rien que d'honorable pour l'humanité, mais rien de plus funeste à la prospérité des colonies. Elles nous appartiendront tant que les indigènes ne cultiveront pas la terre, le jour qu'ils l'arroseront de leurs sueurs, ils voudront avoir pour eux les produits et le monopole, c'est l'émancipation.

Durant les loisirs de ses monotones stations sur la côte d'Afrique, M. Fleury, qui a
toujours fort peu écrit, avait pourtant composé un traité sur les maladies des nègres,
œuvre dont l'importance n'eut été appré-
ciée, qu'autant que cette branche de commerce fut restée à la marine marchande. Il
l'avait écrite en latin, et en conservait des
fragmens, comme un reliquaire précieux.
M. Dubreuil, à qui il le présenta un jour,
trouvait extraordinaire qu'il y eut un médecin négrier, capable d'écrire un volume de
bonne médecine, et en langue latine. Il
avait raison, ce n'était pas dans une prison flottante, destinée à contenir des esclaves, qu'un médecin de mérite et d'esprit, comme l'était notre président, devait
prostituer son art. La dure nécessité dé-
flore les plus nobles intelligences.

Nous l'avons déjà dit, M. Fleury n'écrivait point, quoique sa facilité dans ce genre
de travail fut incontestable. Son syle était
simple, vrai, coulait du cœur et de la raison, tant que la passion ne l'agitait point;
alors, c'était autre chose, il était haché, inégal et abrupte comme son écriture. Quel

malheur ! avec ce genre de converser en
laissant courir sa plume , qu'il n'ait pas
consigné dans des mémoires posthumes ,
tout ce qu'il nous racontait de plaisant ,
d'instructif, d'historique sur l'Afrique. C'eut
été un livre à la façon du bijoutier Chardin,
voyageant en Perse ; et lorsque la traite des
nègres ne vivra plus que dans la mémoire
du passé , on eut encore lu le médecin négrier, comme ces œuvres chargées de la
poussière des âges, que l'on exhume et dans
lesquels on est tout étonné de trouver, ce
que des novateurs nous donnent comme
découvert de la veille. A la fin de chaque
campagne , M. Fleury fesait deux parts de
ses profits ; l'une , à sa famille ; l'autre , à son
instruction et à ses plaisirs. Il se rendait à
Paris pour y suivre l'enseignement des
grands maîtres , et son esprit sût, pour ainsi
dire, dans ses amitiés, prophétiser la destinée de quelques élèves qui, comme lui, se
nourrissaient sur les bancs de l'université ,
de la parole substantielle du professeur
Desault. En me parlant de ce grand chirurgien , M. Fleury ne manquait jamais de
le peindre par ces mots : « dur, intolérant,

inimitable et irascible. Il pensa mourir apoplectique, pour n'avoir pas tiré vengeance
d'un élève, qui par mégarde, lança un noyau
de cerise contre sa figure et qui l'atteignit
à la paupière, pendant qu'il dissertait sur
les luxations. Ses compagnons d'études, ont
la plupart conquis une célébrité immortel-
le; de ce nombre, Larrey, Corvisart, qu'il
aimait tant; Dubois, que sa mort a dû na-
vrer de douleur, le père Boyer, Hallé,
Dupuytren, et une foule d'autres sommités
qui ont eu sur lui l'avantage de poser sur
une scène plus élevée.

Sa troisième campagne sur les vaisseaux
négriers, devait être la dernière; il avait
commencé sa fortune en cotoyant le littoral
de l'Afrique, sa santé s'était fortifiée dans les
pays chauds, il résolut de s'y fixer. L'île Saint-
Domingue, cette France d'outre mer, que
l'émancipation intellectuelle et la guerre,
nous ont aliéné, semblait avoir fixé l'étoile
du jeune docteur. Il s'était arrangé avec un
vieux médecin du port au prince, qui lui
cédait sa clientelle, estimée à soixante mille
francs par an. Il devait, une fois rendu en
France, prendre le titre de maître en chi-

rurgie à Bourges, et repasser la mer pour
venir prendre place parmi les spéculateurs
coloniaux. Il se trompait. Son navire touche le port du Hâvre, et l'équipage reçoit la
libre pratique au nom de la liberté et de
l'égalité. Une révolution rapide comme toutes celles qui se sont opérées en France,
avait changé en quelques mois les hommes
et les choses ; le pouvoir avait passé en d'autres mains, l'unité gouvernementale était
divisée en trente-deux millions de parties,
en un mot, nous étions peuple souverain.
On sait tout ce que cela signifie. M. Fleury
avait perdu son père et sa mère, les affaires
de famille réclamaient une bonne tête, il
s'offrit et fut agréé. Après avoir pourvu à
l'existence de deux sœurs qu'il affectionnait,
il quitta Cherbourg et vint à Paris. Cette
capitale devenue la conquête du parti le
plus nombreux et le moins capable de devi-
ner son importance, était gouvernée par
des intelligences à principes fixes, qui
avaient appris la science du gouvernement
sur les bancs du collège, en traduisant l'histoire républicaine de Rome et d'Athènes.
Ces deux sources antiques d'inspiration dé-

mocratique, ont enfanté les merveilles lé-
gislatives, philosophiques, artistiques de
la convention. Le code Napoléon lui-même
n'on est que le compendium, quelque peu
lacéré par les griffes des aigles de l'empire.
Or, sous la deuxième phase révolutionnaire,
lorsqu'un mur d'airain semblait devoir sé-
parer à jamais le peuple, de la noblesse et
du clergé, quiconque avait fait son cours de
droit grec ou romain, en traduisant les
classiques, pouvait venir à l'encan national
des places et des distinctions, et s'offrir
comme le plus offrant et le plus digne. Mais
pour réussir, il fallait encore quelque chose,
il fallait le courage ou l'hypocrisie d'une
opinion effrenée, sans miséricorde et sans
pitié. A défaut du grec et du latin, l'audace
d'une conviction suffisait. M. Fleury n'était
pas homme de l'une des deux catégories.
Il l'avouait lui-même, ce chef-d'œuvre d'opiniâtreté avait tracé son sillon dans les
champs d'Epidaure, et il voulait le poursuivre et l'achever. Ensuite, se jeter dans
un parti en homme d'honneur et en champion désintéressé, n'est pas si vulgaire qu'on
le croit ; les hypocrites et les ambitieux

sont les seuls qui professent une doctrine
contraire ; comme ils publient leur conver-
sion après l'événement, ils sont toujours
sûrs de l'impunité et des récompenses. C'est
ce qui me fait dire que les vrais républi-
cains sont tous morts. M. Fleury avait horreur des clubs , des assemblées où le peuple orateur veut convaincre par des cris,
des outrages, des voies de fait. Il n'était
pas de l'école de ceux qui les présidaient,
lui, pauvre et fier, latiniste sans avenir,
médecin à un petit écu par mois au Hâvre,
ayant consommé sa belle jeunesse dans le
faux-pont des navires de l'état et du commerce. Un jour, il entre dans le club des
jacobins, présidé par Mirabeau , ce nom
était magique, il voulut sur lui en éprouver
le charme. Ce qu'il vit, lui fit honte et horreur. Figurez-vous une halle en enfer où,
une populace échevelée hurle et rugit les
mots : ordre du jour , arrestation , déporta-
tion, que sais-je ! Le Démosthènes français
avec sa grosse tête et ses cheveux à larges
faces, réclamait le silence , en pesant d'une
main impatiente sur un cordon placé près
de lui. « Sacredieu , » s'écria-t-il à tue tête,

« me prendrez-vous longtems pour un cas-
seur de sonnettes ? »

M. Fleury ne comprenait rien à la révolution, il la croyait une avalanche déta-
chée et roulée avec fracas par quelques
athlètes vigoureux et déterminés; il croyait
à une fin prochaine, à sa belle mort, et cependant elle vit encore, malgré les poids
dont on l'a accablée depuis cinquante ans
pour l'étouffer.

Les places, disions-nous, étaient à l'encan, il y en avait d'une nature spéciale
qu'on donnait pour rien, et il manquait des
acquéreurs. La marine abandonnée de ses
meilleurs officiers, nos arsenaux délaissés,
réclamaient des intelligences propres à
un genre de travail auquel on n'arrive que
par des études spéciales. On recrutait des
officiers partout, quiconque avait vu la mer
loin de la rive pouvait y prétendre, il y eut
pour concurrens jusqu'à des chirurgiens des
navires du commerce Qu'on ne prenne pas
mes paroles en dérision, quelques uns ac-
ceptèrent le défi, et ont mérité plus tard,
l'honneur d'un rang très supérieur. Tout
cela, c'est pour dire qu'il fut proposé à

M. Fleury d'entrer en qualité de lieutenant dans la marine de la république, et qu'il refusa.

Jusqu'ici, le médecin négrier n'avait point été heureux dans ses combinaisons ; ne se croyant propre qu'à ce qu'il avait bien appris, il tourna le dos aux amis qui l'engageaient à faire son chemin dans toute autre voie que celle de la médecine, et il reprit ses études chirurgicales. Il lui échappa un jour de me dire, « qui sait ce que je serais devenu, si j'avais mordu à la révolution ; ce qui m'en dégoûta, fut un apprentissage, j'étais alors las d'obéir. » Etait-ce un pressentiment interne de son incapacité ? il est de fait, qu'il n'a jamais sû obéir, il n'était réellement lui-même qu'au premier rang.

Sa place de chirurgien en chef à l'hôpital militaire de Cherbourg, lui fut donnée le vingt-sept avril 1793. Il revint avec joie dans sa ville natale, où sa réputation d'opérateur habile, l'avait devancé. Il s'était déjà beaucoup occupé du manuel opératoire des accouchemens, la pratique seule lui manquait, et la France alors livrée aux horreurs des partis avait bouleversé le moral des fem-

mes, et multiplié le nombre des grossesses
dites, malheureuses. Je ne donne cette opinion qu'avec réserve, et je m'étaye sur le dire
du praticien de Cherbourg, lorsque avec sa
franchise, il me racontait comme quoi il ne
passait pas dix nuits dans son lit en un
mois, pour satisfaire aux accouchemens laborieux qui le réclamaient dans la ville et
la banlieue. On peut avancer que, de cette
époque date cet art divin qui le rendit cher
à toutes les mères ; cet art, semblait tenir
chez lui à une sorte de révélation qui le
pénétrait à l'instant d'une parturition pénible. M. Fleury a déshérité ses contemporains d'un legs qui n'aurait jamais péri,
celui d'un traité d'obstétrique. Il a vu la
nature en enfantement sous les aspects les
plus divers, depuis celui où elle se suffit à
elle-même, jusqu'à ceux où, impuissante
et opprimée, elle s'abandonne à l'art. Pourquoi n'a-il point écrit ? Les gens d'action
n'écrivent plus, le tems leur manque, et les
écrits ne servent en rien, leur élévation ou
leur fortune. Celui qui a monopolisé les
triomphes de la révolution, le Moïse du
siècle, a pris la plume dans ses loisirs forcés
de Longwood.

La clientelle de M. Fleury s'exerçait dans toutes les classes de la société; l'aristocratie de nom, remplacée par celle des titres nouveaux, par celle de la richesse, l'ambitionnait pour médecin. Il lui manquait cependant la couleur d'un parti, il devait ce sacrifice à sa position, il s'intitula républicain, et fut aussitôt nommé président du club des jacobins. Il n'était pas homme à transiger avec ses convictions, et les siennes contrastaient avec celles qui s'intitulaient révolutionnaires dans les petites villes. Une révolution en général doit se définir, la manifestation d'un principe, contre un autre principe, reconnu faux ou abusif. Ceux qui ont la mission de protester, choisissent leur tribune pour être entendus de tous; ce n'est pas dans une obscure ville de province, que ces apôtres secouent la poussière de leurs pieds; en lançant l'anathème, ils prêcheraient dans le désert. Or, un club en province, c'est une dérision, et M. Fleury n'était pas homme à déroger de sa vanité d'homme supérieur. Ce qui l'aigrit contre cette étrange association, fut le *tu* de l'égalité; ensuite, le ton familier de l'homme sorti de l'échoppe, qui se croît de même trempe morale que celui dont la pensée mesure les cieux; peut-être encor, la peine de rapétisser sa vie et son langage, pour se faire entendre de ses auditeurs. M. Fleury fut un très mauvais président. Un jour, en pleine séance, il oublie son rôle et se laisse emporter contre le grotesque et le mauvais ton du peuple souverain. Il déplut, fut dénoncé, destitué, soumis comme suspect à une surveillance de haute police. Il paraît que son talent d'opérateur et son immense utilité, le sauvèrent de la proscription et de la mort. Il aimait beaucoup à revenir sur cette époque de sa vie. Le trait suivant prouve mieux que les paroles, combien il jugeait sainement le règne transitoire des hommes improvisés de quatre-vingt-treize. « J'avais obtenu la grace de pouvoir m'éloigner de Cherbourg dans le rayon d'une lieue, mais pour cela, je devais tous les mois, faire constater ma présence par l'officier municipal qui apposait sa signature au bas de mon passe-port. Or, celui-ci ne savait souvent pas écrire, ou bien, il grossissait son nom en fesant

des lettres énormes comme des majuscules.
Ma permission finie, c'est-à-dire, les blancs
remplis par des signatures, je devais en solliciter une nouvelle du comité de salut, et
j'étais convaincu qu'elle me serait refusée.
Je me rendais donc tous les mois à la signature ; lorsque c'était mon ex-cordonnier
en écharpe, que je savais devoir griffonner
mon nom, je le priais de ne pas trop bien
écrire, que je me contentais d'un tout petit
mot. Par contraire, si c'était l'ex-fabricant de
peignes qui ne savait pas écrire son nom, je
lui présentais mon certificat de bas en haut,
et lui, sans se douter de rien, y traçait en
tremblant quelques barres en zig zag, et me
le rendait ensuite avec un air de suffisance à vous faire mourir de rire. » Du
reste, ces hommes passèrent, et ils furent
rendus à leur obscurité native. La force
morale et intellectuelle triomphe des partis.
M. Fleury leur rappelait les jours de domi-
nation et de terreur. « Vous souvient-il
que vous m'appeliez muscadin, royaliste,
aristocrate et suspect. — Eh, Monsieur, lui
répondaient les ânes de la fable, les lions
nous forçaient de braire, pour épouvanter

des gens comme vous. Quel profond politique que ce Lafontaine !

C'est pendant trois années de noviciat
pratique à Cherbourg, que M. Fleury se
grandit à la hauteur des premiers maîtres
de l'époque. Les anciens étaient morts ou
émigrés, et lorsqu'on réorganisa l'université,
il fallut bien se servir des élémens qu'on
avait sous la main, et en discerner le choix.
La question des anévrismes apellait un concours de capacités pour en éclairer la nature. M. Fleury fut un des premiers qui
répondit à l'appel, dans un mémoire d'un
très haut intérêt, relatif à un sujet chez
lequel il opéra un anévrisme d'un côté de
la cuisse , tandis qu'il guérit par la com-
pression, l'artére anévrismatisée de l'autre.
Un an après , le sujet étant mort , il en fit
l'autopsie, et il démontra que la cause des
anévrismes, réside dans une dégénérescence
ulcéreuse ou terreuse des tuniques artérielles. Scarpa , n'avait point encore publié
ses découvertes.

M. Fleury , comme tous les hommes qui
ont pratiqué la mer , plongeait avec délices
dans les souvenirs de jeunesse ; ce retour

vers ce bon tems, où il était si malheureux,
lui fit regretter plus d'une fois, d'avoir
quitté la marine, et pour ainsi dire, fait
divorce avec de bons amis. La puissance
des souvenirs éveillait en lui toutes les sympathies de son ame, c'est dire qu'il rajeu-
nissait. Or, il avait laissé de fortes impressions dans l'esprit du corps médical de
Brest, surtout dans le cœur du vertueux
doyen, qu'il n'a cessé d'apeller le bon
homme Billard. Chez lui, cette expression
n'a jamais rien eu de dérisoire, non, c'était
de l'admiration pour sa simplicité dans la
vie sociale, c'était de la reconnaissance pour
les paternelles intentions de celui qui riait
aux éclats, lorsqu'un vieux charpentier, le
saluait gravement du nom de maître médecin du port. Il faut dire aussi, que les Billard, les Duret avaient déplacé leur amitié
de la tête du père Fleury, pour la vouer
en entier à son fils qui s'en montrait si
digne. Le pauvre médecin du Bourg-l'Eglise,
avait servi dans la marine, et ses égaux en
grade, étaient, alors, parvenus au premier
rang. L'amitié, cette religion de nos aïeux
avait encore un culte sur la terre, et notre

médecin en chef dût recueillir à Brest, ce
que son vieux père avait semé durant son
noviciat médical. Enfin, un jour, M. Fleury
reçut une lettre du bon homme Billard, par
laquelle on l'engageait fort à venir à Brest,
où un concours de chirurgien entretenu de
première classe, devait être ouvert pour le
mois d'août de l'année 1796. M. Fleury se
sentit renaître à ses anciennes joies, il quitta
Cherbourg et vint à Brest disputer une
palme à quelques rivaux, tous jeunes et
forts comme lui; et cette lutte fut pour tous,
un triomphe et une promesse de la fortune.
A ce concours, apparurent quelques jeunes
hommes, qui furent plus tard l'orgueil et
les défenseurs du corps médical de la marine; leurs œuvres, leurs noms et leur
crédit, ont édifié peu à peu l'honorable position des médecins naviguans; à eux, toute
la gloire de ces universités nautiques, fondées dans les grands ports, et d'où sont
sortis des médecins auxquels il n'a manqué
que les voix de la renommée pour avoir un
nom européen.

Ce que je viens de dire, ne formule-t-il
pas la biographie de MM. Keraudren, de

Laporte Fleury et Droguet, tous les quatre, candidats de cette lutte mémorable. Il paraît que notre doyen s'y montra grand anatomiste, car, il revenait toujours avec complaisance sur cette réunion solemnelle. Tenant sous les yeux la pièce anatomique préparée par les soins du jury, il s'en allait décrivant avec profusion de moyens, le dédale des ramifications du grand nerf trisplanchnique, tout en faisant observer que le préparateur avait failli dans sa dissertion, puisqu'il cherchait en vain, telle ou telle autre branche échappée à son scalpel. Promu au grade de chirurgien entretenu de première classe, il fut chargé du service de santé à Cherbourg. Il retourna encor dans sa patrie sous de nouvelles attributions, et il servit en cette qualité, depuis le premier novembre 1796, jusqu'au vingt-trois septembre 1802, époque où il fut promu au grade de professeur d'anatomie et envoyé à Toulon. Ici, commence pour nous, la vie de l'homme que nous avons connu, celui dont Toulon fut la seconde patrie, dont pas un toulonnais ne croit voir encore au détour d'une rue, la noble et imposante tête se courbant un peu sur l'épaule gauche , comme pour attester de sa longue résistance au tems et au travail. M. Fleury n'était point encore à son poste, qu'une réputation brillante lui avait ouvert la première place sur la scène médicale de notre pays.

La ville de Cherbourg, veuve de son praticien habile et infatigable , de cet accoucheur départemental qui, reçu à minuit et à sa porte par trois ou quatre personnes, suivait celle qui , la première, avait porté la main à la sonnette de sa maison ; que nul depuis n'a fait oublié dans Cherbourg, dût recevoir dans nos murs, l'espèce d'ovation reservée à nos célébrités , je veux dire, la confiance publique. Il est possible que , trop fier pour élaborer le rôle de solliciteur et de complaisant , il n'eut jamais arrondi par lui-même sa clientelle, si sa renommée n'en avait avant lui acquitté les frais. M. Fleury était déjà le praticien toulonnais, qu'il courait jour et nuit les chemins pour se rendre à Paris, à l'effet de prendre le grade de docteur. C'est au pas de course qu'il écrivit dans sa voiture , cette excellente thèse sur les causes et le traitement de la dyssenterie des

marins ; c'est dans cet écrit que M. Fleury
peint admirablement sa profession de foi
en médecine ; on le reconnait ce qu'il fut
toujours, observateur sincère, profond étio
logue, et surtout malgré son grand art d'a-
natomiste, ne confondant jamais au lit d'un
malade, le diagnostic anatomique qui est
tout matériel, du diagnostic médical qui
est tout d'intuition. Alors le médecin du
siècle, notre Pinel, publiait sa nosographie
philosophique, œuvre immense, qui résu-
mait le passé en agrandissant l'horizon de
l'avenir. Pinel lut la thèse du modeste professeur d'une école navale, la proclama féconde en applications, et pour l'honorer au
taux de sa valeur, il en sépara toute la partie symptomatologique, se l'appropria, et
la fit servir à la description de cette maladie consignée dans ses œuvres. C'était presque un triomphe, car, dans ces jours de re-
naissance médicale, tout ce qui s'imprimait
formulait un progrès en médecine, et les
maîtres se chargeaient seuls alors de la tâche
honorable d'écrire sur notre art.

M. Fleury arriva au port de Toulon, et sa
présence lui conquit d'abord tous les suffra-

ges. Il faut dire que nous avions à la tête de
la chirurgie nautique, un homme que les
universités nous enviaient, je veux parler
de l'honorable et patriarchal Manne, de
celui auquel Desault rendait un si éclatant
témoignage d'estime dans ses leçons. Notre auteur d'un des premiers traités sur les
maladies des os, était encore un grand opérateur; on se rappèle quelques unes de ces
opérations, dites gigantesques, pour parler
le jargon moderne, dont l'une entr'autres,
a mérité l'honneur d'une consécration à
l'article *cas rares*, du grand dictionnaire des
sciences médicales. M. Manne devait être
pour M. Fleury un juge sévère; son suffrage
ou son silence, voilà ce qu'il fallait mériter
ou craindre; tout fut à la joie du professeur
de Cherbourg, un mois s'écoulait, que l'honorable M. Manne révéla M. Fleury à lui-
même, à l'école, à la ville heureuse de le
posséder. Alors on fit de la chirurgie à la
hauteur de l'époque; nous étions si loin de
Paris et des novateurs, qu'un homme tel
que M. Fleury, semblait une providence.
Les officiers de santé se pressaient à sa clinique chirurgiale, pour le voir et l'enten-

dre; tout semblait nouveau et inventé de
la veille , mode d'organisation matérielle et
personnelle, pansemens , opérations. C'était
devancer son siècle que de proclamer la
suffisance de l'eau tiède , de bandages très
simples et contentifs , de proscrire les on-
guens , de procéder en toutes choses suivant les leçons de la nature. Le service sim-
plifié , les malades plus heureux des soins
de l'art , l'économie des moyens, assirent les
bases de sa réputation. Ensuite , l'enseignement eut son tour , on fit pour la première
fois de la bonne anatomie, et si l'on se rappèle que nos succès en médecine , décou-
lent de l'importance qu'on accorda au commencement du siècle aux études anatomi-
ques , on se convaincra que M. Fleury était
de la trempe des hommes qui ont eu part
à cette mission. Du reste , il eut ses apo-
tres , et j'ai souvent entendu ses premiers
élèves , qui sont aujourd'hui nos maîtres ,
s'énorgueillir de leur professeur. Alors sa
parole était évangélique , il joignait le précepte à l'exemple. L'art de disséquer, celui
des coupes , les moyens d'expérimentation
étaient inconnus au port ; celui qui appre-

nait tout cela, simplement, bonnement,
comme on le lui avait appris, et comme il
le savait, dût fonder son empire dans la pensée des jeunes hommes qui le suivaient en
néophytes enthousiastes. Or, un empire
qui commence de la sorte, ne meurt point;
j'en apelle aux souvenirs de MM. Reynaud,
Aubert, Legrand, etc. Ceux-là peuvent parler et m'accuser de faux si, en ce moment,
j'exagère mes éloges.

Comme monument de son professerat,
M. Fleury nous a laissé le musée anatomique;
c'est lui, qui posa la première pierre et qui
en continua l'extension jusqu'à son départ
pour Anvers. Cette création, toute nouvelle,
peint un beau côté du caractère de M. Fleury; il aimait, en matière de science, le vrai et
le simple; il les croyait les promoteurs des
découvertes utiles et durables. C'est pour
cela qu'il revenait souvent aux beaux jours
de sa chère chirurgie. « En ce tems-là, une
opération d'anévrisme, passait presque pour
un miracle; il me souvient encor du retentissement que j'eus à Toulon et dans la Banlieue, lorsqu'un mois après mon arrivée,
j'opérai avec un plein succès, l'anévrisme

de l'artère fémorale. » M. Fleury possédait à son insu, le secret de tous les grands résultats; c'est ainsi qu'il fesait l'anatomie chirurgicale en décrivant une région; et quand je pense qu'il le fesait avec la seule conviction du bon et de l'utile, je me transporte dans les tems modernes, où de jeunes auteurs croient avoir créé la science, parce qu'ils ont fait de bons livres, sans doute, avec planches et gravures, sur l'*anatomie pittoresque*. Eh pour dieu! sachez donc que vous n'êtes que les charpentiers; nos anciens vous ont donné les plans que vous suivez à la ligne et au compas. Ne pourrai-je donc être entendu, pour rendre à César ce qui est à César.

Comme médecin civil, M. Fleury ne fut jamais si bien apprécié à sa valeur, que durant son premier séjour à Toulon; les innombrables délivrances qu'il fit avec son talent et son habilité connue, lui conquirent le cœur de toutes les mères. Que ne peut la confiance publique, lorsqu'elle entoure un homme digne de la posséder! Les mères crurent presque à sa mission, celle de les délivrer des angoisses de l'enfantement. Il est de fait que l'art de l'accoucheur chez M. Fleury, tenait du prodige et de la divination; dans ces momens de lutte solemnelle entre la vie et la mort, je l'ai vu grand comme son siècle. Il m'en souvient, c'était une fille unique, une héritière opulente, livrée aux tortures du mal, à celles d'un accoucheur qui irritait la nature sans la comprendre, à celles, de toute sa famille qui sanglottait autour de la couche de douleur, comme autour d'une tombe. Minuit, rien de mieux, l'humanité succombe à la douleur, si un miracle ne vient en aide à la victime. Alors un homme arrive essouflé dans la chambre; et sa voix émue, jette à l'assemblée sa dernière espérance. « Il a consenti à venir. » On entend du fond de l'escalier, le retentissement sonore et prompt d'une toux qui précédait à distance, celui qu'on implorait toujours comme l'ange de la pitié. Le voilà aux pieds de la malade, le voilà préludant aux mystères de son art. Une minute s'écoule, et déjà il prophétise la délivrance dans la minute qui suit. Dieux! qu'une minute est longue, c'est fini... L'enfant respire, il a vu le jour. L'homme grave

se détourne de l'accouchée, se prend à rire
avec le vieux père, avec les vieux parens
gonflés de larmes d'admiration et de reconnaissance. « Ce n'était rien, dit-il, c'était
le cordon entortillé autour du cou...» Oh! il
m'en souviendra toujours.

Après quatre ans de professorat d'anatomie à Toulon, M. Fleury fut promu au grade
de second chirurgien en chef, le dix-sept
avril 1806. C'est le sept juin 1810 qu'il fut
envoyé à Anvers avec le titre de président
du conseil de santé. Il partit accompagné
des regrets unanimes de notre population.
J'étais bien jeune alors, mais ce nom de
Fleury, dont j'avais entendu raconter tant
de bonnes choses par mes parens, nos maîtres du collége, par mes amis, m'émûrent
presque à la hauteur de ceux qui déplorèrent son départ. Qui m'eût dit alors que
celui dont la ville était veuve, deviendrait
pour moi un second père.... Il y a une prédestination dans les amitiés de la vie,
celle-là me fut promise sur les bancs de
l'école.

Cette époque de la vie de notre maître
m'est peu connue, ce que j'en sais, c'est

lui-même qui me l'a apprise ; il aimait tant à discourir sur les ans écoulés ! c'était presque pour lui un délassement du présent. M. Fleury devait fonder une sorte de suprématie partout où son étoile l'aurait conduit. Son seul nom prononcé dans un port français, rappelait déjà un homme supérieur, il n'avait plus qu'à se montrer, qu'à produire cette charpente complette de son buste, cette belle tête où on découvrait tant de nobles choses, pour enfanter le succès. En peu de mois, il éclipsa toute renommée médicale à Anvers, il devint la sommité civile et militaire du pays. M. Pick, dont la famille occupait alors un rang élevé dans l'aristocratie bourgeoise et financière de la Belgique, m'a souvent parlé de la brillante position de notre doyen à Anvers ; c'était l'illustration médicale de l'empire en Belgique, du moins on lui rendait les hommages réservés à tout ce qui est grand et utile.

Sa présidence à Anvers, équivalait à une inspection ; il en remplissait la charge et ses pouvoirs excédaient ceux de son grade. Le ministre Decrès avait voulu, par une dépêche spéciale, que le docteur Fleury fut logé

à l'hôpital Saint-Bernard, et la nature de son
mobilier avait été signalée au Préfet d'Ossat
avec un grandiose tellement inusité, qu'on
crut n'avoir pas rempli les intentions du
ministre. M. Fleury fut prié de dire qu'il
était satisfait. Cette anecdote prouve l'esprit
de l'époque, c'était celui du siècle des Mé-
dicis, de Louis XIII, d'Henri IV, de Louis
XIV. Ces souverains ont mieux servi la
science, par la protection libérale accor-
dée aux savans, aux hommes utiles, que
ceux qui, de nos jours, n'ont vu dans la médecine qu'une profession, et dans les médecins des industriels, envers qui l'on s'ac-
quitte avec un salut et quelques jetons de
présence. M. Fleury, grandi par l'autorité
à la hauteur d'une sommité médicale et ad-
ministrative, devint alors un homme nouveau. Il sut à la fois commander, se faire
obéir, opérer de grandes choses. On cite
encore l'ordre, la sévérité, la ponctualité
du service médical d'Anvers. Carnot, ce
champion immortel de la révolution française, avait déjà fait la remarque que ce
service ne laissait rien à desirer. Carnot
aimait M. Fleury, il se plut un jour à lui

dire : « docteur, quelque carrière que vous eussiez parcouru, vous vous seriez arrêté au premier rang. Ce fut lui qui le présenta à l'empereur Napoléon, en demandant comme récompense une et incomparable d'un aussi beau talent, la croix de la légion d'honneur. Mais déjà la restauration scindait l'empire.

Je ne sais si les empreintes profondes et durables de l'amitié, tiennent des formes ou des sentimens, mais M. Fleury eut le rare bonheur de se faire des vrais amis, dans deux classes de la société, les grands et le peuple. Cette singularité dérive d'un fond de caractère que l'histoire nous montre caractéristique des hommes de courage et d'action. Ainsi, presque tous les officiers généraux de la marine, ou ceux dont le poste élevé semblait alors arrêté dans l'avenir des choses, avaient pour lui une considération affectueuse qui tenait beaucoup plus de la déférence, que d'une politesse exquise. Il faut dire que M. Fleury prêtait beaucoup à l'opinion qu'on avait de lui; jamais homme n'a été plus souvent lui même, et son caractère ferme, ennemi des *mezzo termine*, toujours dominé par la pétulence et l'acreté du sang, lorsque un rien le contrariait, avaient donné à sa figure, ce *vultus jussus*, dont parle Tacite, qui tenaient mal à l'aise ceux qui avaient pu lui déplaire. Il en résultait, que très sévère pour lui dans l'accomplissement de ses devoirs, il exigeait des subordonnés une ponctualité et une obéissance passive. Quelque fussent les entraves d'un service, le sien marchait toujours à l'égal des mieux remplis. La gravité de son caractère le suivait dans les salons, auprès des grands, jusques dans son intétérieur. La nature l'ayant doué d'un jugement prompt et sûr, était-il donc si difficile à lui, d'en imposer à ceux que la hiérarchie des grades militaires, plaçait fort au-dessus d'un médecin en chef. Cependant, osons l'avouer, si lui, comme homme, flattait le bas peuple, l'infortune, les infirmes de bas étage, jamais homme n'eut moins à se plaindre de l'autorité, quelque aristocratique qu'elle fut; M. Fleury, était l'enfant gâté. Il faut dire aussi que l'amitié fut pour lui une passion ardente et mystique, il haïssait à la mort, pour toujours, tous ceux contre lesquels il sentait de l'antipathie et des répulsions morales. Par exemple, je suis sûr d'une commotion terrible de ses souvenirs, s'il eut vécu assez pour apprendre la mort de M. de Rigny. Son amitié à l'ex-ministre-amiral était un culte : il l'avait connu à Anvers.

Parmi ses connaissances de Belgique, il aimait à citer le Préfet d'Ossat. Longtems après la restauration, le rencontrant un jour tenant à la main une lettre, il me dit tout ému : « J'ai un mot à dire, et notre exilé de Cayenne, nous revient au port. » Ce mot, il le dit, et ce pauvre M. Banon, redevint toulonnais. Or, la lettre était de M. d'Ossat, que M. Banon avait trouvé gouverneur à Cayenne, et qui ne lui parlait jamais que d'Anvers et de son ami, médecin de la marine. On sait qu'en 1814 l'empire fut lacéré ; la Belgique, ce superbe lambeau fut donné à la Hollande, la France redevint royaume comme ci-devant. Louis XVIII, quelque intention qu'on ait en jugeant sa politique, fut un roi d'une grande prudence, et doué par-dessus tout, du sens des choses. Du jour qu'il fût assis sur le

trône, il comprit que les leviers de la machine gouvernementale ne s'improvisent
pas ; que les hommes de la science, du pouvoir ne sont jamais remplacés par ceux qui
ont la bonne volonté de l'apprendre ; qu'en
un mot, pour qu'il restât souverain d'un
royaume, il n'y avait qu'un remplacement
à faire, celui dont il prenait la place..Avec
cette politique, qui du reste fut celle de
toute sa vie durant son règne, on conserva
aux emplois, ceux qui s'en étaient montrés
les plus dignes par leur capacité, et non
par leurs opinions.

M. Fleury, quoique médecin de la marine hors du royaume, fut envoyé à Toulon avec le grade de premier chirurgien
en chef. Il arriva à son nouveau poste
vers la fin de juin 1814. Depuis lors, quel
jour de ma vie ne m'a point reproduit
l'impression qu'il fit à ma pensée, jeune
encore, mais nourrie d'une foule de souvenirs honorables, que mes anciens m'avaient
raconté sur notre nouveau chef. Son nom
était tellement populaire parmi les chirurgiens de la marine, qu'on avait faim et soif
de le voir. Ses collègues au conseil de santé,
le reçurent avec une sorte de solennité, ce

jour là fut une fête. J'étais alors à peine élève externe, il me souvient que pour mieux voir l'homme dont on m'avait tant parlé, j'allai me planter sous le dôme du grand escalier de l'hôpital, et que lorsque le cortège qui l'accompagnait dans toutes les salles passa devant moi, je n'eus des yeux que pour lui. L'attachement que je lui vouai par la suite, s'implantait en moi du moment qu'il frappa ma vue.

M. Fleury reprit un service que son absence avait interrompu, ou pour mieux dire, il semblait ne l'avoir jamais quitté. Sa visite était un beau cours de clinique chirurgicale, rien n'échappait à son œil de feu, à son génie naturel, à la promptitude et à la hardiesse de son diagnostic ou de sa main. Il était né grand chirurgien, et sa pratique pouvait se donner en spectacle à toutes les universités de l'Europe. A partir de cette époque, je pourrais être l'historien de tout ce qu'il fit pour les améliorations du service et de l'art. Mais ne serait-ce pas outre-passer les prescriptions d'une biographie? Alors pour la première fois nous eûmes un cours de clinique, ou l'art se mon-

trait aux élèves sous deux faces, la théorie
et l'application. M. Fleury n'avait pas une
élocution facile et brillante, mais son débit
ne manquait point d'être attrayant et fruc-
tueux, vû qu'il ne racontait que ce qu'il
avait vu et observé. En un mot, il professait ses œuvres. Quelque fut le cas nouveau
qui s'offrait à lui, il avait toujours des cas
analogues et extérieurs, auxquels il ratta-
chait le sujet du jour. On ferait un volume
de ses conversations sur tout ce qu'il y a
d'ardu et de rare dans la science; et qu'il
extrayait de sa pratique. Rien ne l'embar-
rassait en chirurgie; j'ai entendu plus tard
des professeurs de Paris, tels que Jules Clo-
quet et Magendie, s'expliquer en termes
pompeux sur la haute opinion qu'ils avaient
conçus de notre doyen. Le dernier allait
même plus loin, il l'enviait à la Provence;
moins pour son génie chirurgical, que par
son caractère créé tout exprès pour une
présidence universitaire.

.M. Fleury préludait à la création d'un
musée anatomique, d'un museum d'histoire
naturelle, d'une foule d'autres projets nécessaires à l'organisation du service, lors-

que Napoléon débarqua au golfe Juan, et marcha sur Paris. On sait ce qui advint. Ce que l'on sait aussi, c'est que pendant cent jours, les haines de partis couvèrent des vengeances, que les désastres de Water-loo rendirent plus promptes et surtout plus envenimées. Au retour des Bourbons, on dénonça comme bonapartiste, la presque totalité du conseil de santé. Par une fata-lité, d'ailleurs fort explicable, si l'on veut admettre qu'on n'est jamais bienveillant pour celui qu'on laisse derrière soi ou auquel on reconnait un mérite supérieur, par une fatalité de l'époque, dis-je, on mu-tila le corps médical de tout ce qu'il y avait à peu de chose près, de noble et d'instruit. M. Fleury fut atteint le même jour que deux autres de ses collègues, et mis brutalement à la retraite. Tandis que le prosélitisme ré-trograde de l'esprit de parti, éventait indis-crètement ses joies, et s'emparait des dé-pouilles des vaincus sans l'autorisation du maître, on écrivait de Paris à M. Fleury, qu'il ne serait point remplacé, s'il voulait protester contre l'injustice et la fausseté de ses dénonciateurs. On a dit, M. Fleury acre

et vindicatif, je jure qu'il oublia sous ses
pieds le nom de ceux qui l'avaient traitreu-
sement assassiné. L'un d'eux, celui qui as-
sumait l'ignoble responsabilité du fait sur
sa tête, est mort flétri par un jugement
dans une de nos colonies. C'est ici le moment d'en parler; on a dit, M. Fleury, un
homme de parti, il ne le fut jamais, mais
il était homme d'un pouvoir légalement
constitué. La restauration lui avait donné
la croix d'honneur, les cent jour la lui ra-
virent, eh bien, il se crut outragé dans son
orgueil, quand d'autres le dénonçaient
comme un fanatique de l'empereur. « Napoléon à l'île d'Elbe, disait-il, est mort
pour la France, sa mission est remplie,
mais il assiste à son immortalité. » Durant
les cent jours, il perça l'avenir, il prognos-
tiqua la chûte de l'homme, et ne dût point,
par cela même, se faire le défenseur d'une
cause perdue.

Cette époque de sa vie si orageuse, si
tourmentée, fut pour moi celle dont le souvenir seul m'énivre d'orgueil et de joie.
Puisque j'ai connu cet ami, ce patron, ce
père, qu'il me soit permis de raconter le

premier serrement de main qui fit vibrer
tout mon être, qui me révéla une seconde
fois, ce qu'un bon ange m'avait dit le premier jour que je l'apperçus. C'est une anecdote bien simple, mais candide comme tout
ce qu'on fait dans l'âge des illusions. M.Fleury
mis en retraite, était perdu pour Toulon,
ne voilà-t-il pas que cette perte m'inspire
une élégie (on est poète à quinze ans), je
l'ai relue l'autre jour, et j'avoue qu'elle est
d'une médiocrité presque collégiale, peut-
être y a-t-il un sublime de simplicité et
c'est là tout son parfum. Alors je lisais mes
vers à une jeune dame, morte depuis, fort
spirituelle, et quelque peu romantique. Elle
me demanda mon élégie, et je la lui remis le
lendemain avec un envoi à Chloris, écrit sur
papier rose et en caractères moulés. Qui
l'eût dit, ces trente vers ébauchaient à mon
insçu l'œuvre de mon avenir. Voici la fin de
mon histoire. Le lendemain de la rentrée
de M. Fleury, je descendais l'escalier de la
salle de chirurgie, et je me trouve face à
face avec lui ; il était suivi d'une foule d'élèves et de chirurgiens qui lui fesaient cortège. Je m'efface contre le mur, il s'en ap-

perçoit, s'arrête net, et m'adressant la parole avec un ton de bienveillance que les
élèves ne connaissaient guères, « Ah ! vous
voilà Monsieur, c'est ici que je reçois votre
visite, venez donc me voir, que je vous en-
tende dire : »

Le chêne au fort de la tempête
Balance une orgueilleuse tête, etc.

Voilà mon commencement avec cet
homme, dont le nom sortira de mon ame
avec le dernier soupir.

A dater de cette époque, M. Fleury fut
tout-à-fait à l'abri des orages politiques; il
était au contraire grand de renommée au
dehors, honoré et respecté au dedans. Le
corps des médecins de la marine, avait de
grandes immunités à conquérir, pour arriver à la considération à laquelle il devait
prétendre à bord des vaisseaux; elle était
toute fictive et dépendait trop, soit du caractère de l'homme, soit des préjugés du chef.
M. Fleury fit pour le corps médical, ce que
les médecins naviguans méritaient si bien
comme individus; tandis que pas un amiral, pas un capitaine, ne s'élevait alors avec
une sorte d'indignation contre ces règle-

mens absurdes et vieillis, qui fesaient du
grade de médecin un titre illusoire, sans
assimilation et contestable, M. Fleury,
M. de la Porte et M. Kéraudren résumèrent
ces pièces éparses du grand procès de la
considération médicale à bord des navires,
et finirent par obtenir gain de cause, contre les préjugés de caste ou des pouvoirs
rivaux. M. Fleury pouvait beaucoup, son
nom et son caractère servaient merveilleusement l'illustration du corps médical. Ceux
qui ne le connaissaient point personnelle-
ment, le devinaient dans la foule, sa carrière devait faire époque. Oui, on le reconnaissait ; tout ce qu'on avait entendu dire
de lui, allait si bien à sa figure, qu'il était
difficile de se méprendre. Lorsque l'amiral
Roussin passa à Toulon pour se rendre à
Constantinople, le corps entier de la marine fut lui présenter ses hommages. Il
s'avança d'une tête vénérable et tout-à-fait
d'un génie antique, « c'est au docteur
Fleury que je parle, je vous honore depuis
bien longtems. »

En 1815, M. Fleury que son âge mena-
çait de rendre impropre aux opérations qui

exigent une vue perçante et une main sûre, passa de la chirurgie dans la médecine. Cet homme réunissait si bien en lui cette dualité scientifique de notre art, qu'il fût encore à la première place, le jour qu'il parut à une salle de clinique interne, après avoir suspendu sa trousse à l'autel de Saint-Cosme. Une visite de cent malades était pour lui une œuvre solemnelle et grave ; il ne me souvient pas dans l'espace de dix années, de l'avoir vu une seule fois différend de ce qu'il voulait être devant un malade, c'est-à-dire, grave, réfléchi, plein de majesté comme un buste vivant du vieillard de Cos. La visite d'un marin confié à ses soins, était une vraie station, nous avons rougi bien souvent de rester si loin d'un aussi beau modèle. Après avoir interrogé un malade, il se recueillait en le regardant comme s'il avait voulu le magnétiser ; en un mot, il s'inspirait de son état. Il avait sa médecine à lui, des maladies à lui. Celles-ci, quelque fussent leur gravité, leurs signes ambigus, leurs complications, il les devinait, mieux il se les révélait. L'autopsie justifiait bien souvent son diagnostic. Il croyait des bornes à l'art, et s'était toujours bien appliqué à les connaître. Malheur à celui qu'il avait voué à la mort ; son oracle passait pour infaillible.

Il examinait un sujet de *capite ad calcem*; quand il connaissait l'homme, il étudiait la maladie. Il ne séparait jamais l'organe souffrant, du principe vital qui l'anime, et son diagnostic était plutôt médical, qu'anatomique. « Celui-ci , » disait-il, « séduit par sa simplicité, l'autre, énorgueillit le vieux praticien, c'est le bénéfice d'un long et consciencieux exercice. Il recourait toujours à l'autopsie, comme complément de ce qu'on pouvait faire et moyen de satisfaction, mais il ne lui accorda jamais une immense influence sur les progrès de l'art. La bonne médecine selon lui est faite depuis longtems. Il disait encor : « Une autopsie est bien plus souvent l'œuvre de la mort, plutôt que celle de la maladie; quand le principe vital est vaincu, l'organe est mort, ou plutôt il commence à mourir. »

Comme médecin en chef de la marine, l'occasion de déployer son beau caractère s'est montrée plusieurs fois, entr'autres,

durant le règne de ce typhus meurtrier, qui
a désolé certaines localités du bagne de
Toulon , celles dites flottantes , vieilles car-
casses de navires usés par l'âge, et dont
on avait fait l'asile des forçats. Son dévoûment, son zèle et sa ténacité à poursuivre
la cause de ce fléau, ont été remarquables
et admirés de la foule. Alors , dans ces
conjonctures, notre beau vieillard prenait
la tête du service , et cumulait les fatigues
de la salle de l'hôpital et celles du bagne.
Sa correspondance avec son cher et honorable ami, M. Keraudren , lui a valu les suf-
frages du ministère et de l'académie. C'est
pour récompenser une aussi belle vie, que
le duc d'Angoulème à son passage à Toulon,
durant les préparatifs de l'expédition d'Alger, lui adressa des paroles de reconnaissance et de bonté, au nom des malheureux
qu'il avait consolé et guéri. Il lui annonça
le cordon noir de Saint-Michel , comme un
témoignage de son estime particulière. On
sait que cet ordre fut aboli par la révolution
de 1830.

M. Fleury a écrit un mémoire sur le typhus du bagne , il en attribue la cause à

un empoisonnement du principe vital. Il
condamne les vieux navires, il les accuse
de couver le principe d'infection typhique.
L'entassement des forçats dans les locaux
peu spacieux, a attiré sa sollicitude et sa
voix a été entendue. Son mémoire sur les
bagnes est classique, et il doit la majeure
partie des bonnes choses qu'il renferme,
touchant l'administration intérieure des
chiourmes, à son ami M. Reynaud, commissaire de la marine à Toulon. Ce mémoire
a été inséré dans les fascicules de l'académie de médecine ; M. Bailly, rapporteur de
ce corps savant, s'exprima en termes honorables et pleins d'estime pour la dernière
œuvre de notre doyen. Comme je l'ai dit,
M. Fleury était un de ces hommes qui agis-
sent beaucoup et n'écrivent rien. Ils laissent à ceux qui les admirent ou qu'ils éton-
nent, le soin de leur renommée pendant
sa vie, celui de leur gloire après la mort.
D'ailleurs un grand médecin sent le vide
du langage, quelque pur et brillant qu'il
soit, pour rendre tout ce qu'il sait, et mieux
ce que son génie lui inspire en présence
d'une maladie. Le talent pratique, le seul

qui constitue l'homme de l'art est inaliénable , il meurt en entier avec le cerveau qui le possède.

Vers les derniers mois de sa vie , M. Fleury éprouvait un mal moral , celui du retour vers les lieux de son enfance. Le nom de Normandie le fesait tressaillir. Il songeait à ce retour tant desiré , il allait même l'accomplir , lorsque le choléra vint éclater parmi nous.

On a lu l'histoire de sa fin ; le *Toulonnais* annonça sa mort dans les termes suivans :

« La ville de Toulon vient de faire une perte irréparable, dans la personne de Jean-André Fleury, président du conseil de santé de la marine , docteur en médecine de la faculté de Paris, officier de la légion d'honneur, membre du conseil municipal , membre de l'académie de médecine de Paris et de plusieurs sociétés savantes. Il est mort le dix juillet à huit heures du soir, foudroyé par le choléra. Le matin de cet évènement, il avait encore rempli ses devoirs de médecin de la marine, réglé sa correspondance officielle avec les autorités du port , visité

ses malades.M. Fleury était un de ces hommes rares aujourd'hui, grand de caractère;
dans quelque carrière que le sort l'eût jeté,
lo promior rang devait lui appartenir. Ami
et émule des Corvisarts, des Dubois, des
Delpech, il ne lui a manqué pour égaler
leur célébrité contemporaine, qu'une scène
plus élevée et digne de lui. La nature l'avait
doué du sens des choses; il voyait vîte,
juste et loin, et si Napoléon avait connu
cet homme, il l'aurait défini *carré par la
base.* Jamais carrière mieux remplie que la
sienne; encore jeune, orphelin et chef de
famille, il s'est grandi par sa constance et
ses labeurs, à la hauteur du rang qu'il a
occupé dans les écoles de médecine des
ports.Son nom restera dans la marine et pren-
dra rang avec les noms historiques qui l'ont
illustrée, il fera époque parmi les médecins
de ce corps savant. Sa mort remplit Toulon
d'un deuil général; pas un citoyen, pas un
marin qui ne lui doive quelque chose.
Il était surtout l'ami des pauvres; cet
homme d'une si inflexible volonté, cette
pensée si haute et si ferme, toujours armée
contre une opposition quelconque qu'il

voulait renverser ou dominer, avait des sympathies invincibles pour tout ce qui souffre, pour tout ce qui est malheureux.

En lui, il y avait l'homme de cœur, et l'homme de tête ; et le premier, émoussait toujours les angles quelquefois trop vifs du second. Sa mort est la récompense de sa vie, c'est sur un champ de bataille qu'il est tombé frappé au visage. La veille de sa mort, et à onze heures du soir, à l'âge de 77 ans, il visitait des mansardes où gisaient des patiens. Est-ce là de l'héroïsme ? Notre ville pacifiée de ses revers, appréciera un jour les grands services rendus à la cause publique, et décernera une récompense à la mémoire du héros du jour. Elle le doit... Nous l'attendons. »

M. Fleury était d'une belle stature et d'une pause majestueuse et antique. Il avait une de ces têtes qui se sculptent d'elles-mêmes dans la mémoire de ceux qui jugent et admirent en artistes. Ceux qui l'ont connu et aimé, retrouvent dans leurs rêves, cet ami perdu, cette belle tête, carrée, tra-hissant au dehors une énorme masse de cer-veau. Ses tempes chargées de cheveux

blonds et bouclés , contrastaient avec son
front, large, haut et chauve. Sa figure commandait le respect , souvent la crainte. Malgré soi , on étudiait sa contenance devant
cet homme, auquel il manqua une ame
poëtique, quelque chose de ce qui fait, un
génie, un homme singulier, un être marqué
d'un sceau mystérieux. Il souriait peu, mais
son sourire était de miel , s'il s'adressait à
l'enfance. Ses sympathies pour le premier
âge étaient admirables. Cet homme de fer
s'amollissait sous les petites mains d'un enfant, qni venaient se jouer dans ses cheveux et sur sa bouche. Ce qui donnait à sa
figure une expression majestueuse ou terrible, c'était deux sourcils touffus, arqués,
qui se fronçaient ou s'épanouissaient comme
la crinière d'un lion. On a dit qu'un homme
porte sur ses traits quelque chose d'un animal, M. Fleury tirait ses ressemblances
éloignées de la face du roi des forêts. C'est
sous l'imposante arcade de ses sourcils , que
se déployait son visage , ce *vultus jussus* de
Tacite, qui l'eut merveilleusement servi , si
sa mission avait été d'en imposer à la foule,
de la convertir à la religion d'un seul.

M. Fleury portait sa tête légèrement pen-chée sur l'épaule gauche. Cette attitude, il la devait aux idées fixes dans lesquelles il était souvent absorbé. Sa parole sortait grave, quel-que peu gutturale et saccadée, suivant qu'il parlait dans l'intimité d'un cercle amical, ou bien qu'il était contrarié ou ému. Il poussait fréquemmeut un bruit sourd du fond de sa poitrine, ce bruit l'annonçait de fort loin. Cette expulsion convulsive d'air était-elle due à un obstacle à la circulation du sang dans les poumons? Je le crois. Ce qui donne du poids à mon opinion, c'est un baille-ment prolongé qui le saisissait au milieu des festins, durant les scènes les plus solemnel-les de son existeuce. M. Fleury a résisté aux passions violentes et extrêmes de l'ame. Pour lui l'amitié fut un culte, mais la haine, oh! la haine, c'était dans son cœur un ul-cère incurable. Cependant il pardonna.... Il eut des passions ardentes, nous l'avons dit, ajoutons qu'elles s'éteignaient au con-tact matériel, alors, il oubliait qu'il avait souffert et recommençait l'espérance. Il vi-vait beaucoup dans l'avenir et ne croyait point à la vieillesse. A quatre-vingt-sept

ans, il se crut outragé dans la supplique
d'une jeune fille, qui l'apellait « respectable
vieillard. » Sous la morsure d'une passion,
il comblait animé par l'esprit de Faust ; Il
eut suivi Médée dans un lit, pour s'en guérir et l'oublier. Il est mort à 77 ans. Ses
obsèques furent sans pompe et j'ose dire,
illacrimatœ. Mais à l'heure où il descendit de
sa croix d'expiation, je veux dire, deux ans
de vieillesse, le soleil de juillet était jaune
et pâle, un rideau noir voilait l'Orient, pas
un oiseau sous la feuillée, pas une larme ni
un sourire sur un visage. Toulon, touchait
à la veille du jugement dernier, c'était
l'heure de notre agonie.

M. Fleury voulut être porté à bras au
champ de repos, et non sur l'ignoble four-
gon usité à Toulon. Suivant ses desirs, il fut
inhumé à la chûte du jour. Avez-vous admiré Vernet dans sa gravure, le convoi du
pauvre. C'était aussi celui de notre ami, le
chien seul ne vint pas. Le commissaire
Reynaud et moi suivimes à pied le défunt,
tête basse et comme étourdis du coup que
sa mort nous avait donné au cœur. MM. Reynaud, chirurgien en chef, Auban et Cor-
thier, venaient ensuite et en voiture.

L'instinct de l'amitié nous guida au cimetière ; sans lui, cette noble dépouille devait combler la fosse commune. Nous suppliâmes quatre forçats de remuer la terre au pied d'un cyprès ; l'homme flétri par la loi, fut notre providence. Nulle pierre ne charge le tertre sous lequel il dort. Un soir, je fus lui dire ma prière et un adieu.... Un indifférent frappait du talon sa superbe tête, en sifflant un air des halles. Cependant, M. Fleury fut la plus illustre et la plus intéressante victime du choléra. Il a succombé glorieusement au poste d'honneur, comme un digne et valeureux chef d'armée. A Athènes, il eut mérité les honneurs du Panthéon !

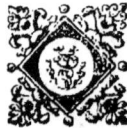

NÉCROLOGIE

DES MÉDECINS

MORTS VICTIMES DU CHOLÉRA.

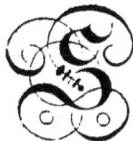

———————

S'IL est une pensée consolante qui, sur le bord du tombeau, vienne adoucir les horreurs d'une mort prématurée, c'est celle de ne laisser ici bas que des regrets, et d'emporter au-delà de la vie, l'estime et l'affection de ses concitoyens. Elle embellit les derniers instans de mon malheureux ami, dont je vais esquisser la trop courte, mais honorable carrière.

Baud, naquit sous le beau ciel de Naples, et fut destiné de bonne heure à la marine militaire ; mais la mort de son père survenue au moment de la crise politique qui bouleversait l'Italie en 1815, fit rentrer sa famille en France, et lui permit de choisir un état plus conforme à ses goûts. Doué d'un jugement sain, d'un esprit d'observation et d'un tact délicat, il apporta, dans l'étude de la médecine, cette ardeur et cette opiniâtreté dans le travail, qui lui firent surmonter les obstacles qu'opposaient à son avancement, une mémoire paresseuse et une élocution peu facile.

L'égalité de son caractère et l'aménité de ses mœurs, lui concilièrent l'estime de ses chefs et l'affection de ses camarades. Au Sénégal, en Espagne, à Alexandrie, où le portèrent les hasards de la navigation, il laissa de nombreux amis, qu'il sut s'attacher par les liens d'une reconnaissance qui l'honorait.

Aux jours de danger, on le vit dans les salles de l'hôpital du bagne, se multiplier et faire abnégation de lui-même pour prodiguer ses soins aux cholériques. Une seule inquiétude le tourmentait. C'était de voir sa famille exposée aux atteintes du fléau il la fit partir. Mais dès que le choléra eut envahi les environs de Toulon, il vola pour la ramener auprès de lui. Les fatigues du voyage, les émotions qui déchiraient son cœur, avaient brisé ses forces, et il fut frappé au milieu des malheureux auxquels il avait voué son existence. Sa mort fut rapide, mais il la vit s'approcher avec le calme de l'honnête homme et le courage du médecin, alors, que d'une voix éteinte, il s'efforçait de consoler sa jeune femme et sa malheureuse mère, dont il était le seul soutien.

C.....L.

Le dix-neuf juillet.

Il est neuf heures du matin, et M. **Rossollin**, prévôt de l'hôpital principal, n'a

point paru encore ; où est-il ? Nous appre-
nons qu'il est légèrement indisposé ; cela
n'est pas étonnant, sous une atmosphère
cholérique, on peut bien se ressentir de
quelques symptômes. A une heure après
midi, il n'est plus ; et quelques heures ont
suffi pour enlever un homme, qui fesait le
bonheur de sa famille ; quelques heures ont
suffi pour livrer, son épouse, son fils, ses
amis, à d'éternels regrets. Entré au service
en 1810, sa carrière avait été remplie
dignement, il n'avait pas envisagé la tâche
qu'il s'était imposée comme un joug, mais
comme un devoir prescrit par l'humanité.

Le typhus qui désola un de nos hôpitaux
en 1827, l'avait presque conduit au point
voisin du terme de toute existence, il semble que la providence n'ait voulu alors conserver ses jours, que pour l'enlever dans
une circonstance où sa vie deviendrait
d'une utilité réelle aux malheureux.

SON FILS.

VASSE (Adolphe), chirurgien entretenu
de 3me classe , né à Brest en 1809.

Il devait porter le dernier, un nom destiné à laisser d'honorables et douloureux
souvenirs dans l'école de médecine de Brest.
Une affreuse catastrophe lui avait d'abord
enlevé son frère aîné , officier de santé de
3me classe ; et son respectable père , premier pharmacien en chef de cette école,
n'avait pas tardé à le suivre. Demeuré l'unique soutien d'une famille inconsolable , il
dut songer à réaliser de bonne heure, des
espérances qui reposaient toutes sur lui. Ce
fut à l'âge de quinze ans , à cet âge encore
consacré aux jeux de l'enfance , qu'il débuta
dans la carrière médicale. Il fut reçu élève
interne des hôpitaux de la marine , à la
suite d'un concours où il fit preuve des plus
heureuses dispositions , et d'une instruction plus avancée que ne le comportait son
extrême jeunesse.

Nommé chirurgien de 3me classe en 1827,
il a fait, depuis cette époque, plusieurs
campagnes, et la navigation, qui exerce une
influence fâcheuse et si défavorable sur les
plus heureux caractères , servit à faire res-

sortir tout ce qu'il y avait dans le sien de bon et d'honorable ; aussi eut-il pour amis la plupart de ceux avec lesquels il fut appelé à vivre. Chirurgien-major du bateau à vapeur le *Castor* en 1832 , il eut à y combattre au mois de juin , une épidémie de choléra, pendant laquelle sa belle conduite lui attira les témoignages les plus flatteurs de la part de l'état-major et de l'équipage. A peine convalescent d'une affection de poitrine qui avait mis ses jours dans le danger le plus imminent, ce ne fut que dans le sentiment profond de ses devoirs , qu'il put trouver assez d'énergie pour le soutenir dans cette pénible épreuve.

Son dévoûment devait se montrer avec non moins d'éclat, pendant l'épidémie de Toulon. Attaché au service de l'hôpital de la marine, il y prodiguait les soins les plus assidus aux marins atteints du fléau, quand lui-même, accablé de fatigue, éprouva les premiers symptômes du mal. Combattus à cette époque, ceux-ci auraient, sans doute, été facilement réprimés, mais le brave jeune homme , plein de l'idée qu'en ces momens de terreur générale, le médecin ne doit s'alter que pour mourir, voulut, malgré les prières d'amis dévoués, consacrer au service de ses semblables, le peu de forces qui lui restaient encore. Il succomba dans la lutte. Frappé à mort, il expira le cinq juillet, à dix heures du soir, sans que de cruelles souffrances eussent altéré en rien, ce calme d'une belle ame satisfaite d'avoir rempli son devoir, et cette rare énergie qui était un des traits distinctifs de son caractère.

Peu d'amis purent accompagner ses restes, mais tous pleurèrent, et ces larmes valaient bien un pompeux cortège. Chose pénible à avouer! celui qui venait de tomber victime d'un si généreux dévoûment, put à peine trouver quelques bras pour le transporter à sa dernière demeure. On n'obtint qu'une réponse sèche et dédaigneuse du personnage, dans les attributions duquel il entrait de fournir les moyens nécessaires.

Doué d'un esprit vif, d'un jugement sûr, d'une mémoire heureuse, VASSE, pouvait prétendre à un rang distingué parmi ses collègues. Eloigné des ports à l'époque des

concours, l'occasion seule lui a manqué
pour déployer des connaissances qui devaient tôt ou tard, le conduire au grade supérieur. Les qualités du cœur l'emportaient
encore chez lui, sur celles de l'esprit, mais
nous laissons à chacun de ceux qui l'ont
connu, le soin d'en faire l'éloge. Tous se le
rappelleront longtems, et pour l'homme de
bien qui quitte la terre, la plus belle récompense est le souvenir qu'il laisse dans
le cœur de ses amis.

T. T.

———————————

Parmi les victimes d'une renommée contemporaine et dont nous revendiquons le
noble dévoûment, pourrions-nous oublier
le docteur Lassis. Ce grand maître de la
non-contagion des typhus, ce savant mo-
nomane d'une idée fixe, arriva dans nos
murs, possédé d'un zèle fanatique contre la
puissance contagieuse du choléra. Il demanda des malades, et l'autorité locale lui
confia un service important. Il s'en acquitta
pendant quelques jours avec un talent re-

marquable et une abnégation évangélique.
Il fut médecin durant soixante heures, sans
penser une minute, qu'un homme n'est
point de bronze et qu'il est condamné au
sommeil. Un accès de choléra lui ouvrit
une tombe à Toulon.

M. Lassis, médecin de Paris, membre de
l'académie, écrivain passionné d'un parti
qui doit triompher, celui de la non-contagion, est mort à l'hôtel des officiers de l'hôpital de la marine. En expirant, il procla-
mait encore le dogme de la non-contagion.

LAUVERGNE.

François-André **Laure**, naquit à Toulon,
le quatorze juillet 1795. Il fit ses premiers
essais dans l'étude de la chirurgie, à l'hôpital principal de la marine, dans le courant
de l'année 1809. Cinq ans après, il y obtint
une commission de sous-aide; plus tard, il
fut requis pour le service militaire; il ne
rentra dans la marine qu'à la paix générale.
En 1818, il fut nommé élève interne des
hospices civils de Toulon, et quelques

mois après, aide-major dans le même éta-
blissement et à la suite de deux concours,
qui lui valurent les plus honorables encou-
ragemens.

Il était docteur en médecine de la faculté
de Montpellier, membre résidant des sociétés
de médecine et de littérature de Toulon ;
des arts, sciences et belles lettres du Var,
et membre correspondant de la société ro-
yale de médecine de Marseille. Il se livra,
avec une ardeur infatigable, à l'exercice de
la médecine civile. Des succès non contestés lui attirèrent la confiance de ses compatriotes. Bon fils, bon père, excellent époux,
praticien habile et désintéressé, littéra-
teur savant, citoyen consciencieux, Laure
semblait destiné à une carrière brillante.
Quoique doué d'une santé robuste, il ne put
éloigner de lui le redoutable ennemi qui
décimait la population toulonnaise, et qu'il
était parvenu à terrasser au chevet de plusieurs de ses cliens. Il s'alita le cinq juillet
dernier; le treize du même mois, et à la suite
d'une attaque de choléra nerveux, il fut
ravi à sa famille et à ses nombreux amis.

D....

LISTE

PAR LETTRE ALPHABÉTIQUE ET PAR RUE,

DES PERSONNES MORTES

victimes du choléra-morbus à Toulon.

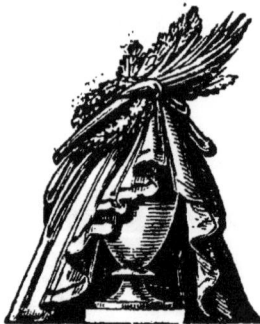

NOMS ET PRÉNOMS.	PROFESSIONS.
A.	
ABBE, Jean-Louis.	Médecin de la marine.
ABERT, Jean-Baptiste-Joseph.	Boulanger.
ABRAHAM, François-Blaise.	Lieutenant de vaisseau.
ACHARD, Gertrude-Félicitée.	»
ACHARD, Joseph-Charles.	Douanier.
AGARRAT, Christine-Pauline.	»
AGARRAT, Joseph-Marius.	Tailleur d'habits.
AGARRAT, Marie-Claire.	»
AIGUIER, Pierre-Jean-Joseph.	Tonnelier.
AIGUIER, Marie-Rose Saintour.	»
ALFONSE, Charles-Victor.	»
ALLAIN, Louise.	»
ALLARDON, Marie-Anne-Thérèse.	»
ALLÈGRE, Marie-Delphine.	»
ALLIER, Jean-Louis-Mathieu.	Marchand quincaillier.
ALLEMAND, Vésule Marret.	»
ALLÈGRE, Marie-Catherine Defrangis.	»
AMIE, Thérèse-Virginie Mouscat.	»
AMIEL, Claire-Marie.	»
AMORETTY, Marie.	»
ANDRA, Suzanne-Catherine-Jean.	»
ANDRÉ, Joseph.	Fabricant de savon.
ANDRE, Joséphine.	»
ANDRÉAU, Marguerite-Elisabeth Guiol.	»
ANDRIEU, Jean-Baptiste.	Charpentier.
ANDRIEU, Etienne.	»
ANDRIEU, Marie-Anne Castelin.	»
ANDRIEU, Etienne-Henri.	Gardien de la bibliot. comm.
ANDRIEU, Elisabeth Mongin.	»
ANOT, Jean-Baptiste.	»
ANSERMANY, François-Marie.	Cordonnier.
ARDISSON, Marius-Michel.	»

(1) Dans cette liste ne sont pas compris les décès extra-muros et des hôpita

Alphabétique et par Rue,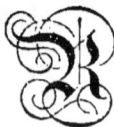

victimés du choléra à Toulon,

DU 23 JUI 6 **OCTOBRE** (1).

FESSION	RUES.	Nᵒˢ	Ages.	Jour du décès.
o de la ru	Royale.	83	80	15 août.
ulanger.	Lafayette.	»	37	13 juillet.
nt de vie	Asperge.	22	47	13 juillet.
	Party.	7	7	9 juillet.
onapier.	Party.	7	43	10 juillet.
	Place Poissonnerie.	4	47	5 juillet.
ur d'état	Orléans.	55	62	7 juillet.
	Lafayette.	117	45	16 juillet.
onnelier.	Mûrier.	3	34	1 juillet.
	Bonpasteur.	12	70	4 juillet.
	Armedieu.	»	16	15 juillet.
	Place Saint-Bernard.	»	26	6 juillet.
	Pomme du Pin.	47	72	25 juillet.
d quinze	Bonpasteur.	44	31	30 août.
	Place Saint-Louis.	»	45	15 août.
	Laminois.	5	65	2 septembre.
	»	»	75	21 juillet.
	»	»	50	15 juillet.
	Place Saint-Vincent.	2	41	5 juillet.
	Albert.	26	48	6 juillet.
de suc	Saint-Andrieu.	9	57	3 septembre.
	Savonnières.	30	44	30 juin.
	Bonpasteur.	33	19	10 juillet.
	Trois Oliviers.	32	64	21 juillet.
entier.	id.	28	42	6 juillet.
	Bonnefoy.	17	14 mois.	7 juillet.
	Tombades.	3	81	11 juillet.
ibliot.	Hôpital.	2	64	17 juillet.
	Mûrier.	40	69	15 août.
	Mûrier.	38	30	16 juillet.
nier.	Trabuc.	6	58	17 juillet.
	Hôpital.	10	30 mois.	1 août.

des 16

NOMS ET PRÉNOMS.	PROFESSIONS.
ARDOUVIN, Elisabeth-Claire Jeandeau.	»
ARÈNE, Félix-Maurice.	Marchand de poteries.
ARMECAS, Françoise.	»
ARNAUD, Pierre-Raimond.	Charpentier.
ARNAUD, Claire.	»
ARGENTERY, Anne Deraid.	»
ARLUC, Marie-Anne.	»
ARTIGUE, Claire-Suzanne Saupe.	»
AUBE, Joseph.	»
AUDIBERT, Marie-Anne.	»
AUGIER, Françoise Bourbon.	»
AUBERT, Thérèse-Sophie.	»
AUGUSTIN, Magdelaine.	»
AUGUSTIN, Vincent.	»
AUNE, Thérèse-Françoise Arène.	»
AUNE, Laurette-Victorine Eynard.	»
AUNE, Joseph-François.	Capit. de frégate en retrait
AURAN, Françoise Fleziés.	»
AURAN, Ambroise.	Manœuvre.
AURENGE, Marguerite-Françoise Mouriés.	»
AUTEMAR, Rose-Véronique-Elise.	»
AUTESENE, Alexis-Martin.	Charpentier.
AYCARD, Laurent-Marius.	»
AZAN, Thérèse Artaud.	»

B.

BACULA, Rose.	»
BAILLE, Rose-Elisabeth Vian.	»
BAILLE, Thérèse-Marie-Louise.	»
BALTHAZARD. François-Hilaire.	Calfat.
BALTHAZARD, Jean-Joseph.	Calfat.
BANON, Stanislas-Alexis-Antoine.	2ᵉ pharm. en chef de la mar
BARABBINY, Marie-Anne-Antoinette Sicard.	»
BARBAROUX, Marguerite Megnard.	Bergère.
BARBAROUX, Appollonie-Paul.	»
BARBAROUX, Romain-Joseph.	Gendarme.
BARBAROUX, Pierre.	Charpentier.
BARBIER, Jean-Baptiste.	Mesureur de blé.
BARBONNAIS, Marie-Anne-Joséphine.	»
BARBEILLIER, Jean-Paul.	Marchand drapier.
BARON, Marie-Victoire Bertrand.	»
BARNEL, Catherine Raynaud.	»
BARRALIER, Barthélemy.	Charpentier.
BARRET, Jacques.	Mécanicien.
BARRY, Honoré-Louis.	Commis au mont de piété.

RUES.	Nos	Ages.	Jour du décès.
Champ-de-Mars.	8	37	31 août.
Bonnetière.	20	36	21 août.
Riaux.	19	6	29 août.
Pommets.	45	65	5 juillet.
Trois Oliviers.	»	38	16 juillet.
Savonnières.	20	47	1 août.
Oratoire.	10	33	24 juillet.
Party.	»	38	7 juillet.
Traverse Saint-Vincent.	6	16 mois.	15 juillet.
Magnaque.	4	63	11 juillet.
Trois Oliviers.	36	67	10 juillet.
Pomme de Pin.	19	22	7 juillet.
Trois Oliviers.	25	33	8 juillet.
Laminois.	5	3	10 juillet.
Asperge.	9	32	14 juillet.
Orléans.	11	34	30 août.
Orléans.	11	60	17 juillet.
Neuve.	10	58	3 juillet.
Magnaque.	31	69	6 juillet.
Pommets.	47	65	17 juillet.
Place Saint-Vincent.	8	55	17 juillet.
Bastide.	3	38	25 juillet.
Hôpital.	26	7 mois.	26 août.
Armedieu.	12	72	9 août.
Magnaque.	19	6	8 juillet.
Magnaque.	7	53	19 juillet.
Chapeau Rouge.	4	15 mois.	19 juillet.
Gars.	42	74	20 juillet.
Gars.	42	48	19 juillet.
Astour.	»	59	16 juillet.
Magnaque.	33	26	16 juillet.
»	»	45	20 août.
Place Saint-Louis	1	27	12 juillet.
Oratoire.	4	37	17 juillet.
Oratoire.	22	21	28 juillet.
Asperge.	26	48	24 juillet.
Pomme de Pin.	25	15 mois.	13 juillet.
Place à l'Huile.	1	35	30 juin.
Sainte-Claire.	2	28	30 juillet.
Riaux.	11	73	10 septembre.
Saint-Cyprien.	41	64	21 juillet.
Hôpital.	5	36	30 juin.
Cathédrale.	2	66	7 juillet.

NOMS ET PRÉNOMS.	PROFESSIONS.
BARTHÉLEMI, Alphonsine-Marguerite.	»
BARTHÉLEMI, Thérèse-Françoise Vermain.	»
BASSIÈRE, Rose-Magdelaine Donde.	»
BASTIDE, Rose-Marguerite.	»
BASTIDE, Rose Savy.	»
BASIN, Napoléon-Marius-Alcibiade.	»
BATTAREL, Jacques-Vincent.	Contre-maître ouvrier.
BAUD, Felicité.	»
BAUDE, Marie-Charlotte Reynaud.	»
BAUQUIER, Marie-Félicité.	»
BAUMIER, Claire-Pascale-Blanc.	»
BAUNEUX, Antoinette-Junie.	»
BEAUPAN, Olbie Barbaroux.	»
BEBIONS, Amable-Augustin.	»
BELLEMONT, Etienne.	Marin.
BÉRANGER, Thérèse.	»
BÉRARD, Jean-Joseph-Pierre.	Commis. génér. de la marin.
BÉRARDI, Antoine.	Lieutenant en retraite.
BERNARD, Anne-Marie.	»
BERNARD, Marie.	»
BERNARD, Claire-Françoise.	»
BERRE, Pauline Giraud.	»
BERTIN, Muscius-Scevola.	Inspecteur de police.
BERTIN, Geneviève-Anne.	»
BERTHELOT, Jean-Baptiste.	Calfat.
BERTOLIATY, Jean-Baptiste.	Conservateur des hypothèq.
BERTRAND, Marie-Louise.	»
BERTRAND, François-Esprit.	Commis de marine.
BESSON, Anne-Françoise Canet.	»
BÉVILLE, Charles.	Capit. de frégate retraité.
BIANTON, Marie-Philippine-Daniel.	»
BILLY, Henriette Roustan.	»
BINELLY, Rose.	»
BIROBERT, Rose-Rosalie.	»
BISCARRE, Joseph-Louis.	Ouvrier voilier.
BLANC, Joseph-Ignace.	Menuisier.
BLANC, Marie-Victoire Battarel.	»
BLANC, Marie-Anne-Clémentine Mille.	»
BLANC, Catherine.	»
BLANC, Louis-François-Martin.	»
BLANC, Thérèse,	»
BLANC, Etienne.	Maçon.
BLANC, Lucie Guibert.	»
BLANC, Honoré-Marius.	»
BLANCARD, Lazare.	Journalier.
BONANAUD, Marguerite.	»

RUES.	N^{os}	Ages.	Jour du décès.
Asperge.	27	73	15 juillet.
Saint-Sébastien.	24	27	2 août.
Place Saint-Louis.	3	58	12 juillet.
Traverse Maurique.	4	43	7 juillet.
Place Saint-Pierre.	5	40	21 juillet.
»	»	6	11 juillet.
Lafayette.	33	68	13 juillet.
Bonnefoy.	6	39	18 juillet.
Cathédrale.	12	59	17 juillet.
Pommets.	6	3	13 juillet.
Sainte-Claire.	27	87	11 juillet.
Saint-Cyprien.	37	2	9 juillet.
Saint-Joseph.	3	74	25 juillet.
Comédie.	23	22 mois.	18 juillet.
Boucheries.	21	34	15 juillet.
Pommets.	39	3	7 juillet.
Royale.	48	64	25 août.
Gavageau.	5	56	6 juillet.
Mûrier.	30	50	4 juillet.
Place du Palais.	»	80	16 juillet.
Chaudronniers.	2	29 mois.	27 juillet.
Maure.	3	60	30 juin.
Lafayette.	51	38	5 juillet.
Gars.	41	26	30 juillet.
Lafayette.	27	59	6 juillet.
Lafayette.	76	67	10 juillet.
Royale.	51	56	11 juillet.
Neuve.	20	40	6 août.
Maireau.	6	22	25 juillet.
Royale.	»	60	16 juillet.
Riaux.	5	22	10 juillet.
Lafayette.	91	42	17 juillet.
Trois Oliviers.	»	46	16 juillet.
Mis ricorde.	»	10 mois.	2 août.
la Glacière.	23	38	2 août.
Neuve.	19	30	24 août.
Trois Oliviers.	66	63	30 juin.
Bastide.	7	38	3 juillet.
Chaudronniers.	11	62	5 juillet.
»	»	45	11 septembre.
Traverse Saint-Vincent.	2	40	9 juillet.
Pomme de Pin.	21	52	13 juillet.
Hôpital.	17	55	19 juillet.
de la Croix.	14	38	31 juillet.
Mûrier.	64	80	8 juillet.
Sainte-Croix.	15	70	21 juillet.

NOMS ET PRÉNOMS.	PROFESSIONS.
BONARD, Jean-Baptiste-Christophe.	Marchand de vin.
BONFILS, Anne-Catherine Orel.	»
BONFILS, Marguerite-Jeanne Doyol.	»
BONHOMME, Claire Légier.	»
BONIFAY, Marie.	»
BONIFAY, Marie-Magdelaine Bétané.	»
BONNAIRE, Augustine Dossy.	»
BONNET, Marie-Marguerite.	»
BONNET, Catherine-Hortense.	»
BONNET, Marie-Anne.	Revendeuse.
BONNETY, Augustin.	Menuisier.
BOSCO, Anne-Marie Defarolis.	»
BOSCO, Jacques-Antoine.	Gardien à l'Arsenal.
BOSQ, Louise.	»
BOUCHE, Bertrand.	Ouvrier du port.
BOUCHERIT, Antoine-Frédéric.	»
BOUFFIER, Marie-Christine.	»
BOUFFIER, Marie-Elisabeth Fournier.	»
BONGIN, Anne-Elisabeth-Laure.	»
BOURBON, Claire-Paule.	»
BOURDELIER, Marie-Anne-Janet.	»
BOURGAREL, Louis-Vincent.	Charpentier.
BOURDÉ DE LA VILLEHUET, Marie-Caroline.	»
BOURGAREL, Cyprien-Joseph.	Maitre canonnier.
BOURGES, Marie-Marguerite.	»
BOURGUIGNON, Anne-Justine.	»
BOUQUIER, Henriette-Magdelaine.	»
BOUSSIER, Chaffre.	Chiffonnière.
BOYER, Clotilde-Charlotte.	»
BOYER, Jean-Baptiste.	»
BOYER, Marie-Françoise.	»
BOYER, Suzanne.	Domestique.
BREMOND, Marie-Magdelaine Ronard.	»
BRÉMOND, Louis-Léopold.	Commandant de la place.
BRÉMOND, Adrien-Alphonse.	»
BRETON, Louis.	Charretier.
BRIAIRE, Jean-Auguste-Léon.	»
BRIS, Antoine.	»
BROCARD, Henriette.	»
BRUN, Gaspard-Augustin-Ernest.	»
BRUN, Marie-Antoinette.	»
BRUN, François.	Garde de santé.
BRUNEL, Marie-Delphine Rouvier.	»
BRUNET, Jean-Joseph.	Gardien du port.
BRUNO, Barthélemy-André.	Calfat.
BURIAN, Joséphine-Mélanie-Agnès.	»

RUES.	Nos	Ages.	Jour du décès.
Pommets.	4	46	12 juillet.
Orléans.	9	56	10 juillet.
Savonnières.	15	54	19 juillet.
Trésor.	9	53	10 juillet.
Equerre.	4	65	8 juillet.
Noyer.	7	43	11 juillet.
Notre Dame.	10	39	4 juillet.
Comédie.	2	48	11 juillet.
Chaudronniers.	34	31	15 juillet.
Mûrier.	64	32	25 août.
Notre Dame.	7	64	14 juillet.
Albert.	26	81	12 juillet.
Riaux.	11	58	15 juillet.
Astour.	9	72	6 juillet.
Riaux.	32	44	17 juillet.
Place Saint-Pierre.	»	3	23 juillet.
Savonnières.	12	46	9 septembre.
Trois Oliviers.	53	90	11 juillet.
Chapeau Rouge.	22	64	26 août
Trois Oliviers.	38	35	5 juillet.
Cathédrale.	3	34	11 juillet.
Gars.	32	53	13 juillet.
Bons Frères.	10	13	2 août.
Riaux.	20	44	25 juillet.
Sainte-Claire.	40	2	19 juillet.
Lafayette.	35	48	6 juillet.
Gars.	26	63	8 juillet.
Trois Oliviers.	11	40	9 juillet.
Lafayette.	104	34	5 juillet.
Equerre.	14	3	8 juillet.
Bonnetières.	2	77	12 juillet.
Place du Palais.	1	31	6 septembre.
Bonpasteur.	26	52	1 juillet.
Saint-Roch.	2	57	8 juillet.
Marchands.	»	20 mois.	25 juillet.
»	»	60	13 juillet.
de la Croix.	6	6	30 juillet.
Trabuc.	19	3	19 juillet.
Riaux.	11	18 mois.	11 juillet.
Place d'Armes.	14	56	4 juillet.
Marchands.	5	70	7 juillet.
Mûrier.	22	64	10 juillet.
Maireau.	3	55	30 août.
Arsenal.	»	28	11 juillet.
Bonpasteur.	17	57	2 août.
»	»	2	5 juillet.

NOMS ET PRÉNOMS.	PROFESSIONS.

C.

NOMS ET PRÉNOMS.	PROFESSIONS.
CABROL, Magdelaine-Désirée Leautard.	»
CADENEL, Anne Isnardon.	»
CADIÈRE, Barthélemy.	»
CADIÈRE, Anne Marthe.	»
CADIÈRE, Antoine-Séverin.	Ouvrier cordonnier.
CADIÈRE, Christine-Marie.	»
CAIREL, Lazare-Antoine.	Commis aux vivres.
CALOS, Catherine-Sophie-Marie.	»
CALAIS, Françoise-Adélaïde Bachelon.	»
CALAS, Marie-Dorothée.	»
CALIER, Joseph-Hubert.	Epicier.
CAMUS, Elisabeth.	»
CAMPORA, Louis.	Gardien à l'Arsenal.
CAMBALUZIÉ, Joséphine.	»
CAMATTE, Marie-Anne.	»
CANAJEAT, Philippe.	Menuisier.
CANDELLE, Elisabeth-Françoise.	»
CAPUS, Marie-Joséphine Rouquier.	»
CAPUS, Marie-Anne Lambert.	»
CAPUS, Marie Moreau.	»
CARBONEL, Augustin.	Calfat.
CARBONEL, Joséphine-Geneviève.	»
CARBONEL, Pierre-Paul.	Calfat.
CARBONEL, Anaïs.	»
CARLA, Thérèse.	»
CARTE, Geneviève-Elisabeth Astoin.	»
CARTAIRO, Magdelaine.	»
CASTEL, François-Charles.	»
CASTANIÉ, Jean.	Militaire.
CASSANELLO, Laurent.	»
CASTILLON, Clotilde-Geneviève.	Revendeuse de fruit.
CAUVIN, Magdelaine Pellegrin.	»
CAUVIN, Jean-François.	»
CAUVIN, Adèle-Gabrielle-Thérèse.	»
CAUVIN, Hyacinthe-Joseph.	Facteur rural.
CAVASSO, Thérèsine.	»
CÉBILLE, Rosine-Adèle-Emilie.	»
CENDRIER, Victor.	Menuisier.
CHABAUD, Reine.	»
CHABOT, Catherine-Françoise-Augustine.	»
CHAIR, Victoire-Paule Ricord.	»
CHANTRAU, François Narcisse.	Calfat.
CHANTELLA, Rose.	»
CHARBONNIER, Gabriel-Barthélemy.	»

RUES.	Nos	Ages.	Jour du décès.
Puits.	35	35	17 juillet.
Pomme de Pin.	35	65	10 septembre.
Visitation.	4	50	6 juillet.
Sainte-Claire.	2	55	9 juillet.
Trois Mulets.	6	43	11 juillet.
Sainte-Claire.	11	7	23 août.
Albert.	5	57	4 juillet.
Noyer.	14	18 mois.	7 juillet.
Prêcheurs.	»	40	13 juillet.
Marchands.	7	42	22 juillet.
Place St-Jean.	2	36	30 juillet.
Place Saint-Vincent.	2	38	7 juillet.
Bastide.	5	51	12 juillet.
»	»	28	3 août.
Minimes.	11	7	23 août.
Riaux.	36	58	14 juillet.
Bonpasteur.	21	22 mois.	20 juillet.
Place de l'Intendance.	3	34	9 septembre.
Prêcheurs.	5	59	12 juillet.
Bonpasteur.	44	64	13 juillet.
Merle.	3	27	11 juillet.
Merle.	3	20 mois.	9 juillet.
Cathédrale.	9	32	11 juillet.
Orfèvres.	»	3	20 juillet.
Mûrier.	35	58	8 juillet.
Chaudronniers.	42	41	12 juillet.
Trois Oliviers.	68	46	13 juillet.
Saint-Sébastien.	8	1	17 juillet.
Roche.	15	52	19 juillet.
Pomme de Pin.	49	22	20 juillet.
Mûrier.	3	34	11 août.
Beaux-Esprits.	14	86	4 juillet.
Armedieu.	18	80	6 juillet.
Bonpasteur.	32	30 mois.	13 juillet.
Trois Oliviers.	27	45	21 août.
Bastide.	6	20	3 juillet.
Orléans.	34	3	27 août.
Pommets.	5	36	17 août.
Riaux.	7	67	5 juillet.
Oratoire.	12	51	11 juillet.
Cavaillon.	7	22	27 juillet.
Gars.	29	28	12 août.
Comédie.	27	26	7 juillet.
Equerre.	9	18 mois.	8 juillet.

NOMS ET PRÉNOMS.	PROFESSIONS.
CHAPE, Marguerite.	Revendeuse.
CHARPIN, Victorine-Philippine.	»
CHARLOTTE, Jeanne.	»
CHAUDON, Ursule-Marguerite.	»
CHAUVET, Marie-Barthélemie Dancberge.	»
CHEILLAN, Rose-Christine Démariste.	»
CHEILLAN, Marguerite-Sophie.	»
CHEILLAN, Etienne.	Peintre.
CHIEUSSE, François.	Boulanger.
CHIOUSSE, Marguerite-Ursule.	»
CHIQUET, Jean-Emmanuel.	Marin.
CLAIRE, Catherine-Thérèse.	»
CODIÈRE, Barbe-Claire-Augustin.	»
COGOLIN, Elisabeth Pavin	»
COISNON, Marie-Rosalie Gasse.	»
COILLIOT, François-Hyacinthe.	Employé aux octrois.
COLLE, Marie-Magdelaine.	»
COLLET, Marie-Meygret Cugnière.	»
COLOMBARD, Marie-Maxime.	»
COLSON, Laurent-Marius.	»
CONDRILLIER, Elisabeth-Rose.	»
CONY, Elisabeth Bonnefoy.	Marchande d'œufs.
CORDIER, Pierre.	Ouvrier perceur.
CORDIER, Jean-Baptiste.	Journalier.
CORNIBERT, Adolphe-Antoine.	»
CORNET, Jean-Baptiste-Auguste.	Concierge des bâtim. milit
CORSON, Anne Thérèse-Jeanne.	Couturière.
COSSAMILLE, Rosalie.	Domestique.
COSTA, Marie-Anne Gernovesque.	»
COSTE, Cécile.	Blanchisseuse.
COSTE, Antoine.	Menuisier.
COSTE, Jérôme-Marius.	»
COTTON, Marie-Rosalie.	»
COUTRAS, Thérèse.	»
COULOMB, Marie-Magdelaine.	»
COUJOL, Honoré-Léopold.	Serrurier.
CUREL, Elisabeth Roche.	»
CUGIE, Joseph-Jean.	Journalier.
CUNÉO, Françoise Peiranos.	»

D.

DAMEL, Scholastique-Claire.	»
DAMET, Marie-Anne Cassière.	»
DANDRÉY, Marie-Stéphanie Roux.	»
DANIEL, Pierre.	Ouvrier.

RUES.	Nos	Ages.	Jour du décès.
Trabuc.	24	95	7 juillet.
Place Saint-Vincent.	7	15 mois.	16 août.
Saint-Sébastien.	8	56	6 juillet.
Gratoire.	14	78	6 juillet.
Chapeau Rouge.	14	53	15 juillet.
Saint-Cyprien.	41	37	5 juillet.
Riaux.	31	30	25 juillet.
Riaux.	31	33	26 juillet.
Saint-Sébastien.	19	34	28 juillet.
Mûrier.	43	73	7 juillet.
Trois Oliviers.	64	50	15 juillet.
Lafayette.	12	47	4 juillet.
Laminois.	5	33	10 juillet.
Lafayette.	17	66	11 juillet.
Trésor.	»	52	10 juillet.
Sainte-Claire.	15	»	14 juillet.
Equerre.	6	60	10 juillet.
Astour.	7	64	12 juillet.
Trabuc.	11	46	6 juillet.
Mûrier.	44	2	7 juillet.
Tombades.	7	46	13 juillet.
Place Cathédrale.	»	72	1 août.
Astour.	10	84	9 août.
Boucheries.	»	36	8 juillet.
Neuve.	2	30 mois.	30 juin.
Caserne Saint-Cyprien.	»	43	5 juillet.
Maurique.	10	47	16 juillet.
Asperge.	4	66	10 septembre.
Beaux-Esprits.	7	70	3 juillet.
Mûrier.	29	34	11 juillet.
Royale.	80	27	22 juillet.
Saint-Cyprien.	32	18 mois.	24 juillet.
Place Saint-Pierre.	»	44	7 juillet.
Cathédrale.	9	22	11 juillet.
Saint-Vincent.	6	72	16 juillet.
Hôpital.	7	32	25 juillet.
Riaux.	12	58	15 juillet.
Maurique.	1	56	10 juillet.
Trois Oliviers.	70	41	22 juillet.
Bonpasteur.	23	57	15 juillet.
Trabuc.	6	58	17 juillet.
Laminois.	6	65	12 juillet.
Lirette.	8	84	13 juillet.

NOMS ET PRÉNOMS.	PROFESSIONS.
DANIEL, Pierre-Noël.	»
DANIEL, Euphrosine-Claire.	»
DANIEL, Pierre.	Instituteur.
DAUMET, Marie-Claire Méric.	»
DAUMAS, Marie-Anne-Aurelie Jeannet.	»
DAUTHIER, Rose-Magdelaine Caratery.	»
DAUX, Marie-Catherine Arnaud.	»
DAVET, Marie.	»
DAVID, Pierre.	Gardien à l'Arsenal.
DAVIN, Jacques-François.	Calfat.
DAVIN, Marie-Rosalie-Thérèse.	»
DEBUARD, Mélanie-Marie.	»
DECOUEIS, Thér -Antoin.-Caroline Guigou.	»
DECUERS, Gabriel-André.	Capit. de frégate en retrait
DECUGIS, Magdelaine-Thérèse.	»
DEFRANCHIS, Jean-Baptiste.	Pêcheur.
DELAFOLIE, Euphémie-Françoise.	»
DÉLINE, Marie-Magdelaine Louis.	»
DEMANQUE, Jean-Baptiste.	Vitrier.
DEMAREST, Jeanne-Charlotte.	»
DEPRAT, François.	Maçon.
DEPRAT, Nicolas-Marius-Philippe.	»
DERANQUE, Marie-Rose.	»
DERECHOTTE, Marie-Anne.	»
DERBÈS, Marie-Marguerite Cartouchi.	»
DERBÈS, Antoine.	Portefaix de blé.
DESABRAND, Marie-Delphine Sinen.	»
DESGEORGES, Jean-Joseph-Aimé.	»
DESPORTES, Marie-Rose-Barbe Fasci.	»
DEVOTO, Jeannette-Camille.	Porteuse.
DIEUDONNÉ, Marie-Delphine-Julie-Louise.	»
DIGNE, Joseph.	Charpentier.
DOL, Marie-Elisabeth.	»
DOLLIOULES, Magdelaine.	»
DOMBALLE, Marie-Julie.	»
DONADIEU, Marie.	Domestique.
DONY, Anne-Magdelaine Duchatelet.	»
DOT, Rose-Christine-Antoinette Fauchier.	»
DOUMET, Suzanne Toulon.	»
DOYAN, Antoinette.	»
DOZE, Marie-Anne Benedicte.	»
DUMONT D'URVILLE, Sophie-Adèle-Julie.	»
DUNAN, Marie-Nicolas.	Calfat.
DUNAN, Joseph.	Cordonnier.
DUPUIS, Françoise-Thérèse-Marie.	»
DURAND, Geneviève-Antoinette.	»

RUES.	Nos	Ages.	Jour du décès.
Bonpasteur.	23	61	14 juillet.
Neuve.	18	25	17 juillet.
Bonpasteur.	31	25	25 juillet.
Trois Oliviers.	34	75	28 juillet.
Beaux-Esprits.	2	64	15 juillet.
Lafayette.	»	»	13 juillet.
Saint-Sébastien.	20	40	20 septembre.
Fougassière.	8	6	8 juillet.
Orléans.	70	32	17 juillet.
Trois Oliviers.	17	28	25 août.
Bonpasteur.	33	22 mois.	6 juillet.
Savonnières.	7	18 mois.	15 juillet.
Orléans.	25	33	16 août.
Orléans.	4	73	4 juillet.
Puits.	»	2	5 juillet.
Savonnières.	7	64	7 août.
Savonnières.	6	12	12 juillet.
Lafayette.	44	27	15 juillet.
Comédie.	2	40	12 juillet.
Lafayette.	»	44	10 juillet.
Mûrier.	22	49	9 juillet.
»	»	3	15 juillet.
Bonnetière.	1	23	16 juillet.
Albert.	14	65	8 juillet.
Asperge.	23	56	1 octobre.
Cancelade.	9	68	12 juillet.
Place Saint-Louis.	1	74	12 juillet.
Bonpasteur.	26	18 mois.	25 août.
Place Saint-Pierre.	6	49	11 juillet.
Gars.	17	27	6 juillet.
Cavaillon.	4	37	5 juillet.
Saint-Roch.	1	50	22 juillet.
Bonnefoy.	10	73	7 juillet.
Armedieu.	27	50	6 juillet.
Lafayette.	28	34	5 juillet.
Saint-Cyprien.	31	22	6 septembre.
Traverse Blancard.	2	37	1 juillet.
»	»	50	10 juillet.
Savonnières.	6	73	15 juillet.
Orléans.	19	20	27 juillet.
Trois Oliviers.	14	40	20 juillet.
Saint-Roch.	»	2	31 juillet.
Saint-Sébastien.	16	51	6 juillet.
id.	16	23	12 juillet.
Marchands.	10	42	8 juillet.
Pomme de Pin.	»	1	11 septembre.

NOMS ET PRÉNOMS.	PROFESSIONS.
DURAND, Germain-Eugène.	"
DURAND, Jean.	Capitaine adjudant de plac
DURBEC, Catherine Richy.	"
DURANTY, Alexandre.	Sous-commiss. de la marin
DUPOLIN, Marie-Thérèse.	"

E.

ELISABETH, Magdelaine.	"
EMBRIAGON, Lazare-Antoine.	"
EMBRIAGON, Antoine.	Matelot.
EMONIN, Claire-Françoise Sénès.	"
EPINER, Jeannette.	"
ESPAGNOL, Reine.	"
ESPINASSY, Marie-Magdelaine Meradou.	"
ESPANET, Jean-André.	Portefaix.
ESPITALIER, Pierre.	Portefaix.
ESQUINE, François-Marius.	"
ESTEVEN, Marguerite-Claire Noque.	"
ESTIER, Hélène.	"
ETIENNE, Jean-Baptiste.	Sergent-major des canonn.
EYNAUD, Louis.	Maître perceur.
EYNAUD, Marie-Rose Racord.	"

F.

FABRE, Marie-Magdelaine-Rose.	"
FABRE, Marie-Anne-Thérèse.	"
FABRE, Marie-Françoise-Hélène.	"
FABRE, Jean-François.	Maître canonn.er en retrait
FABRE, Rose-Pauline.	"
FABRÈGUE, Marie Brochier.	"
FAIT, Marie-Adelaïde Gauthier.	"
FAUBERT, Elisabeth Véve.	"
FAUCHOIR, Charlotte-Rose.	"
FAVALE, Marie-Rose Mayer.	"
FAVEGA, Joseph-Marie.	"
FAVIER, Joseph-Antoine-François.	"
FAVREAU, François.	Ouvrier contelier.
FAZIO, Jean-Baptiste.	Capit. d'infant. en retraite
FÉLICIER, Louis.	Portefaix.
FÉRAUD, Félix Caliste.	Maître d'équipages.
FERAUD, Marie-Magdelaine Bounot.	"
FIASTRE, Virginie.	"
FIGALLO, Gustave.	Pêcheur.
FILLOL, Magdelaine-Victoire.	"

RUES.	Nᵒˢ	Ages.	Jour du décès.
Boucheries.	16	5	5 juillet.
Saint-Sébastien.	21	51	10 juillet.
Denebourges.	»	30	11 juillet.
Trésor.	3	54	6 juillet.
Beaux-Esprits.	44	64	12 juillet.
Saint-Sébastien.	17	44	4 juillet.
Pomme de Pin.	47	4	25 juillet.
Pomme de Pin.	47	34	25 juillet.
Fougassière.	5	60	5 août.
Denebourges.	1	42	16 août.
Gavageau.	12	25	17 juillet.
Pomme de Pin.	56	79	11 juillet.
Pradel.	27	73	14 juillet.
Asperge.	20	28	16 juillet.
Beaux-Esprits.	13	14 mois.	7 juillet.
Place Saint-Louis.	10	74	29 août.
Trois Oliviers.	30	48	10 juillet.
Chapeau Rouge.	»	45	11 juillet.
Cavaillon.	10	72	27 juillet.
Trésor.	2	60	10 juillet.
Beaux-Esprits.	17	64	5 juillet.
Saint-Louis.	1	19 mois.	11 juillet.
Pommets.	2	6	16 juillet.
Beaux-Esprits.	14	75	24 juillet.
Trois Mulets.	14	1	18 août.
Astour.	5	48	12 juillet.
Royale.	8	57	26 août.
Gars.	25	84	17 juillet.
Port.	3	51	6 juillet.
Beaux-Esprits.	20	35	31 juillet.
Riaux.	15	2	9 juillet.
Visitation.	2	18 mois.	7 juillet.
Glacière.	37	37	18 juillet.
Champ-de-mars.	26	60	12 juillet.
Pommets.	11	67	16 juillet.
Orléans.	68	67	6 août.
Orléans.	105	66	18 août.
Humilité.	7	5	17 juillet.
Saint-Cyprien.	24	66	15 juillet.
Chapeau Rouge.	8	9 mois.	17 juillet.

NOMS ET PRÉNOMS.	PROFESSIONS.
FINAUD, Laurent.	Ouvrier.
FLAYOL, Jean-Baptiste.	Boucher.
FLEURIMON, Marie-Amable.	»
FLEURY, Jean-André.	1er médecin en chef de la mar
FONTHIEURE, Marie-Anne Godard.	»
FOUGARIE, Marie-Anne-Geneviève.	»
FOULOUIER, Étienne.	Cordonnier.
FOUQUE, Anne-Fortunée Glisse.	»
FOURQUIER, Antoine.	»
FOURNIER, Marie-Anne Besson.	»
FRANÇOISE, Marie-Thérèse.	»
FRIAT, Marie-Claire.	»
FUGAIRON, Barthélemy.	Lieuten. de vaisseau en retr
FUMOUN, Marie.	»
FUROLLO, Françoise.	»

G.

NOMS ET PRÉNOMS.	PROFESSIONS.
GADUEL, François.	»
GAETAN, Vizzati-Barbara Mitaine.	»
GAIRARD, Christôphe-Gustave Gilles.	»
GAGGINO, Elisabeth Negro.	»
GALLIANT, Marie-Rose.	»
GALLET, Marie Desulsset.	»
GALLEY, Ronne.	»
GANDALINO, Pierre-Antoine.	»
GARDANE, Claire-Marie.	»
GANTELME, Louis-François.	Ouvrier du port.
GARIBOU, Louis-Joseph.	Commis de marine.
GAROUTE, François-Michel.	Maçon.
GARTAUD, Catherine Garariaty.	»
GASQUET, Marc-Laurent-Antoine.	Ferblantier.
GAUTHIER, Catherine-Henriette.	»
GAUTHIER, Rose-Louise.	»
GAUTHIER, Jean-Baptiste-Marius.	»
GAUTHIER, Magdelaine-Barbe.	»
GAUTHIER, Marie-Anne Maneille.	»
GAUTHIER, Thérèse.	»
GAUVAIN, Elisabeth.	»
GAVARRY, Marie-Anne.	»
GEBELIN, Jean-Charles.	Mait. aux équipag. de ligne.
GEINDRE, François-Adam.	Sergent d'artillerie.
GENSOLENG, Pierre.	Aide-ingénieur.
GEOFFROY, Anne-Julie Reynaud.	»
GIBELIN, François-Prosper.	Marin.
GIMELLY, Benedicte-Angelique.	»

RUES.	Nos	Âges.	Jour du décès.
Pomme du Pin.	3	53	17 septembre.
Boucheries.	24	64	6 août.
Pommets.	33	14	15 juillet.
Arsenal.	37	72	11 juillet.
Tresor.	9	27	22 septembre.
Hôpital.	44	20 mois.	24 juillet.
Orfèvres.	5	33	6 juillet.
Pomme du Pin.	33	74	30 juin.
Boucheries.	12	3	11 juillet.
Mivimes.	14	75	11 juillet.
Noyer.	14	22	6 juillet.
Chaudronniers.	6	52	9 juillet.
Arsenal.	»	68	13 juillet.
Visitation.	8	46	25 juillet.
Trois Oliviers.	59	84	7 juillet.
Lafayette.	117	26	15 juillet.
Lafayette.	11	41	16 juillet.
Pradel.	9	10 mois.	19 juillet.
Trois Oliviers.	64	38	11 juillet.
Champ-de-mars.	28	38	5 juillet.
Orléans.	11	66	21 juillet.
Place Blancard.	1	22	5 juillet.
Garry.	23	4	19 juillet.
Trois Oliviers.	62	79	16 juillet.
Oratoire.	28	65	8 juillet.
Gars.	21	72	3 août.
Visitation.	13	34	13 août.
Place Saint-Bernard.	6	50	18 juillet.
Saint-Sébastien.	1	46	3 septembre.
Place Saint-Bernard.	6	44	6 juillet.
Hôpital.	27	2	4 juillet.
Hôpital.	25	6 mois.	30 juillet.
Saint-Sébastien.	28	54	10 juillet.
la Glacière.	4	70	11 juillet.
Place d'Armes.	20	34	7 juillet.
Neuve.	25	80	5 juillet.
Neuve.	17	51	16 août.
Sainte-Claire.	22	43	21 juillet.
Glacière.	4	56	28 juillet.
Orléans.	91	34	17 juillet.
Asperge.	22	63	19 juillet.
Astour.	11	30	9 juillet.
Mûrier.	54	53	13 juillet.

NOMS ET PRÉNOMS.	PROFESSIONS.
GIO, Marie-Claire Pommet.	»
GIRARD, Joseph-Baptiste-Hippolyte.	Horloger.
GIRAUD, Marie-Jeanne Massa.	»
GIRAUD, Marie.	»
GOMBERT, Etienne.	Portefaix.
GOSSELIN, Nicolas-Laurent.	Bottier.
GOURNIER, Pierre.	Chapelier.
GOUJON, Brigitte-Ursule.	»
GOURDON, Honoré.	Cordonnier.
GOUTTE, Jean-Antoine.	Sergent de marine.
GRASSACI, Joseph-Antoine.	Maître d'équipages.
GRAVIER, Louis-Jérôme.	»
GRAS, Etienne.	Commis aux vivres.
GROSJEAN, Balthazard.	Teinturier.
GRUTTER, Françoise.	»
GUEIRARD, Jean.	»
GUEIT, Marguerite-Anne Platrier.	»
GUEIT, Marie-Christine-Franç. Chautard.	»
GUEIT, Charles.	»
GUEIT, Marie-Françoise.	»
GUEIT, Henri.	Cordier.
GUÉRIN, Marie-Elisabeth-Agnès.	»
GUÉRIN, Thérèse-Euphrosine Zibelly.	»
GUÉRIN, Cécile-Victoire Jaumel.	»
GUÉRIN, Claire-Magd.-Victoire Blanche.	»
GUETTE, Magdelaine Mangepain.	»
GUEYRARD, Magdelaine-Rosolie Peridier.	»
GUIBERT, Jean-Joseph.	Scieur de long.
GUIENS, Marie-Antoinette-Marguerite.	»
GUIGNIER, François.	Aide canonnier de la marin.
GUID, Marie-Magdelaine.	»
GUILLANDEAU, Marie-Elisabeth.	»
GUILLOT, Antoine-Simon.	Ouvrier confiseur.
GUIOL, Marie-Françoise Gallian.	»
GUIRAMAND, Euphrosine Mouriès.	»
GUIRAN, Marguerite-Elisabeth Arnaud.	»
GUIRARD, Marie-Bapt,-Fortunée Lastret.	»
GUIRDE, Rose Tressède.	»

H.

HALLIER, André.	Quartier-maître d'équipages
HAUCHARD, Jean-François-Joseph.	Militaire en retraite.
HENRI dit Désaulty.	Instituteur.
HENRI, Joséphine Garru.	»
HENRI, Antoine-Marie.	Perruquier.

RUES.	Nᵒˢ	Ages.	Jour du décès.
Marchands.	28	60	14 juillet.
Intendance.	2	37	29 juillet.
Orléans.	8 (bis)	64	26 juin.
Albert.	10	79	4 juillet.
Mûrier.	21	28	10 juillet.
Orléans.	7	54	6 juillet.
Orléans.	60	29	8 septembre.
Fougassière.	7	44	7 juillet.
Beaux-Esprits.	17	74	1 août
Asperge.	15	77	21 juillet.
Equerre.	4	87	1 septembre.
Hôpital.	»	2	17 juillet.
Sainte-Croix.	7	34	19 juillet.
Sainte-Claire.	10	86	7 juillet.
Maireau.	6	51	12 juillet.
Pomme de Pin.	41	36	24 juillet.
Bonnetière.	17	44	23 juin.
Asperge.	15	26	17 juillet.
Pradet.	1	65	10 juillet.
Trabuc.	22	3	10 juillet.
Pomme de Pin.	26	31	8 juillet.
Neuve.	33	60	5 juillet.
Armedieu.	22	33	13 juillet.
Sainte-Claire.	3	55	10 juillet.
Savonnières.	10	68	6 juillet.
Champ-de-mars.	»	38	20 juillet.
Neuve.	2	56	14 juillet.
Trésor.	7	28	13 août.
Lafayette.	23	19	10 juillet.
Place au Foin.	1	62	15 juillet.
Boucheries.	»	40	7 juillet.
Royale.	1	40	20 juillet.
Puits.	2	25	13 juillet.
Lafayette.	49	42	11 juillet.
Lafayette.	39	67	10 juillet.
Oratoire.	3	65	12 juillet.
Trois Oliviers.	60	34	19 septembre.
Asperge.	3	60	18 juillet.
Maireau.	10	38	25 juillet.
Maurique.	8	60	6 juillet.
Lafayette.	»	61	9 septembre.
Lafayette.	106	25	4 juillet.
Merle.	5	60	8 juillet.

NOMS ET PRÉNOMS.	PROFESSIONS.
Henri, Jeanne-Christiane.	»
Henricy, Charles-Jacques.	Ouvrier maçon.
Hermitte, Laurent.	»
Hermitte, Marie-Vict.-Suzann. Silvestre.	»
Hernandez, Joseph-François.	1er méd. en chef de la m. en
Hertz, Francois-Ignace.	Chef de bataillon en retrait
Hinock, André.	Maître dans le port.
Hériart, Honorine-Elisabeth.	»
Hubert, Louis-André.	Tailleur de l'artill. de marin
Hubert dit Lambert, André.	Menuisier.
Hugues, Pierre-Honoré.	»
Hugues, Françoise Grille.	»

I.

Imbert, Angélique-Sophie.	»
Imbert, Rose-Michelle Thomaret.	»
Imbert, Rose.	»
Imbert, Marie-Anne Barthélemy.	»
Isnard, Caroline-Marie-Antonia.	»
Isnard, Christine Davet.	»
Isnardon, Jean-Joseph.	Portefaix.

J.

Jacques, Eugène-Constant.	»
Jaime, Antoine.	»
Jaine, Jean-Baptiste.	Conduct. au curage du port
Jaussard, Marie-Christine-Rose.	»
Jean, André.	Forgeron.
Jean, Victor.	Perceur dans le port.
Jean, Auguste-Louis-François.	Imprimeur-lithographe.
Jensollen, Anne-Rose-Marie Calvy.	»
Jourdan, Marie-Franc.-Thér.-Paul Cabrol.	»
Jouve, Toussaint-Louis.	Menuisier.
Jouvin, Antoine-Fortuné.	Calfat.
Joly, Sérène-Joseph.	Charpentier.
Judiay, Jean-Baptiste.	»
Jullien, Marie-Anne.	»
Jullien, François-Marie.	»
Jullien, Antoine.	Maçon.
Jullien, François.	»
Jullien, Jean-Mathieu.	Ouvrier.
Jullien, Emile-Paul.	Mallier.
Jullien, Marie-Magdelaine Aubert.	»
Jure, Elisabeth Delaury.	»

RUES.	Nᵒˢ	Ages.	Jour du décès.
Chapeau-Rouge.	5	56	15 juillet.
Sainte-Croix.	3	66	17 juillet.
Tombades.	2	4	5 juillet.
Orléans.	37	36	21 juillet.
Place du Palais.	3	66	6 octobre.
Orléans.	41	69	1 juillet.
Maireau.	7	85	13 juillet.
Place de l'Intendance.	1	6	10 juillet.
Champ-de-mars.	4	57	8 juillet.
Saint-Sébastien.	8	68	8 août.
Saint-Louis.	8	10	7 juillet.
Lirette.	2	47	27 juillet.
Lafayette.	69	64	4 juillet.
Magnaque.	7	48	13 juillet.
Merle.	2	33	14 juillet.
Trésor.	2	65	4 octobre.
Equerre.	2	21	6 juillet.
Orléans.	56	37	11 juillet.
Magnaque.	19	33	31 juillet.
Royale.	»	1	20 juillet.
Mûrier.	»	58	19 juillet.
Orléans.	7 (bis)	50	5 juillet.
Puits.	15	1	12 juillet.
Oratoire.	8	29	14 juillet.
Gars.	»	66	21 juillet.
Saint-Cyprien.	25	24	19 août.
Mûrier.	20	38	9 juillet.
Lafayette.	52	40	6 septembre.
Sainte-Claire.	39	27	2 août.
Bastide.	11	34	10 juillet.
Asperge.	23	38	2 octobre.
Merle.	2	33	12 juillet.
Glacière.	7	70	5 juillet.
Albert.	26	43	7 juillet.
Lirette.	8	22	9 juillet.
Trois Oliviers.	62	4	10 juillet.
Lirette.	8	64	19 septembre.
Glacière.	37	38	13 juillet.
Hôpital.	18	48	27 juillet.
Mûrier.	23	70	20 juillet.

NOMS ET PRÉNOMS.	PROFESSIONS.
LAFOSSE, Julie.	»
LAMBERT, Magdelaine.	»
LAMOUREUX, Pierre-Jean.	Fondeur de cuivre.
LANDARD, Jean.	Serrurier.
LANDTMAN, Marie-Anne Fogelle.	»
LANTELME, Charles-François.	Charpentier.
LEUTIER, Joseph.	Catelier.
LAUTIER, Rose-Justine.	Sous-maîtresse de pension
LARDOUT, Jeanne.	»
LARDY, Justine-Marie-Antoinette.	»
LAROSE, Victor-Augustin.	»
LATY, François.	»
LAUGIER, Françoise-Christine-Gertrude.	»
LAUMARD, Vict.-Ursu.-Dorot.-Pierr. Barth.	»
LAURE, Anne-Rose Roubaud.	»
LAURE, Louise.	»
LAURE, Françoise.	»
LAURE, Jacques-Victor-Alexandre.	Commis de marine.
LAURE, Antoine-Louis.	Employé dans le port.
LAURENT, Joseph.	»
LAURON, Jean-Joseph.	Cordier.
LAUSSELET, Albertine-Elisa.	»
LAUZET, Louis-Antoine-Urbain.	Charpentier.
LAVAGNE, Marie-Anne.	»
LAVARE, Elisabeth.	»
LAVERNY, Marguerite-Elisabeth Roudeiron	»
LEBLANC, Jacques-Joseph.	Capitaine de vaisseau.
LEBRUN, Marie-Thérèse Lefèvre.	»
LEBROS, Marie-Baptistine.	»
LECLAIR, Marie-Françoise Jobard.	»
LEDEAU, Laurent.	Avocat.
LEDIFFON, François-Marie.	»
LEFÈVRE, Catherine.	»
LEGALLE, Marguerite Gruq.	»
LECUIENEUX, Etienne.	Adjud.ᵗ des gardes chiourme
LEGUET, Françoise.	»
LEMAISTRE, Charles.	»
LÉON, Pierre-Jean.	Pompier à incendie.
LESENECHAL, Michel-Mathurin.	Gardien.
LESUEUR, Jean-Nicolas-Adolphe.	Menuisier.
LIBELAT, Laurent.	»
LIEUTAUD, Louis-Marie.	Propriétaire.
LIEUTAUD, Marc-Antoine-Joseph.	Commis principal en retraite.
LIEUTAUD, Jacques-Marius.	»
LION, Sophie-Elisabeth.	»
LONG, Joseph-Christophe.	Gardien à l'Arsenal.

RUES.	Nos	Ages.	Jour du décès.
Trois Mulets.	7	28	13 juillet.
Cathédrale.	11	6	11 juillet.
Roche.	48	39	24 août.
Puits.	24	67	9 juillet.
Lafayette.	53	81	19 juillet.
Oratoire.	70	35	31 juillet.
Gars.	55	34	8 juillet.
Arsenal.	19	34	13 juillet.
Prêcheurs.	2	»	5 juillet.
Place Pavé d'Amour.	1	34	1 août.
Lirette.	6	15 mois.	8 juillet.
Trabuc.	15	45	4 juillet.
Pommets.	13	56	4 juillet.
Lafayette.	49	51	28 juillet.
Cavaillon.	16	89	1 juillet.
Orfèvres.	4	2	5 juillet.
Lafayette.	11	78	8 juillet.
Cavaillon.	26	25	8 juillet.
Equerre.	6	60	11 juillet.
Intendance.	2	6 mois.	16 juillet.
Hôpital.	10	56	11 juillet.
Royale.	28	17 mois.	13 juillet.
Cavaillon.	3	»	5 juillet.
Mûrier.	32	25	17 juillet.
Oratoire.	8	38	22 juillet.
Cavaillon.	10	57	13 juillet.
En Rade.	»	53	18 juillet.
Comédie.	29	63	13 juillet.
Saint-Cyprien.	25	8 mois.	12 septembre.
Orléans.	30	64	11 juillet.
Miséricorde.	»	34	10 juillet.
Laminois.	3	57	4 juillet.
Chaudronniers.	15	71	1 juillet.
Visitation.	13	65	4 juillet.
Hôpital.	48	66	12 juillet.
Place Saint-Pierre.	4	65	21 juillet.
Saint-Roch.	21	13 mois.	24 juillet.
Riaux.	20	39	11 juillet.
Traverse Cathédrale.	3	60	11 juillet.
Trois Oliviers.	27	33	13 juillet.
Consigne.	6	34	6 juillet.
Place du Palais.	1	55	10 septembre.
Pomme de Pin.	53	70	30 juin.
Lirette.	3	6 mois.	13 juillet.
Sainte-Claire.	41	2	7 juillet.
Puits.	36	38	8 juillet.

NOMS ET PRÉNOMS.	PROFESSIONS.
LONG, Adèle-Emilie-Victoire.	»
LONG, Magdelaine-Rose Pela.	»
LOUGNE, Marie-Françoise Vaivolet.	»
LOUIS dit Appratis, Jean.	Maître d'équipages.
LUSIGNAC, André.	Marbrier.

M.

MACARRY, André.	Cordier.
MAGALON, Pierre.	Tailleur de pierre.
MAGALON, Joseph-Thomas-Paul.	Cordier.
MAGAUD, Marie.	»
MAGIOLO, Antoine.	Capitaine marchand.
MAJOLO, Thérèse-Marie-Antoinette.	»
MAINPH, Magdelaine.	»
MANAILLE, Marie-Anne Vidal.	»
MANCINI, Jean-Baptiste.	Garde chiourme.
MANEN, Jean-François.	»
MANUEL, Marguerite.	»
MANIGLIA, Dominique.	Marin.
MANCHINI, Catherine Roland.	»
MANUET, Pierre.	Maître de manœuvre.
MARE, Marie-Anne Hérente.	»
MARIN, Valentin-Eustache.	Pompier à incendie.
MARIE, Anne Bullet.	»
MARGOTON.	Blanchisseuse.
MARIA, Louis.	»
MARTEL, Marie.	Coutellière.
MARTIN, Jean-François-Caliste.	»
MARTEL, Louis-Joseph.	Marin.
MARTIN, Charles.	Professeur de musique.
MARTIN, Bonaventure-Félix-Jacques.	Capitaine d'armes.
MARTIN, Thérèse-Marie-Paule Praire.	»
MARTIN, Marie-Magdelaine.	»
MARTIN, Ernest-Gustave.	»
MARTIN, Louis.	Calfat.
MARTIN, Victoire Hérente.	»
MARTIN, Claire-Thérèse Gauthier.	»
MARTIN, Marguerite-Claire.	»
MARTIN, Honoré-Vincent.	Cafetier.
MARTIN, Marie-Anne-Luce-Antoinette.	»
MASSA, Reine-Marguerite-Penon Favale.	»
MARC, Marie-Françoise Augiès.	»
MASSONS, Laurent.	Journalier.
MASSON, Magdelaine.	»
MASUETI, Pierre-André-Maximin.	Charpentier.

RUES.	Nᵒˢ	Ages.	Jour du décès.
Intendance.	1	7 mois.	24 septembre.
Savonnières.	18	26	28 juillet.
Traverse Maurique.	1	56	9 juillet.
Saint-Cyprien.	19	43	28 juillet.
Chaudronniers.	22	62	13 juillet.
Riaux.	11	30	26 juillet.
Humilité.	8	35	6 juillet.
Armedieu.	7	»	13 juillet.
Gars.	33	33	11 juillet.
Laminois.	3	41	3 août.
Laminois.	2	3	13 juillet.
Saint-Joseph.	3	50	15 juillet.
Savonnières.	10	47	11 juillet.
Royale.	64	46	12 juillet.
Party.	7	11 mois.	11 juillet.
Lirette.	6	57	13 juillet.
Merle.	2	60	13 juillet.
Beaux-Esprits.	7	70	17 juillet.
Équerre.	17	30	2 août.
Visitation.	7	56	21 juillet.
Pommets.	2	52	28 juin.
Savonnières.	6	50	11 juillet.
Royale.	28	60	4 juillet.
Bonnefoy.	24	19 mois.	12 juillet.
Trois Mulets.	11	32	6 juillet.
Neuve.	1	54	23 août.
Mûrier.	8	36	6 juillet.
Place d'Armes.	12 (bis)	68	5 juillet.
Pomme de Pin.	35	40	8 juillet.
Place du Palais.	7	41	18 septembre.
Place Saint-Louis.	3	50	9 juillet.
Pommets.	47	2	10 juillet.
Place Maurique.	6	47	10 juillet.
Royale.	21	46	12 juillet.
Lafayette.	86	36	13 juillet.
Bonnefoy.	16	67	7 août.
Orléans.	44	44	14 août.
Comédie.	3	5	30 juillet.
Orléans.	8 (bis)	27	26 juin.
Puits.	3	34	18 août.
»	»	31	27 juillet.
Bonnefoy.	27	49	5 juillet.
Merle.	18	22	8 juillet.

NOMS ET PRÉNOMS.	PROFESSIONS.
MATTEUCI, Louis.	»
MÈGE, Cyprien.	Calfat.
MASCLET, Thérèse Amphoux.	»
MAUBERT, Dorothée.	»
MAURIN, François.	Perruquier.
MAUREL, Etienne-Joseph.	Commis aux vivres.
MAURIN, Marie-Anne-Claire-Sozan. Sunois	»
MAUREL, Joseph.	Maître calfat.
MAUREL, Cécile.	»
MAYSTRE, Bibianne-Marthe Ardouin.	»
MEIFRÉDY, Marie.	»
MÉRINARD, Ursule-Catherine.	»
MERLIN, Jean-Baptiste.	Calfat.
MERLIN, Joseph-Barthélemy-Dominique.	Maître voilier.
MERLE, Maries-Thérèse-Victoire Delafolie.	»
METAYER, Marie Aurand.	»
MÈGE, Marie-Baptistine-Agnès.	»
MEYRIER, Claude.	Charpentier.
MICHEL, Thérèse-Elisabeth Charlot.	»
MICHEL, Eléonore.	»
MICHEL, Sébastien-Alexis.	Ouvrier du port.
MICHEL, Laurent.	Maçon.
MICHEL, Euphrosine.	»
MILLET, Joseph-François-Maurice.	Chirurgien major en retraite
MINUTY, Fortuné.	»
MINUTY, Jean-Joseph.	Cordier.
MONIN, Hyacinthe-Joseph-Noël.	»
MONIER, Marie-Ursule.	»
MONSOSIER, Cyprien-Guillaume.	Gardien à l'arsenal.
MONTÉS, Louis-Bernard.	Maître constructeur.
MONSARRAT, Simon-André.	Tailleur de pierre.
MOREAU, Stanislas.	Commis de marine.
MOREAU, Michel.	Manœuvre maçon.
MORISEAU, Victoire-Magdelaine.	»
MORDEILLE, Marie-Lucie Gensolen.	»
MOUGIN, Pierre-Ferdinand.	Cabaretier.
MOURGUES, Claire.	»
MOURRIÈS, Jean-Hyacinthe-Blaise.	Confiseur.
MOURRIÈS, Anne-Rose-Marguerite.	»
MOUNET, Alexis.	Calfat.
MOURET, Marie-Charlotte-Elie.	»
MOUTTE, Antoine.	»

N.

NALIS, Victoire-Anne Roustan.	»

RUES.	Nos	Ages.	Jour du décès.
Place Saint-Louis.	»	8	18 juillet.
Pommets.	6	85	9 août.
Magnaque.	7	50	12 juillet.
Hôpital.	19	85	15 juillet.
Visitation.	19	70	7 juillet.
Astour.	3	38	7 juillet.
Mûrier.	8	43	9 juillet.
Puits.	38	34	14 juillet.
Maireau.	11	26 mois.	16 juillet.
Pomme de Pin.	18	51	15 juillet.
Lafayette.	106	46	8 juillet.
Mûrier.	5	31	7 juillet.
Saint-Cyprien.	39	35	30 juin.
Orléans.	54	43	6 juillet.
Savonnières.	6	40	12 juillet.
Arsenal.	29	25	11 juillet.
Trabuc.	24	18 mois.	6 juillet.
Astour.	4	68	6 août.
Pradel.	1	59	2 septembre.
Albert.	14	4	8 juillet.
Pomme du Pin.	53	70	7 septembre.
Trois Oliviers.	»	38	10 juillet.
Lafayette.	107	52	22 juillet.
Puits.	6	54	5 juillet.
Hôpital.	4	65	10 juillet.
Hôpital.	4	52	31 juillet.
Tombades.	3	3	13 juillet.
Bons-Frères.	26	32	8 juillet.
Saint-Joseph.	3	73	16 juillet.
Gars.	11	32	8 juillet.
Savonnières.	11	36	22 juillet.
Orléans.	38	27	16 juillet.
Bastide.	10	29	11 juillet.
Trabuc.	6	32	8 juillet.
Bonpasteur.	18	71	18 juillet.
Neuve.	22	58	12 juillet.
Traverse Maurique.	9	40	9 juillet.
Pommets.	47	47	19 juillet.
Pommets.	47	46	24 juillet.
Saint-Andrieu.	5	47	15 juillet.
Notre-Dame.	3	73	20 juillet.
Laminois.	8	5	6 juillet.
Place Saint-Jean.	2	77	13 juillet.

NOMS ET PRÉNOMS.	PROFESSIONS.
Nardon, Marie.	»
Nerman, Jean-Baptiste-François.	Commis de marine en retr..
Nerpolo, Marie-Anne Morello.	»
Nespoulon, Nicolas.	»
Nitart, Marie-Ursule.	»
Nivière, Thérèse Merlin	»
Noel, Dominique-Joseph.	»

O.

Oheron, Henri-Emile-Rich.-Olivier-Nap.	»
Olcise, Laurent-Fortuné.	Batelier.
Ollivier, Anne.	»
Ollivier, Louis-Charles.	Maitre charpentier.
Ollivier, Marie-Magdeleine-Berthe.	»
Opéristen, Marie-Anne Revel.	Porteuse.
Oroy, Julie-Éloi.	»
Ory, Marie-Magdeleine-Bruno.	»
Orzero, Dominique.	Perruquier.
Ourse, Thérèse.	»
Ouvray, Jules-Fréderic.	Ouvrier cordonnier.

P.

Pagan, Catherine.	»
Pagero, Marie-Anne.	»
Palet, Magdeleine-Françoise Delpech.	»
Palmery, Anne-Rose-Laurence.	»
Pancaut, Marthe.	»
Panisse, Marie-Françoise Conso.	»
Panisse, Marie-Claire Pommet.	»
Pascal, Marie-Euphrosine.	»
Passéro, Barthélemy.	Portefaix.
Paron, Pierre-François.	Maitre de manœuvre.
Paul, Marie-Desirée,	»
Paul, Marie-Antoinette.	»
Paulet, Emmanuel.	Calfat.
Payen, Augustine-Eynaud.	»
Payen, Jean-Marie.	Commis des droits réun. en r.
Peyron, François-Hyacinthe.	Marchand fripier.
Pelabon, Jean-Baptiste.	Maitr. de manœuvre en retr.
Pelanque, Anne-Ursule.	»
Pelissier, Rose.	»
Pelissier, Amédé-François-Pierre.	Lieutenant de frégate.
Pellano, François.	Savetier.
Pelloquin, Marie-Françoise Bouillon.	»

RUES.	N^{os}	Ages.	Jour du décès.
Magnaque.	17	16 mois.	7 août.
Beaux-Esprits.	1	»	11 juillet.
Trois Oliviers.	25	26	8 juillet.
Saint-Cyprien,	24	52	14 juillet.
Oratoire.	7	49	12 juillet.
Trois Oliviers.	12	65	3 juillet.
Hôpital.	46	4	7 juillet.
Place d'Armes.	7	3	13 juillet.
Saint-Cyprien.	39	44	18 juillet.
Bonnefoy.	19	60	7 juillet.
Arsenal.	10	56	7 juillet.
Sainte-Claire.	7	59	17 août
Place Saint-Roch.	11	40	19 juillet.
Royale.	54	72	16 juillet.
Trois Oliviers.	24	50	13 août.
Place Cathédrale.	»	42	21 juillet.
Bonpasteur.	39	67	6 juillet.
»	»	35	30 juin.
Prêcheurs.	2	26	24 juillet.
Magnaque.	4	11	4 juillet.
la Glacière.	31	59	11 août.
Gars.	18	7	4 juillet.
Armedieu.	2	28	8 juillet.
Place des Orfèvres.	7	51	11 juillet.
Oratoire.	10	78	11 juillet.
Asperge.	14	81	24 août.
Magnaque.	4	39	18 juillet.
Trois Oliviers.	42	69	31 août.
Chapeau Rouge.	16	73	6 juillet.
Saint-Andrieu.	3	18 mois.	9 juillet.
Noyer.	»	28	7 juillet.
Orléans.	39	50	9 septembre.
Pomme du Pin.	*	74	27 juillet.
Champ-de-mars.	30	37	7 juillet.
Puits.	3	63	4 juillet.
Trabuc.	7	90	7 juillet.
Trois Oliviers.	9	69	18 juillet.
Lafayette.	»	33	22 septembre.
Sainte-Croix.	5	60	25 juillet.
Trabuc.	6	36	25 juillet.

NOMS ET PRÉNOMS.	PROFESSIONS.
PENCHENAT, Geneviève-Bastide.	»
PENÉ, Joseph.	Charpentier.
PENEL, Jacques.	Perruquier.
PERANDELLO, Jean-Baptiste.	Scieur de long.
PERCHERON (de), Marie-François-Paul.	Lieutenant de frégate.
PERIER, Pierre.	Chef de timonnerie en retr.
PERNET, Jean-Baptiste.	Militaire en retraite.
PETITPAIN, Louis-Joseph-Marie.	Marchand de nouveautés.
PEYRON Julie-Marthe.	»
PEYRIQUE, Alexandre-Bertrand.	Lieutenant d'infant. en retr.
PEYTRAL, Jean-Antoine.	Maitre d'équipages.
PHILIS, Françoise-Victoire.	»
PICOULI, Alexandrine.	»
PIGNATEL, Victoire-Françoise.	»
PIGNOL, Euphrosine-Sophie Alland.	»
PIGNOL, Jean-Etienne.	»
PISTON, Rose-Joséphine Defort.	»
PLANCHE, Marie-Victoire Boyer.	»
POMMET, François-Augustin.	»
POMMET, Marie-Jeanne Cadière.	»
PONCY, Jean-Baptiste.	Propriétaire.
PONS, Marie-Anne Lachapelle.	»
PONS, Marguerite-Delphine.	»
PONS, Joseph-Louis.	Directeur des diligences.
PONS, Pierre.	Scieur de long.
PORTE, Jean-Marius.	»
POSSEL, Fortunée-Victoire.	»
POSSEL, Augustin-Baptistin.	»
POULET, Magdelaine.	»
POUPON, Rose-Marie-Anne Meissonnier.	»
POURRET, Magdelaine.	»
POURRIAC, Louis.	Mercier.
POURRIÈRE, Jean.	»
POURRIÈRE, Joseph-Nicolas.	Menuisier.
POURCIÈRE, Françoise.	»
POYET, Jean-Baptiste.	Douanier.
PRÉVOTY, Marie-Anne-Pauline.	»

Q.

QUIMPER, Jérôme-Anne-Eloi.	Canonnier en retraite.
QUISSON, Jean-Antoine.	Portefaix.

R.

RAGUSE, Laurent.	Maçon.

RUES.	Nos	Âges.	Jour du décès.
Bonnefoy.	18	40	10 août.
Chaudronniers.	6	64	14 juillet.
Saint-Sébastien.	14	64	19 juillet.
Rempart.	7	37	5 juillet.
Saint-Roch.	3	23	13 août.
Trois Oliviers.	38	64	10 août.
Hôpital.	14	72	9 septembre.
Place Poissonnerie.	»	39	20 août.
Bonnefoy.	4	21	6 juillet.
Saint-Sébastien.	8	82	5 octobre.
Maure.	2	61	6 juillet.
Royale.	48	26	13 juillet.
Lafayette.	16	10	18 septembre.
Albert.	26	45	12 juillet.
Pomme de Pin.	53	64	12 juillet.
Party.	8	52	29 juillet.
Visitation.	5	30	13 juillet.
Lafayette.	104	63	30 juin.
Trois Oliviers.	4	62	5 juillet.
Lafayette.	56	76	2 juillet.
Lafayette.	56	66	3 juillet.
Roche.	2	84	30 juin.
Pomme de Pin.	44	63	4 juillet.
Puits.	17	68	30 août.
Saint-Vincent.	6	74	17 juillet.
Bonnefoy.	13	36	14 juillet.
la Glacière.	7	9	5 juillet.
la Glacière.	7	4	7 juillet.
Trésor.	21	56	6 juillet.
Trois Mulets.	9	42	4 août.
Trois Oliviers.	15	32	5 juillet.
Saint-Sébastien.	»	35	7 juillet.
Saint-Cyprien.	28	5	8 juillet.
Oratoire.	18	30	9 juillet.
Royale.	64	59	12 juillet.
Place Poissonnerie.	»	»	15 juillet.
Trabuc.	15	2	9 juillet.
Pommets.	45	56	12 juillet.
Saint-Cyprien,	32	56	10 juillet.
Prêcheurs.	1	47	18 juillet.

NOMS ET PRÉNOMS.	PROFESSIONS.
RAIBARDO, Marie-Pascalie Vassal.	»
RAIBARDI, Magdelaine-Marie-Anne.	»
RAIN, Ferdinand.	Inspecteurs des douanes.
RAIBAUD, Marguerite.	»
RAYNARD, Noël-Victor.	»
RAYNAUD, Justine-Fortunée Couret.	»
RAYNE, Pierre.	Portefaix.
REBOUL, François-Guillaume.	Calfat.
REBOUL, Marguerite-Magdelaine.	»
REBUFAT, Magdelaine.	»
REBUFAT, Joseph.	Boulanger.
REBUFAT, Marie-Delphine Dédieu.	»
REBUFAT, Alphonse-Louis.	Maçon.
REBUFET, Charles-François-Vincent.	»
REDON, Louis-Antoine.	Calfat.
RÉDON, Thérèse-Françoise Doumet.	»
REINE, Félicité.	»
RÈMIGI, Marie-Fortunée-Françoise-Eulalie	»
REY, Philippe-Honoré-Napoléon.	»
REQUIN, Rose Maunier.	»
REY, Pierre.	Charpentier.
REYNIER, Paul-Louis.	»
REUMANN, Frederique-Caroline Lienard.	»
REYSSOLET, Bernard-Honoré.	Marin.
RHÉ, Marthe Materon.	»
RICARDI, François.	»
RICARDI, Etienne.	»
RICHARD, Jean-Laurent.	»
RICHARD, Louis.	Cafetier.
RIFFAUD, Clotilde.	»
RIPERT, Joseph-Dominique.	Tonnelier.
RIPERT, Victor.	Gendarme.
RISSE, Louise.	»
RISSON, Rose Charbonnier.	»
ROCHE, Pierre-Honoré.	Maître canonnier en retraite.
ROGNON, Françoise.	»
ROGNON, Louise-Françoise.	»
ROMAIRAN, Cécile.	»
ROSSI, Anaïs-Marguerite.	»
ROSSOLIN, Marie-Magdelaine.	»
ROSSENHAGEN, Frédéric-Auguste.	Carossier.
ROUBAUD, Claire-Scolastique.	»
ROUBIN, Magdelaine-Anne.	»
ROUBEAUD, Eléo.-Julie-Antoin. Augustin.	»
ROUBEAUD, Félix-Cyrus-Jean.	Tapissier.
ROUBIEU, Marie-Anne.	»

RUES.	N⁰ˢ	Ages.	Jour du décès.
Marchands.	13	33	19 juillet.
Armedieu.	34	10 mois.	24 juillet.
Orléans.	51	55	10 août.
Boucheries.	12	4	6 juillet.
Saint-Andrieu.	2	18 mois.	23 juillet.
Gars.	83	74	27 juillet.
Pomme du Pin.	3	34	20 août.
Glacière.	17	58	10 juillet.
Boucheries.	13	65	30 juillet.
Trabuc.	17	41	6 juillet.
Asperge.	28	23	10 juillet.
Glacière.	31	42	11 juillet.
Asperge.	28	75	15 juillet.
»	»	29	11 septembre.
Traverse Maurique.	2	59	12 juillet.
Consigne.	1	36	16 juillet.
Champ-de-mars.	26	60	10 juillet.
Party.	»	15 mois.	9 juillet.
Saint-Cyprien.	29	2	10 juillet.
»	»	60	11 septembre.
Beaux-Esprits.	15	40	23 juillet.
Marchands.	12	5	14 juillet.
Boucheries.	34	33	1 juillet.
de la Croix.	14	27	3 juillet.
Gars.	66	62	3 juillet.
Trois Oliviers.	6	37	17 juillet.
Beaux-Esprits.	17	14 mois.	10 juillet.
Royale.	64	4	8 juillet.
Place d'Armes.	»	65	15 juillet.
Lafayette.	24	59	11 juillet.
Lafayette.	12	24	4 juillet.
»	»	38	24 juillet.
Trois Oliviers.	75	87	5 juillet.
Gars.	47	42	25 juillet.
Pommets.	5	55	21 juillet.
Armedieu.	29	55	7 juillet.
Armedieu.	19	56	8 juillet.
Boucheries.	3	60	6 juillet.
Orléans.	56	28 mois.	8 juillet.
Lafayette.	66	69	5 juillet.
Place au Foin.	»	32	14 juillet.
Royale.	41	44	11 juillet.
Place Pavé d'Amour.	2	59	4 juillet.
Armedieu.	36	11	15 juillet.
Chaudronniers.	4	31	22 août.
Mûrier.	4	42	21 juillet.

NOMS ET PRÉNOMS.	PROFESSIONS.
Rouch, Elisabeth-Magdelaine-Joséphine.	»
Rougier, Thérèse.	»
Roudeiron, Jean-Baptiste.	Voilier.
Roudeiron, Joséphine-Louise-Anne.	»
Rouli, Jean-Joseph.	Cordonnier.
Rouvegne, Jean-Baptiste.	Pêcheur
Rouvère, Louis.	»
Rouvier, Marie-Victoire.	»
Roux, Antoinette-Clémence.	»
Roux, Marie-Marguerite-Louise Faure.	»
Roux, Félix-Antoine.	Officier de marine en retr.
Roux, Jean-Baptiste.	»
Roux, Magdelaine Fort.	»
Roux, François-André.	Gendarme.
Roux, Antoine-Pascal.	Charretier.

S.

Sabatier, Louis-Barthélemy.	Forgeron.
Salde, Pierre-Henri.	Maçon.
Salde, Louis-Pierre.	Maçon.
Salicetty, Jean-Dominique.	Marin.
Saluce, Magdelaine-Rose.	»
Samson, Jean-Pierre.	Musicien de la marine.
Sandraly, Toussaint-François.	Ex-gendarme.
Sandraly, Thérèse.	»
Saret, Honoré.	Ouvrier cordonnier.
Saurin, François de Sale-Joseph-Charles.	Propriétaire.
Sauteron, Elisabeth Fouque.	»
Savignon, Anne-Magdelaine.	»
Schmitt, Marie.	»
Schmitt, Jean.	Aubergiste.
Senès, Marie-Marguerite Petronille.	»
Senès, Barthélemy-Joseph.	Charron.
Senès, Thérèse Enguerrand.	»
Senès, Elisabeth.	»
Senès, Thérèse.	Journalière.
Senes, Victor-Joseph-Marius.	»
Serpolet, Marie-Anne Volère.	»
Serrier, Marie-Anne-Magdelaine Morin.	»
Sesty, Joséphine-Marie.	»
Seytien, Jean-François-Alexandre.	Commis des contrib. indirec.
Sias, Antoine.	Portefaix.
Siaut, Victoire.	»
Sicard, Vincent-Paul.	Marin.
Sicard, Rose-Claire Cailore.	»

RUES.	Nos	Ages.	Jour du décès.
Neuve.	»	23	5 juillet.
Champ-de-mars.	5	18 mois.	20 juillet.
Mûrier.	34	72	25 juillet.
Roche.	7	4	20 août.
Pomme du Pin.	9	44	20 août.
Merle.	13	48	28 juillet.
Laminois.	11	4 mois.	31 juillet.
Place Poissonnerie.	6	50	6 juillet.
Sainte-Croix.	3	7 mois.	7 juillet.
Bonpasteur.	28	61	9 juillet.
Champ-de-mars.	4	79	11 juillet.
Mûrier.	18	37	15 juillet.
Traverse Cathédrale.	3	51	16 juillet.
Saint-Roch.	5	48	25 juillet.
Place Intendance.	»	64	6 août.
Place Poissonnerie.	4	50	5 juillet.
Bonnefoy.	11	25	4 juillet.
Merle.	11	19	25 juillet.
Bonnetière.	13	50	4 juillet.
Bonpasteur.	4	68	16 juillet.
Orléans.	51	34	11 juillet.
Maison d'arrêt.	»	69	1 juillet.
Visitation.	6	58	11 juillet.
Champ-de-mars.	5	21	15 août.
Saint-Roch.	33	56	12 juillet.
Orléans.	37	61	18 août.
Savonnières.	7	75	5 juillet.
Gars.	47	17	6 juillet.
Gars.	47	50	5 juillet.
Gars.	56	60	5 juillet.
»	»	32	9 juillet.
Beaux-Esprits.	23	60	11 juillet.
Sainte-Croix.	7	41	16 juillet.
»	»	41	24 juillet.
Trois Oliviers.	1	22 mois.	13 août.
Cavaillon.	9	56	21 juillet.
Gars.	54	73	2 septembre.
Pomme de Pin.	47	20 mois.	17 juillet.
Chaudronniers.	11	23	15 juillet.
Trois Oliviers.	»	36	6 juillet.
Lirette.	8	54	9 juillet.
Saint-Andrieu.	5	34	10 juillet.
Glacière.	21	66	17 juillet.

NOMS ET PRÉNOMS.	PROFESSIONS.
SILVESTRE, Claire Leydet.	Blanchisseuse.
SIGALON, Paul Marin.	»
SIMIAN, Grégoire-Alexandre-Marie.	Chef de timonnerie.
SIMON, Rose-Françoise-Adélaïde.	»
SIMON, Jean-Baptiste.	Lieut.-colonel d'artill. en ret.
SIXCERY, Pierre-François.	Prêtre.
SOT, Marie.	Domestique.
SONGE, Marie Merlin.	»
SOULARY, Lazare.	Manœuvrier dans le port.
SPILLER, Elisabeth-Anne-Magd. Andrieu.	»
STABLIER, Françoise.	»
STREYCKER, Marie-Anne Brunet.	»

T.

TACIATO, Thérèse Morello.	»
TALON, François-Barthélemy.	Portefaix.
TANNERON, Lucile-Pauline-Marguerite.	Piqueuse.
TAVOLARO, Jérome.	Ouvrier à l'Arsenal.
TERRIN, Paul-Antoine.	Boulanger.
THOMAIRAN, Cécile.	»
THOMAS, Anne-Thérèse Cart.	»
THOMAS, Marius.	»
TOUCAS, Euphrosine.	»
TOULOUZAN, Marguerite.	»
TOURGNEL, Marie-Thérèse Deiker.	»
TOURNIER, Marguerite Agarrat.	»
TOUREL, Laurent.	Conducteur des diligences.
TRACHEL, Louise-Virginie.	»
TRAILLE, Antoine.	»
TRICHET, Joseph.	Maitre cordonnier.
TRONC, André.	»
TROTOBAS, Etienne-Marius-François.	»
TROTOBAS, Catherine-Anne Pélissier.	»
TRUCHET, Marie-Josephine-Anastasie.	»

U.

UGON, Marie-Catherine.	»

V.

VACCA, Marie-Angèle-Fortunée Tronc.	»
VACCARIO, Rose-Marie Lavallery.	»
VACCARIO, Barthélemy-Jean-Baptiste.	Patron canotier.
VACHIER, Claude-Antoine.	»

RUES.	Nos	Ages.	Jour du décès.
Cancelade.	9	50	26 juillet.
Champ-de-mars.	6	6 mois.	5 juillet.
Mûrier.	6	57	13 août.
Arsenal.	33	56	5 juillet.
Saint-Roch.	1	76	10 juillet.
Marchands.	9	50	11 juillet.
Royale.	71	66	16 juillet.
Saint·Andrieu.	5	51	6 juillet.
Pomme de Pin.	5	68	3 juillet.
Royale.	43	25	5 juillet.
Boucheries.	33	56	14 juillet.
Cancelade.	»	50	17 juillet.
Pomme de Pin.	47	40	11 juillet.
Cavaillon.	16	27	5 juillet.
Gars.	39	26	6 juillet.
Trois Oliviers.	45	»	28 juillet.
Traverse Bonnetière.	5	28	11 juillet.
Boucheries.	3	60	6 juillet.
Sainte-Claire.	28	65	15 juillet.
Vieux-Ordinaire.	3	10	12 juillet.
Lafayette.	92	60	5 juillet.
Place d'Armes.	13	76	10 juillet.
de la Croix.	19	31	11 juillet.
Orléans.	55	54	13 juillet.
Pradel.	2	60	15 juillet.
Saint-Cyprien.	26	1	29 juillet.
Sainte-Claire.	40	3	13 juillet.
Savonnières.	7	65	13 juillet.
Saint·Cyprien.	9	2	8 juillet.
Maurique.	12	2	4 juillet.
Trois Oliviers.	66	75	13 juillet.
Astour.	6	9 jours.	11 juillet.
Saint-Roch.	»	52	6 juillet.
Saint-Cyprien.	9	36	18 juillet.
Orléans.	8	40	3 août.
»	»	40	18 septembre.
Pomme de Pin.	40	14 mois.	6 juillet.

NOMS ET PRÉNOMS.	PROFESSIONS.
VALETTE, Jean.	Ferblantier.
VALLOIS, Hypolyte François.	Tailleur de pierre.
VALLAIN, Marie-Josephine Demarque.	»
VAUSSAN, Elisabeth.	»
VAUTOUR, Jeanne-Marguerite Lesueur.	»
VERNY, Marie-Anne Bouchard.	»
VERITIER, Jean-Antoine.	Marchand de fromage.
VETTE, Marie-Anne-Sophie.	»
VERSE, Anaïs.	»
VEYRON, Marie-Magdelaine.	»
VIAN, Pierre.	Calfat.
VIAL, Antoinette-Marie.	»
VIDAL, Rose Andrieu.	»
VIDAL, Suzanne-Henriette Chabert.	»
VIGNON, Louise-Adélaïde-Henriette Gacan.	»
VILLARD, Euphrosine-Alexandrine.	»
VINCENT, Etienne.	Cordier.
VINCENT, Pierre-Gabriel-Marius.	»
VITALLIS, Marie-Françoise-Pierre Michel.	»

Z.

ZEVACO, Flavien-Phillippe.	Greffier des justices de paix.

RUES.	Nos	Ages.	Jour du décès.
Marchands.	20	57	11 août.
Cavaillon.	12	34	7 juillet.
Place Saint-Jean.	11	36	29 juillet.
Puits.	4	79	7 juillet.
Trois Oliviers.	11	66	1 août.
Maurique.	9	52	17 juillet.
Boucheries.	17	30	31 juillet.
Lafayette.	9	45	7 juillet.
Oratoire.	8	2	8 juillet.
Bonnetière.	13	32	8 juillet.
Gars.	24	49	29 juillet.
Sainte-Claire.	1	59	14 juillet.
Trois Oliviers.	62	64	10 juillet.
Cavaillon.	19	32	10 août.
Party.	12	43	11 juillet.
Bonpasteur.	24	15	29 juillet.
Bonnetières.	10	78	27 août.
Arsenal.	14	12 jours.	14 juillet.
Beaux-Esprits.	7	58	27 juillet.
»	»	28	19 juillet.

NOTA. La liste des morts telle que nous la publions est celle que nous avons pris sur les registres de la mairie. Il doit exister des omissions indépendantes de notre volonté. Des décès n'ont pas été déclarés, d'autres l'ont été fort tard, ce qui a nécessité un travail ultérieur des municipaux, pour rectifier les listes. Ce travail n'était point achevé lors de la publication de l'ouvrage.

NOMS DES RUES.	Nomb.	NOMS DES RUES.	Nomb.
Rues Albert.	8	Rues Orfèvres.	3
— Armedieu.	11	— Oratoire.	13
— Arsenal.	8	— Pomme's.	18
— Asperge.	15	— Pomme du Pin.	27
— Astour.	9	— Port.	1
— Bastide.	6	— Pradet.	5
— Beaux-Esprits.	15	— Prêcheurs.	5
— Blancard.	1	— Puits.	12
— Bonnefoy.	10	— Party.	7
— Bonnetière.	10	— Riaux.	15
— Bonpasteur.	18	— Roche.	4
— Bons-Frères.	2	— Royale.	19
— Boucheries.	13	— Rempart.	1
— Cancelade.	3	— Saint-Andrieu.	6
— Cathédrale.	8	— Saint-Cyprien.	19
— Cavaillon.	11	— Saint-Joseph.	3
— Champ-de-mars.	11	— Saint-Louis.	2
— Chapeau-Rouge.	7	— Saint-Roch.	9
— Chaudronniers.	10	— Saint-Sébastien.	15
— Comédie.	6	— Saint-Vincent.	6
— Consigne.	2	— Sainte-Claire.	15
— De la Croix.	4	— Sainte-Croix.	6
— Donnebourge.	2	— Savonnières.	16
— Equerre.	8	— Tombades.	4
— Fougassière.	3	— Trabuc.	13
— Gars.	23	— Trésor.	8
— Glacière.	12	— Trois Mulets.	5
— Gavageau.	2	— Trois Oliviers.	42
— Garry.	1	— Vieux Ordinaire.	1
— Hôpital.	17	— Visitation.	9
— Humilité.	2	Places d'Armes.	6
— Intendance.	4	— Saint-Bernard.	3
— Lafayette.	40	— Blancard.	1
— Laminois.	9	— Cathédrale.	2
— Lirette.	8	— Foin.	2
— Magnaque.	11	— Huile.	1
— Marchands.	9	— Intendance.	2
— Merle.	9	— Orfèvres.	1
— Minimes.	3	— Maurique.	1
— Miséricorde.	2	— Palais.	5
— Maireau.	6	— Pavé d'Amour.	2
— Maures.	2	— Poissonnerie.	5
— Maurique.	9	— Saint-Jean.	3
— Mûrier.	26	— Saint-Louis.	7
— Neuve.	12	— Saint-Pierre.	5
— Notre-Dame.	3	— Saint-Vincent.	2
— Noyer.	4		
— Orléans.	32		

Au vieux quartier sur un total de 807 m.
en ville, on compte 177 décès.

TABLEAU

DES DÉCÈS CHOLÉRIQUES

D'APRÈS LES ÂGES.

Ages.	Nombre.
DE 1 A 10 ANS.	140
— 10 — 20 —	21
— 20 — 30 —	89
— 30 — 40 —	143
— 40 — 50 —	130
— 50 — 60 —	155
— 60 — 70 —	151
— 70 — 80 —	82
— 80 — 90 —	27
— 90 — 100 —	3

NOMBRE DES MORTS

D'APRES

LES PROFESSIONS.

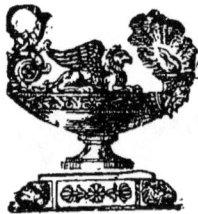

NOMBRE DES MORTS

D'APRÈS LES PROFESSIONS.

PROFESSIONS.	NOMBRE.
Prêtres.	I
Greffier du tribunal de simple police.	I
Conseillers municipaux.	3
Bibliothécaire de la ville.	I
Inspecteur de police.	I
Inspecteur des douanes.	I
Conservateur des hypothèques.	I
Commis aux droits réunis.	I
Idem aux contributions in-directes.	I
Commis aux octrois.	I
Idem au mont de piété.	I
Concierge du mont-de-piété.	I
Commandant de la place.	I
Capitaine-adjudant de place.	I
Lieutenant-colonel d'artillerie en retraite.	I
Chef de bataillon en retraite.	I
Capitaine d'infanterie.	I
Officiers en retraite.	8
Chirurgien-major en retraite.	I
Lieutenant de la légion étran-gère.	I
Concierge des bâtimens mili-taires.	I

PROFESSIONS.	NOMBRE.
Capitaine de vaisseau.	1
Capitaines de frégate.	3
Lieutenans de vaisseau.	2
Lieutenant de frégate.	1
Commis de marine.	8
Commis aux vivres.	3
Médecins de la marine.	4
Pharmacien de la marine.	1
Capitaine d'armes.	1
Maîtres d'équipage.	4
Maîtres canonniers.	5
Maîtres charpentiers.	3
Chefs de timonnerie.	2
Maîtres du port.	3
Maîtres voiliers.	1
Maîtres de manœuvre en retraite.	2
Sergents d'artillerie de marine.	5
Gardiens à l'arsenal.	7
Capitaine marchand.	1
Quartier-maître des équipages de ligne.	1
Gardes-chiourmes.	3
Aubergistes.	2
Bouchers.	2
Bergers.	2
Boulangers.	6
Cabaretier.	1
Cafetiers.	3
Calfats.	18

PROFESSIONS.	NOMBRE.
Calier.	1
Carrossier.	1
Charbonnier	1
Charpentiers.	15
Charretiers.	3
Charrons.	4
Chiffonnier.	1
Conducteur au curage du port.	1
Conducteur des diligences.	1
Confiseurs.	2
Constructeurs.	3
Cordiers.	7
Cordonniers.	10
Couteliers.	2
Cultivateurs.	11
Douaniers.	3
Epicier.	1
Fabricant de savon.	1
Idem tanneur.	1
Facteurs des postes.	2
Ferblantier.	1
Forgerons.	4
Gardes champêtres.	2
Gardes de santé.	1
Gardien de la bibliothèque communale.	1
Gendarmes.	4
Horloger.	1
Instituteurs.	2
Maçons.	13

PROFESSIONS.	NOMBRE.
Mallier.	1
Marbrier.	1
Marchand drapier.	1
Idem fripier.	1
Idem de fromage.	1
Idem de nouveautés.	1
Idem de poteries.	1
Idem de vin.	1
Marins.	11
Mécaniciens.	2
Menuisiers.	9
Merciers.	2
Mesureur de blé.	1
Ouvriers.	19
Ouvrier imprimeur.	1
Pêcheurs.	5
Perruquiers.	4
Peintres.	2
Pompiers à incendie.	2
Portefaix.	16
Professeur de musique.	1
Savetier.	1
Serruriers.	3
Tailleurs d'habits.	2
Tailleurs de pierre.	2
Teinturier.	1
Tonneliers.	2
Tapissier.	1
Vannier.	1
Verrier.	1
Vitrier.	1

ÉTAT NUMÉRIQUE
DES DÉCÈS QUI ONT EU LIEU A TOULON, PAR SUITE DU CHOLÉRA.

DATES des DÉCÈS.	En ville.	A la camp.e	AUX HOPITAUX					Totaux
			Civils.	Milit.re	de la marine	du bagne.	de St-Mander	
23 Juin.	1	»	»	»	»	»	»	1
24 id.	»	»	»	»	»	»	»	»
25 id.	»	»	»	»	»	»	»	»
26 id.	2	»	»	»	1	»	»	3
27 id.	»	»	»	»	1	»	»	1
28 id.	1	»	1	»	1	1	1	5
29 id.	»	»	»	»	1	»	1	2
30 id.	11	»	2	»	1	4	2	20
1 Juillet.	10	1	3	1	1	2	1	19
2 id.	1	»	1	1	»	6	»	9
3 id.	9	2	»	2	»	1	3	17
4 id.	28	1	1	3	4	7	4	48
5 id.	49	2	2	3	4	6	3	69
6 id.	49	6	9	6	9	9	3	91
7 id.	46	3	9	5	7	5	3	78
8 id.	27	5	6	2	2	9	5	56
9 id.	27	11	11	9	4	5	8	75
10 id.	43	6	11	9	6	8	»	83
11 id.	53	10	15	8	4	11	7	108
12 id.	48	6	15	6	5	10	2	92
13 id.	42	3	14	11	5	7	3	85
14 id.	28	8	10	6	4	8	4	68
15 id.	35	10	14	11	4	7	»	81
16 id.	27	7	13	9	6	5	2	69
17 id.	26	3	6	1	7	3	2	48
18 id.	14	6	4	5	2	1	2	34
19 id.	17	8	3	4	2	»	2	36
20 id.	11	8	5	2	3	1	5	35
21 id.	9	2	3	»	»	»	1	15
22 id.	5	1	1	3	2	»	»	12
23 id.	2	3	2	»	»	»	»	7
24 id.	10	3	3	1	1	2	»	20
25 id.	13	1	1	»	»	»	»	15
26 id.	12	2	2	»	»	»	»	16
27 id.	10	2	1	1	»	»	»	14
28 id.	5	2	1	»	»	»	»	8
29 id.	6	2	»	»	1	»	»	9
30 id.	10	1	1	1	»	1	»	14
31 id.	6	2	2	1	1	»	»	12
	693	127	172	111	89	119	64	1375

NOTA. Dans le chiffre des décès ci-dessus, ne sont point compris 370 décès ordinaires qui ont eu lieu pendant le même espace de tems.

PRÉFECTURE DU DÉPARTEMENT DU VAR.

ÉTAT des Communes qui ont été affligées du Choléra, et total des Décès qui ont eu lieu dans chacune d'elles, au 12 septem. 1835, inclusivement.

DÉSIGNATION des COMMUNES.	TOTAL des DÉCÈS	Popula-tion.
ARRONDISSEMENT DE BRIGNOLES.		
Brignolles.	103	5940
Cotignac.	49	3602
Ginasservis.	7	862
Correns.	12	1514
Bras.	3	1477
Tavernes.	6	1517
Le Val.	20	1752
Vins.	2	626
La Verdière.	14	1597
Flassans.	9	1254
Rians.	21	2972
Tourves.	15	2728
Carcès.	9	2217
Pignans.	36	2380
Gonfaron.	18	1596
Besse.	12	1750
Entrecasteaux.	8	2200
Saint-Zacharie.	1	1729
Châteauvert.	2	207
Barjols.	17	3512
Garéoult.	11	991
Roquebrussanne.	43	1505
Camps.	3	1063
Varages.	7	1478
A Reporter......	428	

REPORT.....	428	
Saint-Maximin.	1	3637
Rougiés.	8	980
Sainte-Anastasie.	10	580

ARRONDISSEMENT DE DRAGUIGNAN.

DRAGUIGNAN.	25	9804
Ampus.	43	1268
Seillans.	16	1263
Fayence.	59	2554
Saint-Tropez.	33	3736
Roquesclapon.	16	348
Le Muy.	41	2045
Bargemon.	2	1891
Flayosc.	13	2606
Trans.	7	1385
Puget près Fréjus.	2	1053
Tourrettes près Fayence.	5	701
Roquebrune.	3	2019
Aups.	23	3083
La Motte.	1	853
Salernes.	11	2510
Lorgues.	202	5444
Vidauban.	3	2006
Le Luc.	25	3580
Figanières.	29	1399
Fréjus.	5	2665

ARRONDISSEMENT DE GRASSE.

GRASSE.	33	12716
Antibes.	56	5565
Cagnes.	39	2349
Saint-Césaire.	11	1216
Villeneuve-Loubet.	8	618
Cabris.	1	1846
Coursegoules.	2	580
A REPORTER.....	1161	

ARRONDISSEMENT DE TOULON.

Report......	1161	
Toulon.	1833	44000
Saint-Cyr.	19	1768
Solliès-Pont.	32	3493
Sixfours.	22	3081
Puget près Cuers.	12	1770
Saint-Nazaire.	5	2695
La Seyne.	58	6732
Solliès-Farlède.	1	1007
La Cadière.	1	2616
Belgencier.	42	1322
Cuers.	21	5106
Le Revest.	5	663
La Valette.	72	2450
Collobrières.	5	1680
Solliès-Ville.	2	884
Carnoules.	1	966
Evenos.	5	667
Ollioules.	17	3132
Hyères.	4	10142
Le Castellet.	8	1946
Solliès-Toucas.	6	1401
Total......	3332	

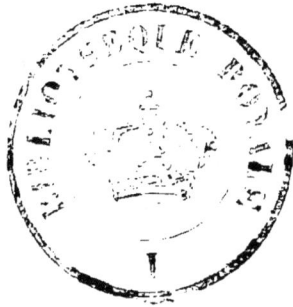

TABLE.

ERRATA.

Page 19, ligne 2, au lieu de : remplissit, lisez : *remplissait*.

Page 40, ligne 22, au lieu de : acteurs, lisez : *auteurs*.

Page 49, lignes 17 et 18, au lieu de : l'atmosphère intérieur était modifié en mal, lisez : *l'atmosphère intérieure était modifiée en mal*.

Page 56, ligne 23, au lieu de : ces médications grands de renommée, lisez : *grandes*.

Page 96, ligne 19, au lieu de : ne fut allés, lisez: *ne fut allé*.

Page 96, ligne 24, au lieu de : la Valette à une lieu de Toulon, lisez : *lieue*.

Page 134, ligne 10, au lieu de : nous les avons ¡mité, lisez : *nous les avons imités*.

Page 143, ligne 6, au lieu de : le cinq juillet, lisez : *le dix juillet*.

Page 195, ligne 17, au lieu de : Sans raison majeures, lisez : *sans raisons majeures*.

Page 196, ligne 13, au lieu de : diiaté par des gaz, il contient, lisez : *dilaté par des gaz, contient*.

Page 199, ligne 9, au lieu de : on a trouvé deux du pus, lisez : *on a trouvé deux fois du pus*.

Page 199, ligne 24, ajoutez après le mot flasque: *le ventricule droit au contraire*,

Page 222, llgne 26, tracé, lisez *tracée*.

Page 292, ligne 26, des peine sévères, lisez : *des peides sévères*.

Page 311, ligne 10, inventés en tout lieux, lisez : *lieu.*

Page 325 , ligne 9 , à la développer d'ayantage , ilsez : *davantage.*

Page 326, ligne 17 , figé dans le confins , lisez : *figé dans les confins.*

Page 346 , ligne 2 , les préparations opicées , lisez : *opiacées.*

Page 351, ligne 25 , pous calmer, lisez *pour calmer.*

Page 417 , ligne 9 , des cas analogües et extérieurs, lisez : *analogues et antérieurs.*

Page 431, ligne 26, quatre-vingt-sept, lisez : *soixante-dix-sept.*

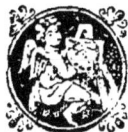